检验与临床的沟通
生化
案例分析100例

主编 ——————————

顾　兵　广东省人民医院

李洪春　徐州医科大学 / 徐州医科大学附属医院

刘光辉　同济大学附属同济医院

副主编 ——————————

李贵星　四川大学华西医院

刘向祎　首都医科大学附属同仁医院

俞　颖　浙江中医药大学附属第一医院

贺旭东　辽宁中医药大学附属医院

人民卫生出版社

·北　京·

版权所有，侵权必究！

图书在版编目（CIP）数据

检验与临床的沟通：生化案例分析 100 例 / 顾兵，
李洪春，刘光辉主编 . —北京：人民卫生出版社，
2022.1（2024.12 重印）
ISBN 978-7-117-32785-5

I.①检… Ⅱ.①顾… ②李… ③刘… Ⅲ.①临床医
学 – 医学检验 – 案例 Ⅳ.①R446.1

中国版本图书馆 CIP 数据核字（2022）第 002265 号

检验与临床的沟通： 生化案例分析100例
Jianyan yu Linchuang de Goutong: Shenghua Anli Fenxi 100 Li

主　　编　顾　兵　李洪春　刘光辉
出版发行　人民卫生出版社（中继线 010-59780011）
地　　址　北京市朝阳区潘家园南里 19 号
邮　　编　100021
印　　刷　北京华联印刷有限公司
经　　销　新华书店
开　　本　710×1000　1/16　　印张：25
字　　数　410 千字
版　　次　2022 年 1 月第 1 版
印　　次　2024 年 12 月第 3 次印刷
标准书号　ISBN 978-7-117-32785-5
定　　价　145.00 元

E – mail　pmph @ pmph.com
购书热线　010-59787592　010-59787584　010-65264830

打击盗版举报电话:010-59787491　　E-mail:WQ @ pmph.com
质量问题联系电话:010-59787234　　E-mail:zhiliang @ pmph.com

编委（以姓氏笔画为序）

王　超　徐州医科大学附属医院

公志华　山西白求恩医院

左　芳　鄂东医疗集团市中心医院

史露宾　徐州医科大学附属医院

刘光辉　同济大学附属同济医院

刘向祎　首都医科大学附属同仁医院

刘建军　上海市静安区市北医院

许　怡　河北省石家庄市第五医院

孙　彬　徐州医科大学附属医院

孙宁娜　徐州医科大学附属医院

苏　镜　广州中医药大学第三附属医院

李　可　徐州医科大学附属医院

李贵星　四川大学华西医院

李洪春　徐州医科大学／徐州医科大学附属医院

李　晓　徐州医科大学

杨舒羽　四川大学华西医院

吴军录　同济大学附属同济医院

张　典　徐州医科大学附属医院

张　巍　河北省石家庄市第五医院

陈　欣　徐州医科大学附属医院

赵　莹　浙江大学医学院附属第一医院

赵可伟　广州中医药大学第三附属医院

郭　毅　徐州医科大学附属医院

胡正军　浙江中医药大学附属第一医院

胡忠嫣　徐州医科大学附属医院

胡礼仪　重庆两江新区第一人民医院

俞　颖　浙江中医药大学附属第一医院

姜艳梅　大连医科大学附属第一医院

贺　勇　四川大学华西医院

周　愿　徐州医科大学／徐州医科大学附属医院

周成林　江苏省泰州市人民医院

贺旭东　辽宁中医药大学附属医院

聂　鑫　四川大学华西医院

顾　兵　广东省人民医院

徐　娜　徐州医科大学附属医院

高国生　中国科学院大学宁波华美医院

梁珊珊　四川大学华西医院

彭海林　江苏省泰州市人民医院

鲍金凤　徐州医科大学附属医院

漆爱民　浙江省台州市路桥区第二人民医院

翟建金　首都医科大学附属同仁医院

魏任雄　浙江省宁波市中医院

编者（以姓氏笔画为序）

王　凡　首都医科大学附属同仁医院

王　娜　浙江省宁波市第六医院

王伟涛　北京市门头沟区医院

王宽宽　浙江省衢州市柯城区人民医院

王福斌　浙江省宁波市第六医院

卢兴兵　四川大学华西医院

叶亚丽　浙江省三门县人民医院

叶雄伟　浙江医院

付沛文　徐州医科大学附属医院

白　晶　首都医科大学附属同仁医院

冯璐璐　徐州医科大学附属医院

任传利　苏北人民医院

朱雪明　苏州大学附属第二医院

邬旦蓉　浙江省宁波市第六医院

刘春林　云南省第二人民医院

刘跃平　中国人民解放军联勤保障部队第九九一医院

邱栋发　福建医科大学附属三明第一医院

许江燕　浙江中医药大学附属第一医院

孙兰云	苏州大学附属第二医院
李晓军	中国人民解放军东部战区总医院
李　明	中国人民解放军联勤保障部队第九九一医院
李丽萍	鄂东医疗集团市中心医院
杨　阳	中国人民解放军南京总医院
杨宝中	江苏省宝应县人民医院
杨　云	山西白求恩医院
周林华	云南省第二人民医院
周永年	山西白求恩医院
何　詠	四川大学华西医院
何小魁	首都医科大学附属同仁医院
余　霞	重庆市丰都县人民医院
汪淑芬	浙江省衢州市柯城区人民医院
宋永顺	新疆克拉玛依市中心医院
张世昌	江苏省人民医院
张　靖	中国人民解放军总医院
张洁心	江苏省人民医院
张　恩	浙江省宁波市医疗中心李惠利医院
赵家胜	同济大学附属同济医院
金　群	中国人民解放军第 113 医院
侯梦一	重庆两江新区第一人民医院
娄宏哲	辽宁省沈阳市第十人民医院
段朝晖	中山大学孙逸仙纪念医院
贾兴旺	中国人民解放军总医院
姚轶敏	浙江中医药大学附属第一医院
夏寿扬	江苏省泗洪县人民医院
徐淑贞	浙江中医药大学附属第一医院
郭　云	河北省石家庄市第五医院
郭江涛	河北省石家庄市第五医院
郭继强	山西白求恩医院
章丽巧	浙江省宁波市医疗中心李惠利医院
彭　宏	重庆两江新区第一人民医院

蒋曼莉　徐州医科大学附属医院
曾素根　四川大学华西医院
董怡然　山西白求恩医院
谢晓英　中山大学孙逸仙纪念医院
谢服役　浙江省宁波市医疗中心李惠利医院
潘运昌　福建医科大学附属三明第一医院
穆银玉　浙江省宁波市医疗中心李惠利医院

学术秘书

陈雨欣　江苏省南京鼓楼医院

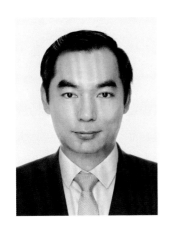

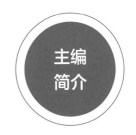

主编
简介

　　顾兵，医学博士、教授，广东省人民医院检验科主任、学科带头人。美国普渡大学及 UCLA 访问学者，江苏省"科教强卫"医学重点人才、"三三三人才工程"人才、"六大人才高峰"人才、"六个一工程"高层次卫生人才。中华医学会检验医学分会青年委员会副主任委员、中国医学装备协会检验医学分会副会长、中国老年医学学会检验医学分会常务委员、国家人间传染的病原微生物实验室生物安全评审专家委员会委员、国家自然科学基金一审专家、AME 学术沙龙总负责人。*Ann infect* 共同主编，*J Lab Precis Med* 执行主编，SCI 期刊 *Ann Transl Med* 和 *J Thorac Dis* 编委。

　　主要从事重大传染病快速检测新技术与耐药菌感染防控研究，主持国家自然科学基金 4 项、省部级课题 8 项；参与国家科技部重点研发计划 1 项。以第一或通讯作者发表论文 140 篇，其中在 *Emerg Infect Dis*、*Gut Microbes*、*PLoS Pathog*、*Emerg Microbes Infect*、*J Antimicrob Chemothe*、*J Clin Microbiol* 等本领域权威期刊发表 SCI 论文 76 篇，其中 JCR1 区论文 21 篇，5 分以上 15 篇，累计影响因子 260 多分，H-index 为 18，被引频次总计 1 300 多次。在中华级期刊发表论文 14 篇；编写学术专著与教材 35 部，其中主编及副主编 18 部；获授权专利 5 项；获江苏省科学技术奖二等奖 1 项、江苏省医学科技奖三等奖 1 项、江苏省医学新技术引进奖 6 项。

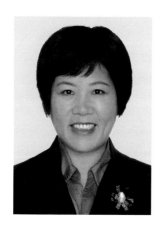

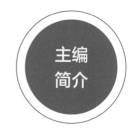

主编
简介

　　李洪春，硕士生导师，徐州医科大学临床生物化学与分子生物学教研室主任，徐州医科大学附属医院检验医师住培基地教学主任，检验科教学秘书。白求恩精神研究会检验医学分会第一届理事会理事，中国医学装备协会检验医学分会生化与检测系统评估学组委员，江苏省医学会检验学分会临床生化免疫学组成员。

　　从教历程中，一直秉承"以本为本，教学相长"的教学理念，其教学风格和教学质量深受师生们喜爱，是首届"师德标兵"，是学生"心目中的好老师"，是研究生学术之星"优秀指导教师"，优秀临床带教老师，优秀教学管理者。曾获得江苏省多媒体课件大赛一等奖，第七届和第十三届全国多媒体课件大赛三等奖等多项教学奖项。

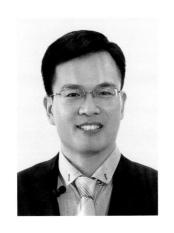

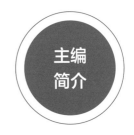

刘光辉，工作于同济大学附属同济医院内分泌代谢科，同济大学内科学博士，上海医学会互联网医疗专科分会青年委员，上海医学会糖尿病专委会神经病变学组委员，中国心脏联盟心血管疾病预防与康复学会上海分联盟委员。

"内分泌时间"专栏作者，主编《内科疑难病例－循环分册》《心血管科医生日记与点评》《内分泌那些事》《2021糖友日记》等7部书籍，主译、副主编、参编20余部医学书籍。《水电解质酸碱平衡紊乱》《内分泌代谢急症》《匠心30讲，帮你搞定甲状腺疾病》等网络系列课程主理人。*Ann Transl Med*、*J Thorac Dis*等SCI期刊审稿人。

擅长糖尿病急慢性并发症管理、内分泌、高血压及甲状腺等疾病诊治，从事糖尿病患者心脏康复的基础与临床研究。以第一或通讯作者发表SCI论文12篇，主持、参与省部级课题、教改课题共6项，获得中国教师发展基金会专项出版基金1项，以第一完成人荣获上海康复医学会科技奖（科普类）一等奖，荣获第四届上海市青年医学科普能力大赛二等奖、人民卫生出版社慕课二等奖、同济大学医学院PBL教案比赛一等奖、同济大学附属同济医院PBL教案设计一等奖、丁香公开课金牌讲师。

总序

随着现代生物医学理论和技术的发展，以及互联网和人工智能在生物医学中的广泛应用，检验医学以精准、智慧、绿色为目标取得了前所未有的迅猛发展，已经成为智慧医疗的重要组成部分。特别是近年来，生物医学在细胞、亚细胞和生物大分子领域的深入认知，以及大数据、云计算等现代技术的广泛应用，给传统的检验医学注入了新的活力。一些崭新的检测技术，如多参数流式细胞技术、质谱分析技术、高通量测序技术、微流控技术、数字 PCR 技术以及人工智能等已逐步走入日常检验工作，这些技术为变化多端的临床疾病演变过程提供了最为客观、可靠而又精准的实验证据，成为临床精准诊疗工作中"抽丝剥茧""拨云见月"的有力工具。

检验医学的发展不仅仅是技术的迭代更新，还包括新指标、新标志物等检验项目的建立及其临床解释和应用，这就给检验人带来了新的机遇和挑战，使检验人对自身有了新的定位：不再是"以标本为中心，以实验数据为目的"在幕后操作仪器，而是主动将生硬的实验数据转化为鲜活的临床诊疗证据，以期实现"以患者为中心，以临床诊疗为目的"的华丽转身。同样，临床医学的发展也不能每天简单地送检标本和机械地阅读各种检测报告，而应该研究疾病的病理过程，选对检测项目，选准采样时机和部位，优化采样方法，正确解读和应用检验报告——这是多学科综合诊疗（multi-disciplinary team）对现代临床医生的迫切要求，也算是另一种华丽转身。由于知识结构不同、工作环境不同、患者信息不对称，临床和检验之间总会存在一定的壁垒和鸿沟，为此，必须加强检验与临床的沟通、交流和研讨，实现医、检人员的配合与协作，以期各扬己长、携手并进、相得益彰。

　　2011 年本书的主编顾兵博士曾组织 100 多位丁香园网站的学友自发编写出版了《检验与临床的沟通：案例分析 200 例》一书。读者既可在工作之余阅读一个个生动的专业"小故事"，又可结合案例及其参考文献深入理解和提升专业知识，在轻松中实现检验与临床的沟通，从而提高多学科综合诊疗的能力。时隔 9 年，我们终于迎来了《检验与临床的沟通》丛书的出版。这套丛书在《检验与临床的沟通：案例分析 200 例》的基础上实现了沟通技巧的提升优化和收录案例的精选细化，内容覆盖检验医学的六大亚专业，包括体液、生化、血液、免疫、分子和微生物，为不同专业领域的医检工作者提供了一个检验与临床沟通交流的知识荟萃。

　　这套丛书既适合临床检验和临床医学工作者作为随时翻阅的有益读物，也可以作为医学院校教师在课堂上演绎的生动活泼的典型案例之源。相信这本书一定能够在年轻检验与临床工作者之间，架起一座交流、合作与探讨的桥梁，成为年轻医学工作者的良师益友与亲密伙伴。

童明庆

2020 年 9 月

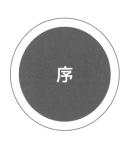

序

新时代医学检验的迅速发展为临床医疗的疾病诊断、治疗决策和病情预后带来了前所未有的机遇。如何更好地为临床医生提供高质量的临床检验服务，给检验工作者提出了更高的要求。由于检验人员和临床医生的知识结构的不同，存在着大量的信息鸿沟；而打破信息壁垒的重要方式之一，就是检验与临床的沟通。

检验人员通过不断地与临床医护人员进行学术交流和信息沟通，能更好地把有限的实验数据转变为高效的诊断信息，更好地辅助临床诊断和治疗，同时也能提高医护人员和患者对检验工作的满意度。中国合格评定国家认可委员会（CNAS）颁发的《医学实验室 质量和能力的要求》（ISO15189）中也要求实验室应提供其检查范围内的咨询性服务，包括结果解释和为进一步适当的实验室检查提出建议等。

临床生物化学是化学、生物化学与临床医学的结合，是研究器官、组织和体液的化学组成和正在进行中的生物化学过程，以及疾病、药物对这些过程的影响。临床生物化学已经发展成为一门成熟的独立学科。通过临床生物化学检验，我们了解人体生理、病理状态下物质组成和代谢变化，进而为疾病诊断、病情监测、治疗监测、预后判断和疾病预防等各方面提供信息和理论依据。

日常工作中，每家医院的检验科与临床科室的沟通形式多样，有一对一的及时沟通、一对多的讲座宣传、多对多的座谈会交流；还可以借助电话、自媒体、期刊、宣传手册等方式实现沟通。而具有检验医师资质和丰富实验室经验的检验人员参与查房或病例讨论的现场沟通形式，也是当下的发展趋势。总而言之，检验学科需要积极采取各种可能的渠道，定时定期、持之以恒地与临床沟通和交流，才能不断改进工作中存在的问题，以更好地为临床服务。

本书收录了检验人员及临床医生在临床一线工作中收集到的139个"原生态"案例，共分为七篇，其中包括方法学、糖脂代谢、心血管系统、泌尿系统、消化系统、内分泌系统和水电解质酸碱平衡，具有典型性和代表性。每个案例在描述案例经过的基础上，重点就案例沟通过程进行了详尽的解析。部分案例还附上了专家点评，进一步提炼了案例的精华。这本书叙事写作方式活泼，画面感极强，通过实用的案例，启迪我们沟通的智慧，指点工作中的沟通成败。我相信这本书将成为检验工作人员、在校医学生、医学技术人员和其他相关领域卫生工作者的重要参考的宝贵资源。

汪俊军

2021 年 8 月 20 日

前言

　　作为教学一线老师，往往因学生抱怨临床生物化学知识点的庞杂而苦恼；作为临床检验科工作者，往往因检测结果与临床疾病不符被质疑；作为临床医生，深知诊治成败往往取决于足够的知识储备、敏锐的警觉性、缜密的临床思维，还有与检验无处不在的沟通。

　　曾听一位院士说过："读懂了生化，就读懂了生命"，于我心有戚戚焉。临床生物化学是在人体正常生物化学代谢的基础上，研究疾病状态下，生物化学病理性变化的机制及相关代谢物质和量的改变。其内容覆盖临床医学、化学、生物学、遗传学、免疫学、病理学、分子生物学等多门学科，是一门发展迅速、交叉最广的独立学科，它检测方法多、干扰因素多、质量要求严格、临床应用广泛。

　　纵观检验报告单的演变，从最初的没有备注，到"本结果仅供本医院参考"，再到目前广泛采用的"本结果仅对本标本负责"。这其间有临床检验的发展，也包含着检验人员的努力，但由于种种原因，检验人员与临床医生之间的沟通遭遇瓶颈。临床医生与检验医学科工作者似乎更关注于自己的专业领域，尚缺乏相互沟通的意识和途径。临床实践中，医护人员仅关注检验结果的数值准确性，对检验各环节重视不足。随着危急值报告制度的完善，沟通逐渐畅通，但内涵方面亟待提升。良好的沟通，或许是解决这些问题的有效工具。

　　本书就是通过案例形式嫁接起临床与检验之间沟通的桥梁。在精心选取的 139 个场景里，我们讲述发生在临床检验与医生之间的"小故事"。故事的架构是"案例经过＋沟通体会"，重要场景展现在沟通环节，沟通的艺术性更是本书的精髓。这里有来自 30 多家医院、近百位临床与检验一线人员参与其中，并分别从方法学、糖脂代谢、心血管系统、泌尿系统、消化系统、内分泌系统、水电解质酸碱平衡七个维度叙说每天发生在身边的沟通故事。内容涵盖分析前、分析中、分析后，涉及质量控制、报告单解读等多个领域，运用临床工作中真实案例，从发现问题、层层剖析，再到有效沟通、解决问题。这便是我们编写此书的初衷，我们的目标是从"本结果仅对本标本负责"上升到"本结果可对患者负责"。

　　本书从编写提纲的构思、写作计划的制定到撰写、反复修改稿件和最终定稿，历时 1 年余。在撰稿过程中，每个生动故事的选择，都经过编委会的认真遴选和润色。在此感谢所有参与编写的同道，他们结合最新指南、共识及文献撰写稿件，并在第一时间进行返修，向他们精益求精的治学精神致敬。感谢所有参与点评书稿的专家，为本书把舵指点，保证了本书的学术质量，必将使我们受益匪浅。

　　医学的发展日新月异，检验与临床的沟通永无止境，加之本书涉及知识点较广，编写内容难免有不妥或争议之处，望广大同行专家不吝赐教，共同探讨，以使本书日臻完善。

顾　兵　李洪春　刘光辉

2021.8.11

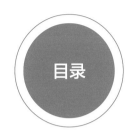

目录

目录

第二篇 关于糖脂代谢

第五篇 关于消化系统

第一篇

关于方法学

1　令人抓狂的采血管顺序

【案例经过】

　　江苏省泰州市人民医院检验科的《标本采集手册》对于多管血的采血顺序参照《临床化学检验血液标本的收集与处理》（WS/T 225—2002）中"4.5 多项标本采集的采血顺序"的要求制定：血培养管→无添加剂管→凝血试验管→有添加剂管。

　　原来检验科生化、免疫都可以用无添加剂管，这个顺序没什么问题，但随着分离胶管的广泛应用，无添加剂管基本不用了，而临床上做血培养的并不多，如此一来按照原来的顺序，凝血试验管便排到了第一管，由于江苏省泰州市人民医院用的是蝶翼采血针，针头和试管之间有一段连接管，当第一管采集凝血标本时就会出现标本量不足的情况，于是病区被退的不合格标本就多了！护士打电话来问："我们按照你们的顺序来的啊，现在标本量不足了，你们一退了之可不行啊！"接到抱怨后，临检组主管回复："可以先用一根无添加剂的试管作为'伪管'抽取少量血弃去，然后再抽凝血管。"这样的回复护理部门并不满意，纷纷表示：按现在的顺序和我们使用的试管，很多患者第一管都是凝血管，难道每个人都要先抽一根伪管？且不说增加成本，每个患者先抽一根扔掉，再抽需要检测的血？患者早就闹翻了，要不你们来抽！这个顺序就这么重要？不能改改？

【沟通体会】

　　"是啊！能不能改？"专业主管赶紧查各种教材、指南，看能不能找到更改顺序的依据：

　　1. 美国临床实验室标准化委员会（CLSI）H3-A6 标准推荐的采血管顺序　血培养管→凝血管→血清管（有或没有促凝剂，有或没有分离胶）→肝素管→EDTA 管→糖酵解抑制剂管。

　　2.《基础护理学》（第 6 版，人民卫生出版社）　血培养→无添加剂管→凝血管→枸橼酸钠管→肝素管→EDTA 管→草酸盐管→氟化钠管。

　　3.《全国临床检验操作规程》（第 4 版）　血培养管（需氧）→血培养管（厌氧）→凝血管→无抗凝剂管（含或不含促凝剂和分离胶）→有抗凝

剂管。

看来国内外的指南、教材都要求凝血管放在血培养和/或无添加剂管后面，不建议在有添加剂的试管后。那能不能请试管厂家把血凝管里的负压加一点，这样不就可以弥补连接管消耗的那部分了吗？咨询进口试管厂家说要申请总部，不过这个申请流程很麻烦，而且厂家几乎不可能答应！国内厂家倒是可以定制，但这样会造成凝血管作为第二管时标本量过多，而且因为定制试管生产的少，质量也不容易控制，所以不建议。但是，厂家工程师认为如果使用蝶翼针，凝血管可以放在其他不含液体添加剂的试管（如促凝管、肝素管）后面，因为含促凝剂、分离胶的试管都是添加完添加剂再进行干燥后再盖上盖子，理论上讲盖子上并没有添加剂，我们使用的是蝶翼针，只要抽血时保持试管头部朝上、采血针头不要浸入采集的血液，试管的添加剂不会污染穿刺针，也就不会对第二管有影响。听起来还是很有道理的。

查阅国内的文献，确实也有医院对顺序进行了调整，比如北京协和医院要求：面对必须使用蝶翼针，而凝血管又是第一管时，为了避免"丢弃管"的问题，在凝血管之前加抽 1 支血清管（带分离胶，含/不含促凝剂），为了避免干扰凝血检测，建议采血者在采集此管的过程中最好垂直，避免针头刺入采血管的一端被混有促凝剂的血液污染；同时强调这样做只是"权宜之计，"并无循证医学证据支持，有待进一步验证。

那么，有没有人做过此类的研究呢？进一步查阅文献，确有研究者在对采血管的顺序进行探讨。Gianluca Salvagno 等的研究显示：置于 EDTA 或枸橼酸抗凝管前后的两支血清管，在检测钾、钠、氯、钙、磷等指标（通常认为这些指标易受抗凝剂的影响）时，结果并没有显著性差异。Indevuyst C 等的研究表明，凝血管作为第一管，还是在 EDTA 管/肝素管/促凝管后面，对于 PT 来说，结果没有差异；对于 APTT 来说，尽管存在统计学意义上的差异，但最大的差异也只有 0.2s，对临床诊疗来说并没有多大的意义。

有了这些文献的参考，经过和护理部的进一步沟通，对我们的采血顺序进行了调整，在没有血培养、无添加剂管时，凝血管可以在促凝管/肝素管后面抽血；但只有一根凝血管时，为了避免标本量不足还是要抽一根无添加剂管作为"伪管"。经过一段时间的运行，临床反应良好。

正如周成林专家所说：标本质量是检验前质量控制的重要环节，多管血标本的试管顺序是其中重要的一环，CLSI 和 WHO 都对其做出了要求，我国也有相应的规定；国内外各方的要求并不完全一致，并且也都处于更新之中，比如之前旧版 CLSI-H3 推荐：无论采用何种方式采血，为防止穿刺过程中内皮损伤激活血管内凝血机制启动带来的各种影响，必须在凝血管前采集一管无添加剂管或凝血管，作为"伪管"丢弃，而在新版本中则取消了这一要求；说明大家对采血顺序的认识还是有所区别并处于不断地深入之中。

国外多用直针采血，因此进口试管（如 BD）在设置真空压力时，一般只考虑采血量，并没有为蝶翼针的连接软管预留一定的负压余量；国产试管有些厂家考虑到国内蝶翼针应用相对较多，会留有一定的富余量，医院在选择试管时，应结合医院采血针的使用、蝶翼针软连接管的长度进行考虑；同时建议每一批试管使用前验证时要对负压进行抽样检查，以确保采样量的准确。

检验科有很多相关国内外标准、指南、专家共识等，都是我们平时工作的重要依据和参考，应该进行深入的理解、消化；同时，这些标准、指南等也是随着医学技术的进步在进行发展和修订，除国家强制性文件外，某些标准、指南等确实难以执行时，在确保不影响患者利益的前提下，可结合实际情况进行有益的探索。

（彭海林　周成林）

参 考 文 献

[1] 邱玲 . 北京协和医院参考 CLSI (H3-A6) 制定静脉血推荐采集顺序 [J]. 中华临床实验室管理电子杂志，2015，3(2)：101-103.

[2] SALVAGNO G, LIMA-OLIVEIRA G, BROCCO G, et al. The order of draw: myth or science? [J] Clinical chemistry and laboratory medicine, 2013, 51(12):2281-2285.

[3] INDEVUYST C, SCHUERMANS W, BAILLEUL E, et al. The order of draw: much ado about nothing? [J] Int J Lab Hematol, 2015, 37(1):50-55.

[4] LIMA-OLIVEIRA G, LIPPI G, SALVAGNO GL,et al. Impact of the phlebotomy training based on CLSI/NCCLS H03-a6 - procedures for the collection of diagnostic blood specimens by venipuncture[J]. Biochem Med (Zagreb). 2012;22(3):342-351.

2 TAT 多长合适?

【案例经过】

其一：2018-06-25 11：06，"怎么搞的，我的报告还没有？"检验大厅外的采血窗口传来患者吵闹声，采血岗位的张同事差点和患者杨某某吵了起来。一张生化全套报告单出迟了，杨某某不理解："我有事，你们取单条码上写明 11：00 就有报告，怎么现在还没出来？"做生化的我赶紧出去解释："我们的生化仪器有点小故障，刚修复，耽误了您的时间，我们会尽快给您出报告。"实际上我有个项目失控了，重新定标，再做质控才通过，延迟了报告的发放时间。

其二：2018-06-28 07：36，周某某，男，41 岁，来做生化全套，采完血，罗同事告诉他，报告要到 10：20 取，"这么迟，能早点吗？今天一早就取号排队了，就想你们早点给我化验出来好去看医生。""不行呀，我给你采的血，不可能马上就能做，需要等待一定时间，还要离心出血清，才能上机化验，会在 10：20 后出报告。"罗同事耐心解释，周某某似乎听懂了。

上述两个现象，检验科经常遇到。我们的医生也会经常电话过来："某某的报告能否早点？""某某某的报告怎么还没有看到？"最近几个月频繁发生门诊患者生化报告时间 8：30 之前的标本 10：20 出报告，之后的标本 11：00 出报告，是否不妥当？

【沟通体会】

"意外经常会有，患者时常要赶早！"我们需要评估生化周转时间（TAT），询问周边一些医院的承诺时间，也查阅了一些资料，但结果各不相同。

近年来我们参加了全国临床检验医疗质量控制指标室间质评，每年 2 次。2018 年全国临床检验质量指标初步质量规范的建立是基于 2017 年全国多省临床检验中心同步开展临床检验质量指标室间质评结果，其中最低质量规范基于第 25 百分位数（或第 75 百分位数），适当质量规范基于第 50 百分位数，最佳质量规范基于第 75 百分位数（或第 25 百分位数）。具体分析见表 2-1。

表 2-1　2018 年全国临床检验初步质量规范之周转时间（TAT）

质量指标	初步质量规范（周转时间）/min					
	三级医院			二级医院		
	最低	适当	最佳	最低	适当	最佳
急诊检验前周转时间中位数 /min						
生化	30	24	15	30	19	10
自动化免疫	32	25	15	30	20	10
三大常规	30	20	12	30	15	10
凝血	30	22	15	30	15	10
常规（住院）检验前周转时间中位数 /min						
生化	90	60	40	60	54	30
自动化免疫	90	60	40	67	60	30
三大常规	79	55	30	60	40	30
凝血	79	60	30	60	40	30
急诊实验室内周转时间中位数 /min						
生化	60	45	30	60	46	30
自动化免疫	83	60	38	70	60	30
三大常规	30	20	14	30	20	15
凝血	47	34	29	40	30	25
常规（住院）实验室内周转时间中位数 /min						
生化	152	120	79	180	120	70
自动化免疫	240	150	105	200	120	90
三大常规	65	43	30	60	40	30
凝血	110	62	46	107	60	40

　　表 2-1 显示常规（住院）生化检验前 TAT 中位数二级医院（适合浙江省台州市路桥区第二人民医院）适当标准 54min，实验室内 TAT 中位数适

当标准生化120min。根据实际情况，生化住院标本早上6点左右集中采集，1h后送达实验室的居多，检验前TAT中位数到全部完成10min，适当标准应在1h内。理论上实验室内TAT中位数的两倍时间可以完成绝大多数标本，但生化标本前期集中收集，从接收到生化开始上机检测会有40～50min时间差，适当标准应在120×2−50=190min（约3h）内完成。对于门诊标本浙江省台州市路桥区第二人民医院检验科自行采集，检验前TAT时间忽略不计。由此，可简单计算总TAT时间来制订生化承诺时间：住院4h，门诊3h。当然上述推算不太严格，但可估算大概情况，让承诺时间的制订有所依据。

2017年我们生化专业参加TAT两次质评，从图2-1、图2-2、图2-3、图2-4（均为质评报告结果截图，其中"本省"为浙江省，"科室"为生化室，"min"为分钟。）的数据来看，我们生化检验前TAT中位数有所缩短，但实验室内TAT中位数却延长，总TAT简单相加基本持平，检验前实验室内TAT中位数均高于全省水平。

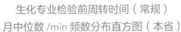

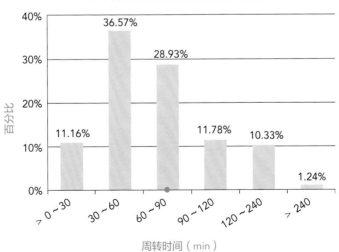

生化专业检验前周转时间（常规）
月中位数/min 频数分布直方图（本省）

科室（min）	回报数	平均值	中位数	P_5	P_{95}
85	484	69.7	60.0	18.0	137.0

图2-1　2017年6月生化常规标本检验前TAT月中位数分析图

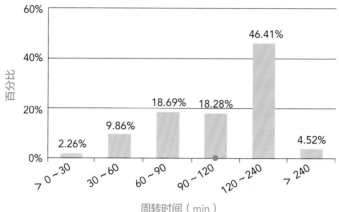

科室（min）	回报数	平均值	中位数	P₅	P₉₅
116	487	129.9	120.0	30.0	240.0

图 2-2　2017 年 6 月生化常规标本实验室内 TAT 月中位数分析图

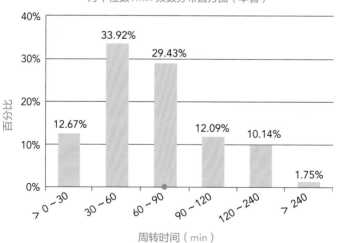

科室（min）	回报数	平均值	中位数	P₅	P₉₅
70	513	74.3	60.0	15.0	140.0

图 2-3　2017 年 12 月生化常规标本检验前 TAT 月中位数分析图

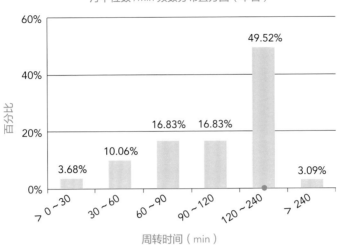

生化专业实验室内周转时间（常规）
月中位数 /min 频数分布直方图（本省）

科室（min）	回报数	平均值	中位数	P₅	P₉₅
133	517	128.7	120.0	30.0	240.0

图 2-4　2017 年 12 月生化常规标本实验室内 TAT 月中位数分析图

　　针对这个问题，我们正在采取、拟采取下列措施来解决：①根据全国 TAT 要求和实验室具体情况，修正生化报告 TAT：住院患者 4h，门诊患者 3h；②开发 TAT 提示系统，大屏显示即将超时标本；③生化提前做室内质控准备工作，由值夜班人早上准备；④目前只有意见簿，考虑开发意见系统，方便患者提建议和工作人员做沟通记录；⑤加强仪器维护保养，并设置专人每周大保养，加强人员岗位操作培训，避免错误发生，延误报告时间；⑥考虑中午增加 1 人参与生化帮班，完成剩余标本检验审核工作。

　　"旁观者清，当局者迷"。没有患者和医生沟通甚至言语暴力，很难发现问题。从这两次沟通，反映科室两大问题：①承诺时间随意，没有根据实际情况来制定；② TAT 做得还不够，与浙江省实验室比较，最近一次质控结果显示，我们检验前和实验室内的 TAT 中位数均高于浙江省中位数。当然，科室三大常规、凝血、免疫 TAT 也需要分析评估，让多数患者在最佳的时间拿到检验报告。

（漆爱民）

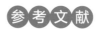

[1] 林一民，王亚丽，吴立翔，等 . 门诊检验标本周转时间分析 [J]. 重庆医学，2014，43(20)：2673-2674.

[2] 彭志英，宋昊岚，高宝秀，等 . 利用实验室信息系统进行检验结果回报时间（TAT）分析 [J]. 现代检验医学杂志，2007，22(5)：36-37.

3 信息化带来的"惊吓"

【案例经过】

信息化给检验工作带来了很大的便利，减少了很多的劳动，但它偶尔也给我们一个小"惊吓"，下面两个案例分别与医院信息系统（HIS）、实验室信息系统（LIS）有关。

其一，2018 年 3 月 14 日，接待窗口来了一位 70 多岁的老年患者周某，他告诉窗口的工作人员，要找生化室的人，于是我出去接待了他。"我刚才在取检验结果时候，有一个尿蛋白报告，但我的单子是今天刚开的，上午才来取的标本管，尿还没送来啊？"周某一边说，一边找他交钱的收据，以示证明。他确实是上午才交的钱，那这结果是谁的呢？得知这个结果肯定不是他的，周某便马上怀疑自己的其他结果也不是自己的，我耐心地重新帮他回想一遍采血留取尿标本的过程：到准备台打印条码，然后护士粘贴好给他到患者等待区采血，每次在交接的过程中都有过口头确认；到检验科从录入到上机检测都扫描条码，一个标本有唯一的一个码，不能重复录入。听我们这么分析，他相信了自己的结果，离开了接待室。

周某送走了，问题依然在，那这个尿蛋白定量的结果是谁的呢？肯定有一个患者送来了标本而现在没有拿到结果。我们翻出今天的标本，条码信息和化验单上相同，并没有错误，只能被动地等待患者找上门来。

大概下午 3 点 40 分左右，接待窗口来了一个年轻患者，说上午送来一个尿蛋白定量的检测，现在也没有结果。询问他尿量多少后，大约确认这个发错的结果就是他的。我们继续确认，问他上午送标本时，拿到条码是否与护士确认姓名，条码上的 24h 尿量谁写的，是否能认识笔体？然而，标本是家人来送的，笔体他不能确认。我们如实跟他说了标本的问题，他才说他是 2 个月前交的钱，征求患者的意见后，他同意重新留取标本进行检验。

其二，2017 年 9 月 14 日，午休后刚进入工作状态不久，主任的电话让生化室的每个人停下了手里的工作，查找一件事的原因。

患者王某，男，24 岁，因腹痛来大连医科大学附属第一医院长春路院区普通外科就诊（大连医科大学附属第一医院分三个院区，分别为长春路院区、联合路院区和金普新区院区），医生初步诊断为胆囊疾病，进行了生化常规项目的检验，下午取化验结果时，在自助报告机上取到两张生化常规的化验单，而结果却不相同，于是到门诊检验室"讨要说法"。门诊检验室联系生化室的同事，让患者到五楼检验科查找原因。患者以为我们在互相推诿，到五楼后就必须找我们科室主任。生化室同事接过患者手里的化验单仔细查看，两张化验单姓名和条码号一模一样，结果上最大的差别是胆红素一张异常，而另一张正常。再仔细一看，结果报告单元分别为长春路院区生化组和金普新区院区生化组，于是主任就把电话打到了这边，让和那边一起查找原因。

迅速查看 LIS 里的结果，确实有这个患者的结果，申请科室为长春路院区普通外科，当查看标本时发现条形码为室内生成条码，揭开条码后血采样管上没有任何信息，询问当时打码的同事得知，早上收到标有"标本溶血需要重新采血"的单子卷来的一个标本，他给重新生成条码进行上机检测的，我们找到了那张单子，发现两名患者名字只有一字之差。科同事说她明明输入完信息确认后点击打印，怎么就打印成别人的条码呢？一部的调查结果是患者因长期医嘱，原条码失效，也在 LIS 上生成新的条码上机检测。

【沟通体会】

针对第一个案例，在我们的 HIS 系统里，在扫病例本检索时默认只显示 1 个月以内的医嘱，由于老患者定期复查，部分医生，尤其是专家诊，习惯把下次的医嘱一起下了，这样患者在下次复诊前提前到医院检查，复诊时医生可以直接评估病情。患者走后，我们询问了护士，今天有一个 2 个月前缴费的尿蛋白定量的患者来送标本，这过程中是否有异常，护士描述在打印条码时因为时间间隔长，电脑等一会儿没有反应，正好有位患者东西掉了，她帮忙捡起来，回头时看界面上有尿蛋白定量，她就打印了条码，她反复强调，病历本被患者收起来了，她和患者口头核对了姓名。我和护士推测，是因为患者的家属加上年龄比较大，并没有听清楚姓名，也没有仔细看（也许字小看不清）。对于过期医嘱的事，一直是困扰我们的问题，这方便了医生，但护士检索计费时，检验科因条码失效不能正常收费，检测时需要重新输入患者信息生成条码。针对这个问题，我们与临床医生沟通，让医生理解我们的工作过程，尽量避免早下医嘱。

那第二个案例的问题又出在哪里呢？我们把事情反馈给科室的信息管理员，他咨询了 LIS 的工程师，得到的反馈是 LIS 存在一个 bug，两台电脑的 LIS 在同一功能菜单下使用，同时录入信息时，总数据库在更新，而显示界面未刷新。两台电脑同时保存，点击打印时，金普新区院区由于稍落后于长春路院区，而在点击打印时录入信息的位置已经被占领，插入了那边王某的信息，而恰巧两个人信息那么接近，没有核对出来。

因为解释过于专业，患者表示不理解，对手里的化验结果存在怀疑，我们答应给他预约这位医生改天的专家号，他同意第二天再重新采血检测，事实证明长春路院区生化室的结果为真实结果。

工作中的小异常要认真对待（扫码核收时出现重复条码的提示），仔细思考查找原因，对员工要定期进行 LIS 使用的培训；并把信息系统中出现的 bug 及时反馈给工程师，及时升级软件，确保录入信息时保存生成条码同时自动打印，避免打印错误。

（姜艳梅）

4　谁挖的"坑"

【案例经过】

2015 年 10 月 29 日 14：30，当天的标本已经审核完毕，开始保养机器，为明天的工作做好准备。一个患者来到了接待窗口咨询。

患者刘某，女，38 岁，确诊为"甲状腺功能减退症"3 年多，常年吃"左甲状腺素钠片"，病情一直很稳定，定期复查，本次游离甲状腺素

（FT₄）的结果与自己的病情不符，她并没有改变药物的剂量，与上次结果不应该有这么人的差别。俗话说"久病成医"，患者的话刺激了我们的神经，仔细看看她的结果，FT₄ 为 32.26pmol/L（参考区间：12～22pmol/L），虽与其诊断不符，但其促甲状腺激素（TSH）为 5.86μIU/ml（参考区间：0.27～4.20μIU/ml），符合"甲状腺功能减退症"的诊断，少数患者在调整药物剂量时，会有这样的结果呈现，因此在审核结果时并没有疑议。我安排患者到接待室等待，我去复查标本。谁知刚走到实验室，室内电话响了，内分泌医生告知今天连续有两名患者的甲状腺功能结果好像有问题，与临床预期差很多。

【沟通体会】

连同在我这里的患者已经有 3 例，应该不是偶然事件了，甚至不止这几例。想到此，我急得满头大汗，立即吩咐同事去查看机器状态及这批 FT₄ 及 TSH 试剂信息，我去查看这三个患者样本号并确认早上室内质控结果：结果均在控。同事也回复"机器状态正常，FT₄ 中间更换过试剂盒（200 test/盒）。"继续查看，"抱怨"的三位患者的标本号，都集中在 200 号以后。应该都是应用更换后的试剂盒检测的结果。我和同事异口同声："这盒试剂有问题！快，往回拉单子（取消审核，重测）。"同事立即联系内分泌科和其他相关科室，并让那两名患者来检验科复查，且告知医生，若再有疑问结果，一定和检验科联系。

复融质控，屏蔽当前盒试剂，质控在控后，将更换试剂盒之后的所有标本进行了重新检测（表 4-1）。20min 后，第一名患者 TSH 为 5.78μIU/ml，没有变化，而 FT₄ 结果为 14.39pmol/L，差别很大，这应该是患者的真实结果。我们主动向患者承认了错误，患者表示理解。给临床医生解释了检测误差的原因后，他们认可了新的检测结果。

表 4-1　患者 FT₄ 复查前后的结果　　　　（单位：pmol/L）

复查前	复查后	复查前	复查后	复查前	复查后
62.49	21.33	16.81	8.27	52.93	19.54
45.19	18.44	39.69	16.35	38.95	16.15
46.12	18.44	57.11	20.22	36.59	15.15

续表

复查前	复查后	复查前	复查后	复查前	复查后
54.18	19.44	39.77	17.08	53.09	19.23
32.26	14.39	48.15	18.8	50.95	18.78
52.97	18.92	34.08	14.31	77.45	24.65
45.88	17.86	47.77	19.28	36.88	15.82
35.95	15.48	38.18	15.85	50.18	19.64
64.25	21.58	50.43	19.62	52.8	22.25
37.2	16.14	32.37	14.78	39.75	15.89
51.01	19.2	33.42	15.37	68.75	22.91
56.91	20.79	55.76	19.24	53.75	20.36
40.44	16.83	> 100	30.68		

处理完所有的标本，已是下午 4 点半，我和同事才喘口气分析事情的真正原因。该试剂质控两水平分别为 3.89pmol/L 和 20.56pmol/L（靶值为 1.52pmol/L 和 8.93pmol/L），重新校准后并没有恢复，求助试剂厂商技术支持。第二天，技术支持来了，她仔细观察试剂，发现磁珠好像不是很均匀，就拿到显微镜下观察，磁珠没有均匀分散，有凝集现象；推测可能是试剂遭遇了低温。

回想起来，除了试剂的原因，我们还有哪些问题呢？虽然甲状腺功能亢进或减退在治疗过程中的结果有很多种可能性，摆在我们面前的也只有检测结果，对患者的病情不是十分了解，但审核检测报告时，仔细思考、核对还是能发现问题的蛛丝马迹的；再者，就是室内质控的频度，当天标本量较多，更换试剂盒之后没有做质控，未及时发现试剂变质，这才是问题的关键。

针对这个事件的整个过程，我们采取了相应的措施：首先，只要装在机器上的备用瓶试剂都要做质控，以便及时发现问题，事实证明这次试剂有 4 盒存在问题；其次，联系供应商，让他们改变试剂的运送方式，改为冷链物流。经过这么长时间观察，没有再发生这么惊心动魄的事情。

（姜艳梅）

5 隐藏在自来水中的秘密

【案例经过】

一段时间以来，临床科室的一位老主任总是觉得检验科"淀粉酶"检测结果有问题。一天，他送了一份尿标本到检验科做"尿淀粉酶"检测，检测结果是17U/L，这回他拿到了证据，直接把检验科告到了院长处。院长把检验科主任和临床生化室组长等人员召到了办公室，看到那位老主任坐在沙发一端，大家丈二和尚摸不着头脑。还是院长先开口："大家先坐下，这件事情检验科需要高度重视。"接着他让老主任把事情原委讲了一遍。原来，老主任近段时间一直怀疑检验科"淀粉酶"检测不准确，为验证自己的想法，他接了一杯自来水以尿的名义送检验科化验，结果竟然检测出淀粉酶为17U/L。由此证实自己的判断是对的。院长要求检验科尽快查找问题产生的原因，并及时整改上报。

检验科主任、生化室组长带着问题回到科室，思考问题原因。

【沟通体会】

经仔细核查该份标本当日生化检验情况，该样本系采用VITROS 350干化学分析仪检测，室内质控在控，当日检测的所有淀粉酶除该份标本结果低于参考值外，绝大多数在参考区间，少部分结果超过上限，未发现其他异常情况。那么，自来水里何以会检测出淀粉酶呢？带着这个疑问，生化室组长找出了干片法测定淀粉酶的试剂说明书。

VITROS 350淀粉酶测定原理：淀粉酶测定干片（速率法）为涂覆在聚酯基材上的多层分析成分。在37℃条件下滴加10μl患者样品在干片上，通过扩散层均匀地分布到试剂层，扩散层含有反应所需的已染色淀粉底物（染剂共价结合到支链淀粉）。样品中的淀粉酶催化该已染色淀粉的水解反应，生成更小的染色糖类。然后，这些染色糖类分散到试剂下层，分别在2.3min和5min时，通过反射光光度法在540nm波长测定试剂层中已染色糖类的反射强度，两次干片反射强度读数的差与样品中的淀粉酶活性成正比。

试剂说明书指出AMY测定的参考区间及可报告范围见表5-1。

表 5-1　血 / 尿 AMY 的参考区间和可报告范围

标本类型	参考区间 /(U·L⁻¹)	可报告范围 /(U·L⁻¹)
血清	30 ～ 110	30 ～ 1 200
尿液	32 ～ 641	30 ～ 1 200

对于超出报告范围的应做样本稀释：使用等渗盐水稀释，重新分析，结果乘以稀释倍数，获得原始样本中淀粉酶活性的估算值。

要了解该方法需要先理解酶促反应的一些特性，在反应刚开始时有一段延迟期，在该期内，酶刚与底物接触，反应产物的增加或底物的消耗较少，吸光度（或反射光）的变化不明显。待反应进行一段时间后，反应进入线性期（也称为零级反应期），此时底物浓度仍处于过量状态，在此阶段产物的增加或底物的消耗达到一个稳定的状态，即单位时间内底物的消耗量或产物的生成量是恒定的，此时的反应速度与底物浓度无关，只与酶活性有关，通过检测这段时间的产物生成量或底物消量来计算出酶的活性。随着时间的延长，底物因酶的催化消耗、产物的增加而出现逆反应，反应的产物可能有抑制酶反应的作用，酶促反应缓慢，反应速率变慢，偏离了线性反应期，进入一级反应期，不成线性。速率法就是通过测量零级反应线性期内的吸光度（或反射光）变化来得到被测物浓度或活性值。

为了计算酶活性浓度，必须根据线性反应期的反应速率才能准确计算出酶活性浓度，否则将导致酶活性误差。在底物浓度远大于酶浓度时，酶促反应随酶浓度的增加而增加，即反应速率与酶的浓度成正比。在病理情况下，酶浓度过高时，底物过早而且过多地被消耗，影响酶活性测定，故需用生理盐水或其他缓冲液进行适当的稀释。在延滞期、非线性反应期所测得的结果不准确，一般偏低。

由此原理可知，酶促反应毕竟仍属于化学反应。不论该反应体系中酶和底物的配比如何，VITROS 350 干化学分析仪均会在设定的时间内（2.3min 和 5min 时）读取两次干片反射光强度，计算其读数差值，换算为淀粉酶活性。自来水中虽不含"淀粉酶"，但在该反应中，仪器仍可以"测出"其活性，只不过其活性明显偏低，正如试剂说明书所提示的超出可报告范围，检测数值已不可靠。

真相清楚了，检验科主任和生化室组长带着相关资料找到临床老主任做了解释说明，面对如此结果，老主任表示自己太过于武断，现在终于恍然大悟。

"临床意识"强调检验科工作必须与临床医疗工作相结合，检验工作人员不仅要具备基础医学知识和实验技能，还要学习临床医学知识，要不断提高自身的学术水平和完善知识结构，要多走出实验室，与医护人员合作，参加临床会诊与查房，共同探讨疾病的病因学特点发展规律，病情变化与实验室指标的关系。当临床对检验质量提出疑问时，应立即对这方面的工作和有关职责进行审核，看问题出在哪里，及时制定纠正措施，以最快的速度改进。就检验医生而言，对于检验方法、检验结果，不仅要知其然，还要知其所以然。不能仪器做出什么结果就机械地报告什么结果，应根据质量控制情况分析结果的准确性，排除影响结果的各种因素后，才能给临床提供可靠的数据。

正如周林华专家所说：检验结果会有误差，病情也是千变万化，不能单靠某个检测结果分析病情，临床医生若遇到有疑问的数据请及时联系检验科，必要时重复检测，尤其对于一些似乎与病情不相符的数据更要核实，防止贻误诊治。

不能排除有的医生单凭自己的经验就断定检验结果有问题，而有些检验人员也凭自己的资历认为检验结果绝对正确，这都是不可取的。医学本来就是一门不断探索的学科，有时很难说谁对谁错。检验人员要善于与临床沟通，临床医生也可相信检验科，不要因为偶尔的检验结果误差而全盘否定检验科的工作，应该客观地看待每个问题。

（刘春林　周林华）

6 前后关系，请多关照

【案例经过】

一天，在生化报告审核过程中，一例血脂四项结果引起了笔者注意，患者血清总胆固醇（CHOL）、高密度脂蛋白胆固醇（HDL-C）、低密度脂蛋白胆固醇（LDL-C）结果均正常，而甘油三酯（TG）测定结果为20.78mmol/L。

查阅仪器乳糜指数为"0"，患者 TG 异常升高，应该存在脂代谢紊乱，但是血脂四项中其他指标均正常，笔者对此项结果充满疑惑。

于是从 AU5800 生化流水线检测系统的冰箱拿出原始标本，观察血清外观淡黄清亮没有丝毫的乳糜，难道检测真的出了问题？抱着求证的心理，笔者将血清进行了 3 倍、5 倍稀释进行测定，同时在另一台 AU5400 生化分析仪上对原始标本进行再次检测。已经查看过当天的室内质控图，正常值和高值两个浓度的室内质控结果均在控。尽管如此，笔者还是决定停发报告，耐心等待复查结果。经 AU5800 再次测定，稀释过的标本乘以稀释倍数后最终结果分别为 1.18mmol/L 和 1.21mmol/L，AU5400 检测原始标本结果为 1.19mmol/L，这三个结果一致，却均与第一次的检测结果存在巨大的差异。产生如此差异的原因究竟是什么呢？笔者立刻查看了该标本的反应曲线，第一次检测 TG 使用的仪器是 AU5800 生化分析仪，检测 TG 的试剂为单试剂，但是反应曲线显示在 10 点 R2 搅拌棒搅拌后，反应曲线出现了明显的上升，表明在 R2 搅拌棒搅拌过程中引入了反应物质。参数设置读点为 0 ~ 27 点，因此 27 点读数结果受到了明显的干扰，如图 6-1。

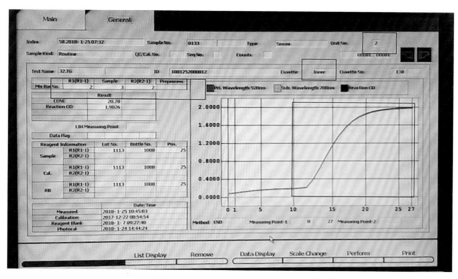

图 6-1　受干扰 TG 反应曲线

【沟通体会】

为了找到干扰物质的来源，我们观察受干扰 TG 所在的单元，内外圈以及所用的搅拌棒，发现所用的反应杯和搅拌棒组合并不固定。检索与受干扰 TG 检测同在 2 单元内圈，使用同一组搅拌棒 2-3-2 组合所做的前一个项目，为与 TG 同厂家试剂测定的同型半胱氨酸（HCY）。再检索使用搅拌棒 3-1-3 组合受干扰 TG 的前一个项目仍为 HCY。进一步检索当日受干扰的 TG，使用同一套搅拌系统的前一个项目均为 HCY，而前一个测试项目不是 HCY 的 TG 均未发生干扰。由此推测，可能是 HCY 试剂对 TG 检测产生了干扰。

为进一步验证，笔者联系了 HCY 试剂厂家的工程师，与工程师共同检测该 HCY 试剂中的 TG 含量。结果如下：双试剂 HCY 试剂盒 R1 和 R2 按比例混合测定 TG，结果为 15.44mmol/L；双试剂 HCY 试剂 R2 测定 TG，结果为：34.17mmol/L；三试剂 HCY 试剂盒 R3 测定 TG，结果为：35.04mmol/L。该厂家 HCY 试剂有两种规格：一种为双试剂，一种为三试剂，经检测两种试剂都含有 TG。而山西白求恩医院检验科一直使用三试剂检测 HCY 多年，却从未出现干扰呢？仔细分析，发现 1 月 23 日 HCY 试剂由三试剂升级为双试剂时在仪器上设置为 2 单元内圈检测，而以往 HCY 三试剂在仪器上一直设置为 2 单元外圈，所以在使用三试剂时未出现干扰。而使用设置在内圈的双试剂检测标本后，对同圈检测的 TG 构成了干扰，由于前期性能验证时因没和大批量标本共同检测，因此未发现问题。

此时，已经明确干扰的原因，让笔者最担心的是从 23 号出现问题到 25 号发现问题，这期间是否发出受到干扰的错误结果。检索 3 天的已发报告，共有 5 例 TG 受到不同程度的干扰，有 3 例报告尚未发出，2 例报告已发回临床。出了问题要勇于承担责任，经过与临床医生积极沟通，在临床尚未发现问题的情况下及时更正了错误结果，未对患者造成影响。我们通过严谨的工作态度，及时发现问题，并主动与临床医生说明情况，更正错误结果，最终赢得了临床医生和患者的谅解。

经与试剂厂家工程师沟通，在他们的积极帮助下我们确认了该厂家 HCY 试剂中含有高浓度的 TG。建议在使用其检测 HCY 过程中，不要与 TG 设置在同一反应圈中，避免干扰 TG 的检测。并希望能在说明书中注明，以免其他实验室出现类似的情况。同时建议负责仪器的工程师对仪器的搅拌棒冲洗系统进行仔细检查，增加清洁次数，保证清洗充分，避免交叉污染。

　　经与临床医生积极沟通，主动面对问题，说明发生错误的原因，赢得了临床医生的理解和尊重。作为一名检验工作者，不能认为室内质控结果在控，检测就一定没问题，要警惕干扰的发生。如果仪器、试剂和质控都没有问题的情况下，应该考虑是否存在干扰，及时观察反应曲线，从光源灯，反应杯，搅拌棒等共用部分着手寻找规律，及时发现真正的原因。

　　正如周永年专家所说：试剂间的干扰一般有两个原因：一是试剂中含有下一个测试所要测定的底物，或是含有的某种试剂成分与下一反应所要测定的底物有作用；另一个则是该试剂所引导的反应对下一个项目的反应进程带来了间接的干扰。在全自动生化分析仪的使用过程中，不仅要熟练掌握各检测项目的原理和方法，还需要对检测项目排序进行合理设置，做好交叉污染的防控措施，以确保检测结果的准确性。

（公志华　康　静　董怡然）

7　检验结果也能变成双刃剑

【案例经过】

　　那天，我正在北京积水潭医院观摩他们检验科刚刚安好的流水线期间，电话铃响了，我拿出手机一看，打电话的是北京市门头沟区医院一位资深临床医生，他打电话的目的是咨询一张报告单的解读，他当时给我说，北京市门头沟区医院检验科刚出了一张生化结果报告单，显示血磷 5.73mmol/L（参考区间：0.8 ~ 1.65mmol/L），异常增高，其他的一些异常指标，基本上能够被解释。异常的血磷结果不知道是什么原因造成的，会不会是一种疑难杂症？为了避免延误诊断，错过最佳治疗时间，所以才寻求检验帮助。他同时告诉我，如果我们找不到是什么原因造成的这个结果，本着不能耽误病情的原则，只好要求患者去上一级医院综合检查。听到这里，我快速搜索我那点还算拿得出手的检验知识，血磷增高的一些疾病，慢性肾功能不全、甲状旁腺功能减退、维生素 D 中毒，以及其他罕见疾病，比如肿瘤。一边列举，一边被临床否定。到最后，没有一个和患者特征相符。这位医生又问了我另一个问题，在工作中遇到过这么高的血磷结果吗？我说这么高的数值我真见过一例，那是一例狂犬病患者临终前检验结果，除此之外，均未见过。当然这位患者也排除了狂犬病。

谈话进行到这里，一下子陷入了尴尬中。为了缓和尴尬，我记下了患者姓名，回到单位查找原始结果，核对原始标本，看看问题出在什么地方。

【沟通体会】

第二天，吃过早饭，急匆匆赶到医院科室，查询历史记录，找到那份异常结果，打印，认真看每一项检验结果数值，发现除了血磷异常增高外，总蛋白（TP）124.5g/L（参考区间：60～80g/L），球蛋白（GLO）67.8g/L（参考区间：20～35g/L），胆固醇（CHOL）9.86mmol/L（合适水平：< 5.12mmol/L），三酰甘油（TG）22.20mmol/L（合适水平：< 1.7mmol/L），血糖（GLU）17.50mmol/L（参考区间：3.90～6.10mmol/L），再找到原始标本，显示明显的乳白色血清，重度脂浊。看到这里，我心里思索了两种可能，第一种是多发性骨髓瘤，缘由多发性骨髓瘤可以出现球蛋白增高，伴有肾功能不全，部分患者有异位分泌，导致血磷增高，但是检测结果并不是特别支持，血钙不高，肾功能指标检测正常；第二种可能，检测结果出现问题，标本重度脂浊，干扰检测，导致结果不准确？为了证实这个猜想，我先把标本在原仪器上重新检测一次，结果基本相差无几，排除检测随机性误差。然后把标本用干化学机器重复检测，血磷1.32mmol/L，总蛋白89.0g/L，球蛋白38.0g/L。疑团解开，赶紧通知临床，此患者非疑难杂症，就是一位脂代谢紊乱的患者。

这是一例由于标本是乳糜血导致的检验结果出现误差的实例，当然我们在原始检验结果报告单上看到了"标本重度脂浊，结果仅供参考"的字样，但是这些字代表了什么意义，不要说临床医生不懂，就是做检验工作多年的我，也不能说清楚。标本脂浊，是对全部结果都有影响，所有结果均不可信？还是仅对部分结果有影响？有多大影响？没影响检验结果又有哪些可以供临床去参考？

在我们检验科都会有标本接收制度，里面都会明确写出，标本不合格需要拒收。标本脂浊，需要素食3天后再做检验。这是针对了大多数普通患者而制定的。但是在检验科，我们也会出现明知道标本不理想，也要给临床做出检验结果的一些情况，这就是让步检验，但是再做让步检验时，我们一定要做好与临床的沟通，不合格标本到底会对哪些检验指标造成影响，有多大影响给临床说清楚。

接着说乳糜血对检验结果的影响，乳糜血当然不会对所有结果都有影响了，如果是这样的话，那就见到乳糜血标本，拒检。乳糜血会影响脂类测定的（特别是甘油三酯），还会影响基于比浊法、某些比色法的项目。有研究对 TG、TBIL、DBIL、ALT、ALP、AST、GLU、TP、ALB、CREA、UA、LDH、GGT、Ca、UREA、CHOL。15 个项目进行了分析比对，其中 TG、TBIL、DBIL、GLU、TP、ALB、UA、ALT、ALP、AST 对样本吸光度影响较大。尤其是 TG、TBIL、DBIL、UA 结果差异明显。亦有人发现脂血可以使血糖增高，淀粉酶增高。而其他项目，K^+、Na^+、Cl^-、CREA、LDH、GGT、Ca、UREA、CHOL 影响不大。在上面例子里面可以看到对血磷，对蛋白影响很大。有研究报道，重度脂浊对干化学法几无影响，给我们的提示，如果遇到重度脂血标本的异常结果，不妨使用干化学复检之后再报告临床。

做让步检验可以，但是我们一定要知道哪些结果受到了影响，影响有多大，然后再告诉临床，达到诊疗目的，真正做到服务临床。

（王伟涛）

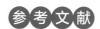
参考文献

[1] 孙天石，刘杨 . 溶血脂血对生化检验结果的影响 [J]. 健康必读，2013，12(10)：103.

[2] 汤雪彪，胡江红，袁平宗，等 . 两种方法测定乳糜血标本淀粉酶结果比较 [J]. 检验医学与临床，2013，10(9)：1151-1152.

[3] 张晓炜，贺晓福，段峰，等 . 干化学法和湿化学法对常规急诊生化项目检测的比较 [J]. 江西医学检验，2000，3：138-139.

8　溶血未备注的烦扰

【案例经过】

一天下午，肺癌中心科研组某医生打来电话，"昨天，张某的谷草转氨酶 [又称 "天冬氨酸转氨酶（AST）"] 结果与上一次差别巨大，你们是不是把标本弄错了？"我立即查看 LIS 信息，发现张某前几次 AST 检测结果分别是 31U/L、157U/L、43U/L、54U/L、51U/L，而昨天是 802U/L，确实差异明显。

【沟通体会】

通过与临床医生沟通得知，该患者正参加临床药理实验，该科研项目第一期已进行一年之久，目前已到关键阶段。实验患者的各项检测结果，特别是肝功能检测尤为重要，直接影响该项目是否能顺利完成。当出现极高的 AST，临床非常重视，立即对该患者进行一系列相关排查，并要求患者昨日留院观察一晚。通过各项辅助检查，患者状态一直良好，未发现任何不适，生命各项体征平稳，与 AST 明显升高不符。医生怀疑是标本检测出现差错，向实验室提出质疑。

对于这样的检测结果，为什么没有引起审核人员的注意？难道没有复查？难道是标本采集错误？我一面要求医生重新采血复查，一面查看昨日仪器记录，未发现仪器有任何报警，昨天的质控和试剂也都正常。

我们建议临床同时采集两管血液标本（一管是进口试管，另一管为国产试管），以排除试管原因引起的检测误差。没过多久，医生来到实验室，对我说："这两管血液是我亲自采集，并亲自送检，我还要亲自看见你们检测。"我回答道："好呀，这样检测的结果大家都放心。"为了证明仪器状态和试剂正常，我们重新做了质控，然后将医生拿来的两管血液标本离心、上机检测，其检测结果分别是 239U/L、237U/L，排除了试管间差异，但检测结果与昨日的 802U/L 差异明显，让我和医生都高度怀疑昨日标本存在采集错误。遂立即与昨日采血护士进行核实，经确认昨日标本采集无误。那问题到底出在什么地方呢？

我和医生进行一番讨论，实验者昨日是否有过剧烈运动、饮酒、出现情绪激动等。我们将一切可能引起 AST 增高的原因统统梳理了一遍，最后都被一一排除。就在我与医生百思不得其解之时，我再次将昨日的标本拿出来和当前标本进行比较观察，发现前一天的标本存在严重溶血现象。难道问题出在溶血上？于是我立即查看患者昨日的其他检验结果，发现乳酸脱氢酶（LDH）、羟丁酸脱氢酶（HBDH）分别为 574U/L、322U/L，与历史数据也存在明显差异，进一步怀疑是标本溶血所致，遂将今日送检标本进行 LDH、HBDH 检测，其结果分别是 124U/L、81U/L，与以前的历史数据很接近，但明显低于前一天的值，也佐证了昨日标本的溶血现象引起 AST、LDH、HBDH 假性增高。

众所周知，标本溶血是最常见的干扰因素，溶血标本除了可使血 AST 假性增高外，还可使 LDH、HBDH、血钾（K^+）等假性增高。AST 主要分布在心肌，其次是肝脏、骨骼肌和肾脏等组织中。正常时血清中的 AST 含量较低，人体内红细胞中 AST 活性约为血浆中的 40 倍，当相应细胞受损时，细胞膜通透性增加，胞质内的 AST 释放入血，故其血清浓度升高，临床一般将 AST 作为心肌梗死和心肌炎的辅助检查。而实验数据再次证明，昨日由于标本溶血，红细胞破坏而引起 AST、LDH、HBDH 假性增高。此刻真相大白，终于给了临床一个正确而合理的解释。

同时，我们必须从这件事中吸取深刻教训，为什么检验报告中没有备注"标本溶血"？为什么我们在审核报告时没有查看历史数据？为什么没有认真检查标本状态？在此后的工作中，我们需要更加严谨，严格把控标本前处理，对待不合格标本应予以拒收；对于一些特殊情况，采取让步检验的标本应及时备注标本异常状态，告知临床溶血或脂血标本可能对检测造成的干扰。在审核报告时，凡是发现 AST、HBDH、LDH、K^+ 均升高时，应检查标本是否存在溶血现象，做到万无一失。

正如夏骏专家所说：检验过程的质量控制包括检验前、检验中和检验后三个阶段。在检验前质量控制中标本性状是重要内容，当标本出现溶血、脂血或严重黄疸对检验结果产生干扰，导致检验结果假性升高或降低。至于具体影响情况，与检测项目、采用的方法原理以及使用的分析系统都会有关系。因此，出现异常结果时要首先核查标本状态。

在标本性状异常三种情况中，溶血是最常见，如有溶血，建议重新抽血复查。不便重新采集者需要备注标本溶血，并及时告知临床医生，便于他们准确判断患者病情，以免造成误诊、漏诊。

目前，一般可以采用目测法和仪器法评估标本性状。目测法简单易行，可利用标本溶血比色卡目测溶血程度，但这种判断方式存在一定的主观性。仪器法利用血红蛋白特定波长吸光度检测血红蛋白浓度，量化标本性状，这种方法的应用也弥补了应用流水线无法观察离心血清情况的不足。目前国内外已有标本溶血相关检测的应用标准和共识。

（杨舒羽　卢兴兵　曾素根）

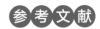

[1] 胡军红，杨同朝，陆玲，等.不同类型采血管对4种酶活性测定影响的研究[J].检验医学与临床，2013，10(4)：831-832.

[2] 朱如杰.溶血对肝功能检验结果的影响[J].中国医药指南，2016，14(29)：140-141.

[3] 罗祖军，邹德学，王强，等.标本溶血对生化检验结果的干扰和影响及对策研究[J].重庆医学，2014，43(22)：2879-2880.

9　磷酸吡哆醛，你要干嘛？

【案例经过】

2018年3月5日，工作人员找到我，说："领导，您看看，这个结果我们不会回报了，AST怎么会这样？"

原来今天有一个ICU的患者，工作人员审核结果时发现，今天AST（ADVIA2400仪器）结果为147U/L（参考区间15～40U/L），昨天此患者AST（DIMENSION仪器）结果为927U/L。找到4号的标本，在ADVIA2400仪器上复查，结果为245U/L，与DIMENSION仪器上检测结果不一致，再次把4日的标本放在DIMENSION仪器上复查，结果依然高于900U/L，两台仪器4日、5日质控均在控。把5日的标本放在DIMENSION仪器上测结果为606U/L，具体参见表9-1。

表9-1　两台仪器AST的检测结果　　　　　　（单位：U/L）

送检日期	检测指标	DIMENSION 仪器	DIMENSION 仪器	ADVIA2400 仪器
3月4日	AST	927	903（5日复查）	245（5日检测）
3月5日	AST		606	147

两台仪器结果不一致，到底哪个结果对？

立即询问同行，很快，圈里认为可能是磷酸吡哆醛"作怪"。本人也立即想起来，两台仪器的试剂不同，西门子ADVIA2400采用的试剂成分中不含磷酸吡哆醛（pyridoxal phosphate，PPA），DIMENSION 使用 SIEMENS 的试剂成分中含有 PPA。回想之前，在两台仪器运转初期，本人还做了一批标本（含高中低水平），对比了两台仪器的结果，两台仪器结果无明显差异。但今天看来，问题可能出在标本身上，也就是说遇到了"特殊标本"。为验证想法，对血清标本做了 5 倍和 10 倍稀释，结果见表 9-2。

表 9-2　两天标本不同稀释倍数两台仪器部分生化项目的检测结果

| 日期 | 项目 | ADVIA2400(不含PPA) | | | DIMENSION(含PPA) | | | 单位 |
		原倍	5×	10×	原倍	5×	10×	
3 月 4 日	ALT	30	25	30	53	50	50	U/L
	AST	245	240	230	927	925	990	U/L
	LDH	5 821	6 530	6 620	5 618	6 410	–	U/L
	HBDH	3 908	4 535	4 790	3 816	4 890	–	U/L
	UREA	11.11	12.05	–	11.04	–	–	mmol/L
	CRE	76.6	75	–	87	–	–	μmol/L
3 月 5 日	ALT	28	35	40	49	50	50	U/L
	AST	147	135	150	606	590	620	U/L
	LDH	5 607	6 250	6 170	5 400	6 070	–	U/L
	HBDH	3 895	4 585	4 640	3 846	4 710	–	U/L
	UREA	11.59	10.95	–	10.39	10.65	–	mmol/L
	CRE	80.4	79	–	89	90	–	μmol/L

注：表中"5×""10×"均为标本原液用生理盐水做 5 倍或 10 倍稀释。

【沟通体会】

如实和临床沟通，建议临床常规治疗同时应适量补充维生素。

经治疗，14 日晨 ICU 科室此患者再一次送检标本，再次在两台仪器上检测，并做相应稀释，结果见表 9-3。

表 9-3 同一份标本在两台仪器上不同稀释倍数的检测结果

日期	项目	ADVIA2400(不含 PPA)			DIMENSION(含 PPA)			单位
		原倍	5×	10×	原倍	5×	10×	
3月14日	ALT	62	60	50	59	55	60	U/L
	AST	38	45	40	74	75	80	U/L
	LDH	1 434	1 470	1 590	1 372	1 455	–	U/L
	HBDH	1 219	1 215	1 300	1 309	1 365	–	U/L
	UREA	14.86	14.35	13.9	13.24	12.8	–	mmol/L
	CRE	72.2	73	69	85	85	–	μmol/L

从表 9-3 可以看出，经治疗后，患者的 AST 结果基本位于参考区间内，且两台仪器的差异明显缩小。

西门子 ADVIA2400 检测谷丙转氨酶 [又称"丙氨酸转氨酶（ALT）"]、AST 的试剂成分中不含 PPA，而仪器 DIMENSION 使用 SIEMENS 试剂成分含有 PPA，二者之间产生了显著差异。究其原因，是由于血清中转氨酶以全酶和脱辅基酶同时存在，磷酸吡哆醛为其辅酶，通过酶蛋白中磷酸吡哆醛和磷酸吡哆胺的互变促使氨基酸的氨基和酮酸的酮基进行转化。没有酶活性的脱辅基酶蛋白，在加入磷酸吡哆醛后将变成有活性的全酶。测定转氨酶活性时，加入磷酸吡哆醛可提高酶的活性。由于某些疾病（重症肾病、心脏疾患等）或者某种治疗（如血液透析等）使患者血液中磷酸吡哆醛的含量明显减少，这样在检测 ALT、AST 活性时，不含 PPA 的试剂易使结果偏低，使用含 PPA 的试剂可以保证转氨酶的测定值更加准确地反映患者的实际情况。

早在 1986 年，国际临床化学和检验医学联合会（IFCC）就发布转氨酶参考测量程序时推荐试剂中需加入 PPA，由于试剂加入 PPA 造成试剂稳定性稍差和价格等原因，国内 ALT、AST 试剂盒多不添加 PPA，加与不加 PPA 对健康人的测定结果无显著差异，但对一些病理情况下的差异要引起重视，避免对一些重症患者异常情况的漏报。

（娄宏哲）

10　危急值的"陷阱"

【案例经过】

呼吸内科是一个急危重症患者较多的科室，每天有很多的危急值，对每一个"危急值"的处理当然都很谨慎，不过，有些"危急值"本身并不那么"危急"。

患者，男性，40 岁，以肺部感染入院，患者来时症状仅为咳嗽、咳痰，无其他症状，查体生命征平稳，除了右下肺可闻及少许细湿啰音，余无阳性体征。入院给予静脉滴注阿莫西林、舒巴坦、维生素 C 治疗。查血生化提示：血糖 0.50mmol/L（参考区间：3.90 ~ 6.10mmol/L），余指标未见明显异常，而且还报了危急值，接完电话后赶紧探视患者，但患者无出冷汗、头晕、胸闷等低血糖表现，而且肺部感染也不重，看起来一般状况也很好，同时看了一下药物中没有加入胰岛素。那为什么血糖这么低？一定是检验科搞错了，我当时心里想。

【沟通体会】

电话问询检验科，表示该患者没有低血糖的临床表现，这么低的血糖结果，可靠吗？检验科人员回复说这个标本复查后还是这个数值，建议重新抽血送检。于是，马上让护士重新采血送检，没过多久，又一次危急值报过来，患者血糖 0.40mmol/L，更低了，于是再次打了电话询问检验科，但检验科人员很自信地说结果没问题，并迅速挂了我的电话。这时的我有点左右为难，如果是低血糖，要赶快补充血糖，否则患者生命会有危险，但如果是实验误差，患者输多了血糖也不好。于是我带着疑问，再次拨打了检验科电话，检验医师只冷冷地回了句："我们很忙，结果没问题"，电话很快被挂断。正当我难以抉择时，二线医师过来探视患者，于是我立即汇报了患者的血糖情况，二线医师查看了患者后也觉得不太像。于是他与检验科主任沟通，发现是检验科测定血糖的检测方法与临床治疗使用的维生素 C（抗坏血酸）干扰有关，在停药 4h 后复查了血糖 5.0mmol/L，终于真相大白了。

过后向检验科请教才知道，采集标本时患者正在输液，液体中加入了维生素 C，检验科血糖检测方法为葡萄糖氧化酶法，该法中葡萄糖氧化酶催化葡萄糖氧化成葡萄糖酸和过氧化氢，后者与 4- 氨基安替比林和对羟基苯甲酸经过氧化酶的作用，形成红色的醌类化合物，而维生素 C 是一种强还原剂，可消耗反应过程中的过氧化氢，而引起负干扰，致使血糖检测结果过低。

这个案例对我触动还是比较大的，于是便做了反思。首先，在检验结果与临床症状不符时，我只是一味地认为是检验科的过错，而并没有很认真地去分析药物干扰因素；其次，检验科在临床有疑问时，也并没有认真去思考检测方法的方法学特性，若两个人都心平气和沟通，也许会有不一样的结果。

检验与临床本来就是一家人，在当前这种复杂的医疗环境中，只有临床与检验双方能精诚团结密切配合，方能共同抵御医疗风险。临床与检验双方都各有其长，好的检验能为你提醒把关，避免可能或者将要发生的医疗差错与纠纷。作为一名优秀的临床医生，应学会与检验多沟通，检验科的医生也有保证结果准确性的义务，学会自查自纠，共同进步。

（潘运昌　邱栋发）

11 携带污染，不容小觑

【案例经过】

室内质量控制是做好检验工作的重要环节，检验科特别重视室内质控工作。2017 年 9 月 6 日，我在生化室上班，像往常一样，例行的开机程序完成后，进行室内质控品的检测，两个质控水平：先测正常水平的，后测高值的。结果出来后，进行逐一审核。江苏省宝应县人民医院检验科生化室内质控项目有 30 个，其中 29 个项目在控，只有血糖失控，违背 1_{3s} 规则。其中低值在控，高值高出 1_{3s} 水平，一时分析不出原因。按失控纠偏措施流程，对血糖 2 个质控水平的质控品重新检测，结果 2 个水平全部在控。于是进行日常的标本检测工作，工作中还对开始的几个血糖标本进行了重测，重复性符合要求。

紧接着的第二天，9 月 7 日，同样的工作、同样的流程、同样的现象再次发生。

【沟通体会】

生化 30 个质控项目，只有血糖 1 个项目的 1 个质控水平失控。电话联系技术支持，对方回答说仪器因素引起的可能性小，排除试剂问题，应首先考虑携带污染的可能性。江苏省宝应县人民医院检验科使用的是日立 7600 生化仪，有电解质模块、P 模块、D 模块，仪器是在月初由厂家工程师进行了整机保养。血糖在 P 模块检测，同时检测的质控项目还有其他 9 个项目，加样顺序是 GLU → CREA →……→ CK。细看加样顺序，在加高值血糖质控物前是加的 CK 项目。

为了验证猜想，把 GLU 与 CK 一起做干扰试验，按 GLU → CK → GLU → CK 的顺序连续检测 4 次，表 11-1 结果显示：CK 对 GLIU 有明显正干扰。

表 11-1　GLU 和 CK 的干扰试验

	第一次	第二次	第三次	第四次
GLU/$(mmol \cdot L^{-1})$	26.33	25.16	26.11	26.54
CK/$(U \cdot L^{-1})$	555	541	545	549
携带污染率 /%	67.7	64.7	70.9	73.8

再来看看 CK 的检测原理和检测试剂组成：

磷酸肌酸 $+ADP \xrightarrow{CK}$ 肌酸 $+ATP$

$ATP+$ 葡萄糖 $\xrightarrow{HK}$ 6- 磷酸葡萄糖 $+ADP$

6- 磷酸葡萄糖 $+NADP^+ \xrightarrow{G-6-PD}$ 6- 磷酸葡萄糖酸 $+NADPH+H^+$

在 CK 检测的 R1 试剂里含有葡萄糖，葡萄糖浓度达到 35mmol/L。

从 CK 的检测原理和试剂组成中可以看出，CK 测定对血糖检测可能产生正干扰。

以前，同样的工作程序，未发现干扰现象，于是，对试剂针进行了检查，发现试剂一号针冲洗的水流相比二号试剂针要小，怀疑一号试剂针不完全堵塞，影响针的冲洗不干净，引起携带污染，更换一号试剂针，重新做干扰试验，表 11-2 显示：CK 对 GLU 不再有干扰，故障排除。

表 11-2　CK 和 GLU 的干扰试验

	第一次	第二次	第三次	第四次
GLU/(mmol·L^{-1})	16.70	16.42	16.45	16.90
CK/(U·L^{-1})	576	563	569	567
携带污染率 / %	1.2	−0.5	−0.3	2.4

　　由于全自动生化分析仪的高速发展，目前大多实验室均利用仪器分析来替代大部分的人工操作，所以，在设置加样顺序时，尽量避免有可能产生携带污染的检测项目靠在一起，对于容易对其他检测项目造成污染的试剂，除了增加清洗的次数外，亦或增加酸性、碱性清洗程序。在临床生化检测中，有很多携带污染的例子，大部分的携带污染，用水清洗即可消除，但在本案例中，携带污染的影响就特别大。

　　日常工作中，由于标本量、血清分离、分离胶等因素，样品针堵塞较常见，但试剂针堵塞并不多见，不完全堵塞更是很难发现。在本案例中，第一天发现失控现象，虽然重新检测后血糖在控，但未深究，错过了第一时间发现问题的机会；而标本的检测结果有没有因携带污染引起的误差，值得反思。

（杨宝中）

[1] 陈彬, 许承志, 陈燕红, 等. 血清葡萄糖检测试剂对无机磷测定结果的影响 [J]. 国际检验医学杂志, 2013, 35(19): 2000.

[2] 沈振亚, 李智, 左玫, 等. Modular-PPI 全自动生化分析仪试剂携带污染及其解决措施 [J]. 临床检验杂志, 2008, 26(3): 219-220.

12 被羟苯磺酸钙"忽悠"的肌酐

【案例经过】

患者，女性，17 岁，肾移植术后一直于新疆克拉玛依市中心医院门诊观察疗效。2016 年 12 月 18 日，患者再次门诊复诊，用 Mindray BS-2000M 检测系统测定肾功能结果为血清肌酐（CREA）582.3μmol/L（参考区间：40 ~ 97μmol/L），尿素（UREA）35.44mmol/L（参考区间：1.7 ~ 8.30mmol/L）。然而当天下午 5 点，患者家属怀疑血清肌酐结果异常。问其原因，被告知患者目前出现排异反应，病情加重，血清肌酐结果应该比之前有所增高，不应降低。

【沟通体会】

我接到患者家属的"抱怨"，便找出标本，并留下家属的联系方式。

从表 12-1 该患者肾功检测的历史记录中可以看出，血肌酐和尿素呈现上升趋势。

表 12-1　2016 年 7 月到 11 月该患者血肌酐和尿素检测结果的历史记录

	2016-07-12	2016-08-12	2016-10-27	2016-11-01	2016-11-18
UREA/(mmol·L^{-1})	22.67	20.95	33.51	30.43	27.0
CREA/(μmol·L^{-1})	477	459	678	622	665

同台仪器，复测该患者的血清肌酐，同时稀释 2、5、10 倍，并在不同仪器（Beckman Coulter AU5800 和 DXC800）上重复上述操作。表 12-2 检测结果显示：① BS-2000M 结果与其他两台仪器对比差别明显较大，但随着稀释倍数的增高差异缩小；② AU5800 与 DXC800 两台仪器血清肌酐原液和稀释的测定结果均较稳定，百分偏差均在 10% 内；③ DXC800 应用 MC 模块试剂，因方法学和试剂差异，结果要比 AU5800 偏高，但在允许范围之内。可见患者标本经 10 倍稀释后用 BS-2000M 测试系统检测所得的结果是该患者的真实结果。

表 12-2　不同仪器血清肌酐检测结果　　　（单位：µmol/L）

	原液	2×	5×	10×
BS-2000M	564	658	705	812
AU5800	751	760	785	798
DXC800	805	798	830	852

　　自问，为什么只有 BS2000 的检测结果会是这样的呢？是方法学的差异、试剂的问题、标本的问题，还是其他原因？

　　于是，采取相应措施：①随机挑选 5 份标本，稀释之后复测，结果相差不大，排除试剂等原因；②查看方法学发现 BS-2000M 的肌酐为肌氨酸氧化酶法，DXC800 与 AU5800 为苦味酸法，莫非真是方法学差异对该患者标本的影响？AU5800 和 DXC800 系统检测过的标本各随机挑选 10 份，用 BS-2000M 去检测，所得结果与 AU5800 和 DXC800 系统检测结果进行比对，无明显差异，基本排除仪器方法的影响；③再次电话联系患者母亲询问病史，被告知正在服用抗排异反应药——羟苯磺酸钙。与应用工程师联系并查阅相关文献，得知羟苯磺酸钙对肌氨酸氧化酶法测定肌酐结果有影响。

　　羟苯磺酸钙为药物试剂，通过抑制血管活性物质引起的高通透作用，从而改善基底膜胶原的生物合成。对微血管循环障碍引起的多种疾病均有疗效。多项研究证明，它可降低毛细血管高通透性，降低血液高黏滞性，降低血小板高活性，从而减轻视网膜渗出、出血，减少血管瘤等，在肾移植术后及糖尿病后多服用此药。

　　目前血清肌酐检测的主要方法为苦味酸法和肌酐酶—肌氨酸氧化酶法。后者因特异性高，干扰因素很小，准确度和精密度高，更适用于分析仪器自动化分析。

　　当血清中羟苯磺酸钙存在时，可对肌酐酶 - 肌氨酸氧化酶法产生负干扰，从羟苯磺酸钙对不同浓度肌酐的干扰效应的结果来看，羟苯磺酸钙主要对低浓度的肌酐的检测引起较大的干扰效应，随着肌酐浓度的增大，其干扰效应趋于稳定。鉴于肌酐酶—肌氨酸氧化酶法测定肌酐受羟苯磺酸钙的干扰较大，当服用羟苯磺酸钙的患者测定血清肌酐时，要特别注意其干扰效应。

　　总之，作为合格的检验人，在日常工作中应：①通过 LIS 系统认真核对既往检查结果；②掌握不同方法学检测对结果的影响因素；③仪器分类：门诊标本、住院标本、体检标本固定仪器，可以有很好的对比性，减少不同仪器导致的影响；④良好的沟通很重要，能够减少医患矛盾的产生；⑤认真询问病史很重要，能够发现我们需要的重要信息。

（宋永顺）

13 老师，这个碱性磷酸酶是负值

【案例经过】

这一天上午，跟着老师审核报告时遇到这样一份检测结果，患儿，男，26 天，因"早产分娩后呻吟、气促 0.5 小时"入院。ALP 检测结果为 − 1U/L，结果详情见表 13-1。

表 13-1　生化检验结果

项目名称	结果	参考区间	项目名称	结果	参考区间
丙氨酸转氨酶（ALT）/(U·L^{-1})	33	15 ~ 40	白蛋白（ALB）/(g·L^{-1})	32.7	65.0 ~ 85.0
天冬氨酸转氨酶（AST）/(U·L^{-1})	8	9 ~ 50	总胆红素（TBIL）/(μmol·L^{-1})	27.6	0 ~ 20.0
γ- 谷氨酰转肽酶（GGT）/(U·L^{-1})	61	10 ~ 60	直接胆红素（DBIL）/(μmol·L^{-1})	7.8	0 ~ 6.0
碱性磷酸酶（ALP）/(U·L^{-1})	−1	< 360	总胆汁酸（TBA）/(μmol·L^{-1})	39.2	0.0 ~ 12.0
总蛋白（TP）/(U·L^{-1})	52.6	65.0 ~ 85.0	胆碱酯酶（CHE）/(IU·L^{-1})	6 352	5 000 ~ 12 000

书本上的知识告诉我们，ALP 升高可见于骨骼系统疾病、甲状旁腺功能亢进症、黄疸淤积、阻塞性黄疸等。除此之外，因骨骼发育的儿童和青

少年 ALP 也会生理性地显著增高。但本案例中 26 天的新生儿 ALP 结果为负值，究竟是什么原因呢？

【沟通体会】

疑惑间，突然想到上课时老师曾提到，EDTA-K$_2$ 抗凝血会导致 ALP 测定值的降低，主要原因是 EDTA 的抗凝机制是络合二价阳离子，除了络合钙离子之外，也能络合其他二价阳离子，比如锌、镁等。而本实验室采用的方法正是利用镁和锌离子存在时，磷酸对硝基苯酚经 ALP 水解为磷酸和对硝基苯酚，从而进行检测。因此怀疑是否是抽血时有 EDTA-K$_2$ 抗凝紫色管帽里的血倒入黄色分离胶管中所致。

为了验证猜想，在得到带教老师的指导后，随机挑出 5 份当日同时申请血常规和生化检测的标本，将 EDTA-K$_2$ 抗凝的血常规血浆滴 2 滴入生化管，混匀后检测做比对，具体结果见表 13-2。

表 13-2　血清管 ALP 在滴入 EDTA-K2 抗凝血浆前后的结果比对

试验序号	血清管检测结果 /(U·L^{-1})	混有 EDTA-K$_2$ 抗凝血的血清管检测结果 /(U·L^{-1})
1	182	4
2	86	0.3
3	39	−0.1
4	67	−0.1
5	34	0

从表 13-2 中明显看出 EDTA-K$_2$ 抗凝剂对 ALP 检测的影响，使其检测结果显著降低，甚至为负值。

于是打电话与临床沟通，向其说明情况并提出了我们的疑问，抽血过程是否存在将 EDTA-K$_2$ 抗凝的紫色管帽里的血倒入黄色血清分离胶管中的不规范操作，要求重新抽一管黄色分离胶血清管送来。再次送来的标本 ALP 测得结果为 232U/L。

查阅了相关资料和文献，了解到 EDTA-K$_2$ 抗凝剂抑制了 ALP 的活性，所以 EDTA-K$_2$ 抗凝血浆引起 ALP 测定结果明显偏低。草酸盐、枸橼酸盐对

ALP 活性也有抑制作用，所以在临床工作不能使用此类抗凝血浆测 ALP，可以选用肝素抗凝管和普通分离胶管。

在工作中遇到这种情况，一定要及时跟临床沟通，如存在不规范的操作，也要跟临床说明这些操作可能会对检测结果造成的重大影响，提醒临床护士抽血时一定要严格按照《标本采集手册》进行操作。

正如李洪春专家所说：这是一个典型的 EDTA 抗凝剂污染案例，在临床实验室不算少见，医生或护士在采集患者标本时，往往因为血样采集困难而抱有一丝侥幸心理，会将不同试管内的血相互倾倒，这是坚决不允许的。分析前误差是整个检验质量控制的重要环节，也是导致标本检测结果与临床疾病不相符合的重要原因，其中标本采集因素是可通过加强培训、规范化操作而大大减少。

（蒋曼莉　徐　娜　李　晓）

14　肌酐，你怎么了？

【案例经过】

一天夜班，一位肾内科患者的肾功能检测结果引起了值班人员的注意，血清尿素 3.2mmol/L（参考区间：1.70 ~ 8.30mmol/L），血清肌酐 1 141.4μmol/L（40 ~ 97μmol/L）。两个同是反应肾小球滤过功能的指标，表现却大不相同。带着这样的疑问，工作人员与临床医生进行沟通，了解患者病情如下：患者老年女性，74 岁，2016 年 5 月开始间断出现双脚水肿，行尿常规检查后考虑尿路感染，给予口服"头孢类"药物，其间双脚水肿消退但有反复。10 天前再次出现双足水肿，双下肢可凹性水肿，逐渐加重至全身水肿，伴有胸闷、憋喘、气短、咳嗽、咳痰，无发热、畏寒、寒战，无尿量减少、尿频、尿急、尿痛。尿常规显示：尿潜血 +，尿蛋白 ±；镜检所见红细胞：0 ~ 1/HP，白细胞：0 ~ 1/HP。临床医师初步诊断：水肿待查、心功能不全（心功能Ⅳ级）、Ⅱ型呼吸衰竭、双侧胸腔积液、腹腔积液。

【沟通体会】

临床医生表示，患者心功能不全，未发现明显的肾功能损害，这样的血清肌酐结果与患者病情不符，决定次日重新采血复查。第二日检查结果为血清尿素 2.80mmol/L，血清肌酐 74.4μmol/L。两次血清肌酐相差很大，难道一夜之间就从 1 141.4μmol/L 恢复到正常 74.4μmol/L 了吗？这不仅让临床疑惑，更使检验科检测人员惊讶，"是检测的偶然误差（已通过复查排除）？还是第一次血清存在干扰肌酐检测的物质？"

为了寻找检测中的问题，我们将第一份标本分别在 BECKMAN DXC800、BECKMAN AU5800、BECKMANAU5400 三台全自动生化分析仪上进行再次检测，结果分别为：1 147.6μmol/L，435.0μmol/L，449.1μmol/L。DXC800检测结果与第一次血清肌酐检测结果 1 141.4μmol/L 非常接近，AU 系列生化仪检测结果一致，但与 DXC800 检测结果差别较大，这更引起了我们的好奇。三台生化分析仪检测室内质控品均在控，而且定期进行严格的仪器间比对，检测结果具有很好的可比性。为了证实三台生化分析仪结果是一致的，我们选择了另一份新鲜血清也分别在 DXC800、AU5800、AU5400上进行检测，结果为 991.3μmol/L、995.6μmol/L、958.6μmol/L，三台生化分析仪检测结果具有可比性。那么为什么这份标本同时在两个系统检测，结果却存在巨大差异呢？至此，我们认为该患者第一次血清肌酐检测结果可能受到某种物质的干扰，而且该干扰物质在两个检测系统中表现有所不同。

我们再次与临床沟通了解患者用药情况，得知为了营养心肌、改善心功能，昨晚给患者采血时正在输注磷酸肌酸钠。虽非输液侧采血，但是磷酸肌酸钠在体内会变成磷酸肌酸，磷酸肌酸是心肌和骨骼肌的化学能量储备，其在肌肉收缩的能量代谢中发挥重要作用，主要用于 ATP 的再合成。磷酸肌酸在体内代谢和排泄过程为：

$$磷酸肌酸 + ADP \xrightarrow{\text{肌酸激酶（CK）}} 肌酸 + ATP$$

而前一晚采血时患者正在输注磷酸肌酸钠，虽避开输液侧采血，但药物尚未完成代谢，干扰了血清肌酐的测定。而第二天血清肌酐 74.4μmol/L的检测结果才是患者的真实结果，符合临床诊断。

临床实验室检测肌酐常用的方法为肌酐酶法和碱性苦味酸法，其中苦味酸法干扰因素较多，如 α- 酮戊二酸、肌酸、抗坏血酸、血红蛋白、多巴胺、丙酮酸钠等；肌酐酶法抗干扰能力强，重复性好，已在临床实验室广泛使用，虽然已明确易受体内还原性物质的干扰，但本案例发现药物磷酸肌酸钠对酶法测定肌酐造成正干扰。究其检测原理：

$$肌酐 + H_2O \xrightarrow{\text{肌酐酰胺基水解酶}} 肌酸$$

$$肌酸 + H_2O + O_2 \xrightarrow{\text{肌酸脒基水解酶}} 肌氨酸 + 尿素$$

$$肌氨酸 + H_2O + O_2 \xrightarrow{\text{肌氨酸氧化酶}} H_2O_2 + 4\text{-}AA + TOOS \xrightarrow{POD} 紫红色醌亚胺 + H_2O$$

终于，通过与临床沟通和仔细分析，我们找到了引起该患者血清肌酐检测升高的真正原因，是外源性药物引起的干扰，不论采用 Jaffe 法还是酶法，均会造成肌酐的假性升高。而 DXC800 和 AU 系列生化分析仪检测结果不同，是因为两个系统肌酐试剂盒中的氢氧化钠和苦味酸浓度不同，导致了抗干扰能力的差异，但检测结果均非患者的真实状态。

通过该案例的分析和证实，笔者深深地体会到作为一名检验工作者对检验结果之间的联系要有充分的掌握，就像该案例中同样反应肾小球滤过率的指标出现巨大差异时积极主动寻找原因，从而避免了错误结果的发出。同时，发现异常报告要主动与临床医师沟通，因为从不同的专业角度会有不同的思考重点，因此我们要主动联系临床医师，询问患者情况。不应该认为只要室内质控在控，经复查结果一致，检测结果就没有问题，而轻易地把错误报告发出。通过该案例我们运用专业知识帮助临床找到答案，得到患者主管医生的认可和好评，从而也在临床医生中树立检验工作者的威信。

正如杨云专家所说：这件事情使我们检验技术人员打开了思路，在日常工作中遇到不能解释的结果时，除了确定我们的检测结果准确无误之外，我们一定要与临床医师沟通，协助临床寻找分析前可能产生的种种影响因素。正如本案例中，对于需要输注磷酸肌酸钠治疗的危重患者，可以告诉临床医生暂时不要检测血清肌酐，避免造成干扰。

（公志华　周永年　杨　云）

石凌波，林龙顺. 常见肌酐测定方法中存在的干扰 [J]. 中华医学检验杂志，2001，24（2）：102-104.

15 血钠，你又咋了？

【案例经过】

患者甘某，男性，61 岁。因"反复咳嗽、咳痰 1 个月，加重伴发热、气促 7 天"来中山大学孙逸仙纪念医院治疗，门诊拟诊断"肺部感染"入院。4 年前确诊"B 细胞淋巴瘤（MALT 淋巴瘤累及肠壁全层及肠系膜）"，已行部分空肠、大网膜切除术。相关辅助检查：其他医院 CT 示"双下肺肺炎，暂不排除淋巴瘤肺浸润可能"。入院诊断：①空肠 MALT 淋巴瘤，部分空肠、大网膜切除术后，淋巴瘤肺浸润？②肺部感染。

患者入院时（12 月 26 日）查"急诊生化 A"，电解质结果提示：Na^+ 119.50mmol/L（危急值），Cl^- 89.20mmol/L，后予生理盐水 + 浓氯化钠 20ml 静脉滴注。次日（12 月 27 日）晨查"入院生化 A"，同时抽血急查"离子生化"。结果分别为：Na^+ 126.95mmol/L，Cl^- 100.40mmol/L（入院生化 A）；Na^+ 134.30mmol/L，Cl^- 99.60mmol/L（离子生化）。

临床医生提出疑问：入院次日同时抽血，二者血清钠检测相差很大，患者目前无明显低血钠表现，是否继续补钠？请实验室协助解释。

【沟通体会】

当我拿到这个病例咨询，便与医生、护理人员沟通核实，排除了采样过程补液侧抽血或抽错管等检测前质量控制失误情况。回顾病例资料发现该患者球蛋白高达 77.0g/L，总蛋白为 119.4g/L，而患者两次的"低血钠"均是"生化组合"（急诊生化 A 及入院生化 A）中的血钠结果。与大多数医院实验室一样，病例所在实验室在生化组合中的电解质用的都是间接电极法，而"离子生化"是专门用于离子检测的组合，采用的是直接法。对于该患者，直接法检测后结果显示补盐后患者血钠实为 136mmol/L，已达正常范围，不建议继续补钠。

要解释这个案例，不得不先回顾下血钠的实验室测定及"电解质排除效应"。

钠的实验室测定方法有离子选择电极法（ISE 法）、火焰光度法、酶法等，由于电极法（ISE）简便、灵敏，适合装备于大型自动生化分析仪，所以目前绝大多数实验室已普遍使用该法测定。该案例同样采取的是 ISE 法。ISE 法原理是利用电极电位和离子活度的关系来测定离子活度的一种电化学技术，电位测量电路的一侧为测量电极（即离子选择电极，钠电极离子交换膜的主要成分是硅酸锂），另一侧为参比电极，当被选择离子与 ISE 电极膜接触反应时，电位计电路中的电动势立即发生变化，产生电位差。电位差大小与溶液中离子活动呈正比，亦与离子浓度呈正比。离子选择电极只对水相中活化离子产生选择性响应，与标本中脂肪、蛋白质所占体积无关。

ISE 法又分为"间接 ISE 法"和"直接 ISE 法"。间接法是样品先吸到测量室中和高离子强度的稀释液进行高比例稀释，然后送到电极测量部位；直接法是血液样品不需稀释直接送达检测部位测量。大多数电解质分析仪以及附有一次性 ISE 电极的自动分析仪都是用直接 ISE 方法，全自动生化分析仪的 ISE 部分则以间接法为主。正因这些检测方法的不同，就产生了所谓"电解质排除效应"。

血浆中固体物质部分（血脂和蛋白质）约占总体的 7%，而水相占 93%，电解质都在水相中存在，因固体物质改变，引起水相改变，使电解质结果不真实的情况叫电解质排斥效应。在病理状态下，血浆总蛋白等固体组分比例增加（如该案例中患者总蛋白 119.4g/L 和球蛋白 77.0g/L），此种影响将会更加明显，有可能患者电解质浓度正常但检测结果却是低值。因此，一般建议使用直接离子选择电极法，由于测定时不稀释样本，血清样本直接接触电极表面而进行测定，因其活度浓度直接与水相中浓度相关，这考虑到了水相在血浆中的比例，即电解质排斥效应。对于某些特殊患者结果更为真实可靠。而间接离子电极法由于检测时需用高离子强度的稀释液稀释样本，稀释后离子的活度浓度接近于真实浓度，但在后期计算时未考虑水相在真实体液中的比例，也就是所说的电解质排斥效应，致结果偏低；在某些病理情况下影响将更为严重，误导临床。

如下例（表 15-1）：计算的前提是血浆中水相容量保持恒定，间接法测定结果乘以系数 107.45 得出最终结果。当血浆水含量改变，测定前标本被稀释，测定结果均乘以系数 107，患者 B 结果假性降低。

表 15-1　不同固体（脂质、蛋白等）含量的血浆间接离子电极法测量及计算血清钠值比较

	患者 A	患者 B
1ml 血浆包含	930μl 水 +70μl 固体	800μl 水 +200μl 固体
水中 [Na$^+$]	150mmol/L	150mmol/L
100 倍稀释的水稀释比	(990+9.3)/9.3=107.45	(990+8)/8=124.75
钠浓度测定值	150/107.45=1.402mmol/L	150/124.75=1.202mmol/L
计算后	150mmol/L	128.4mmol/L

高脂血症、高蛋白血症或血液中有大量高渗透性物质（如高血糖甘露醇）存在时，使血钠浓度降低，称假性低钠血症。一般情况下血清总脂达 60g/L 或血清总蛋白达 140g/L 时血钠浓度下降约 5%。该情况只出现在间接 ISE 法和火焰光度法检测中。

良好有效的沟通最终的效果是"双赢"的，医生和患者得到了最准确客观的检验结果，及时治疗，早日康复；我们实验室人员也对"假性低钠"有了更加深刻的认识，积累了丰富的临床经验。

正如段朝晖专家所说：在临床遇到低钠患者时，除了留意其基础疾病，也可以根据其渗透压以及直接法检测进行初步的分类和排查，区分是"真性低钠"还是"假性低钠"。如果实验室尚无直接离子电极法的检测系统，可根据以下公式进行推算血浆水占百分比，进而对间接法的血钠结果进行校正：

血浆水（%）=99.1−[1.03 × 脂肪浓度（g/L）]−[0.73 × 蛋白浓度（g/L）]

临床医生在发现了结果与预期不符时，应及时与实验室人员沟通，说明患者情况，从不同专业角度共同分析，往往可以拨云见日，柳暗花明。

（谢晓英　段朝晖）

参 考 文 献

吴加平，陈学兵. 假性血钾、血钠检测结果的识别与避免 [J]. 医学综述，2014，20(15)：2784-2785.

16 这样的检测结果，你敢发吗？

【案例经过】

2018 年 3 月 6 日午前，看到这样一个奇怪的检验结果，生化结果详见表 16-1。当时带教老师问了一句："这样的结果报告你敢不敢发？"我一看，这些生化指标虽然都偏低，但为什么就不能签发呢？带教老师看出了我的疑惑，提示我查看一下该患者今天的其他检测，巧了，该患者今天还同时做了血常规检测，结果详见表 16-2。

表 16-1　生化检验结果

项目名称	结果	参考区间	项目名称	结果	参考区间
AST/(U·L^{-1})	5	15 ~ 35	DBIL/(μmol·L^{-1})	1.7	0.0 ~ 6.0
ALT/(U·L^{-1})	3	7 ~ 40	TBA/(μmol·L^{-1})	0.2	0.0 ~ 12.0
GGT/(U·L^{-1})	7	7 ~ 45	CHE/(IU·L^{-1})	4 094	5 000 ~ 12 000
ALP/(U·L^{-1})	36	42 ~ 128	UREA/(mmol·L^{-1})	1.50	1.70 ~ 8.30
TP/(g·L^{-1})	31.8	65.0 ~ 85.0	CREA/(μmol·L^{-1})	27	40 ~ 97
ALB/(g·L^{-1})	19.9	40.0 ~ 55.0	UA/(μmol·L^{-1})	123	90 ~ 420
TBIL/(μmol·L^{-1})	3.7	0.0 ~ 20.0	CysC/(mg·L^{-1})	0.28	0.56 ~ 1.15

表 16-2　血常规检验结果

项目名称	结果	参考区间	项目名称	结果	参考区间
RBC/(×10^{12}·L^{-1})	1.92	3.8 ~ 5.1	WBC/(×10^{9}·L^{-1})	5.3	3.5 ~ 9.5
Hb/(g·L^{-1})	52	115 ~ 150	NE/%	86.9	51.0 ~ 75.0
HCT/%	16.1	35.0 ~ 45.0	LY/%	8.3	20.0 ~ 50.0
MCV/fl	83.9	82.0 ~ 100.0	MO/%	4.2	3.0 ~ 10.0
MCH/pg	27.1	27.0 ~ 34.0	EO/%	0.4	0.4 ~ 0.8
MCHC/(g·L^{-1})	323	316 ~ 354	BA/%	0.2	0.0 ~ 1.0
PLT/(×10^{9}·L^{-1})	171	125 ~ 350			

从表 16-1 和表 16-2 可以看出，该患者有明显的低蛋白血症，且贫血严重。但这跟是否能签发报告又有什么关系呢？

【沟通体会】

带教老师看出我的一脸迷茫，进一步提示我查看一下患者的病史资料。于是，我通过 HIS 系统查询，患者班某，女，44 岁，因子宫肌瘤于 3 月 1 日入院。结合病史资料，这份检测结果中还是有很多地方无法解释，若患者因子宫肌瘤持续出血，重度贫血是可以解释的，但总蛋白和白蛋白低到这个程度，且其他生化指标也全低，这种情况应该说是很少见且不好解释的。我纳闷了，于是提议对该标本进行重复检测，再次检测无明显变化。难道是血液稀释？带教老师让我主动给临床医生或值班护士打电话落实具体情况。深呼吸一口气，我拿起电话联系了值班护士，询问患者采血时是不是正在输液？护士也很客气，回答说等问好床位医生后再给我回复。就这样等到下午两点半左右，久未等到回复的我再次联系了临床医生。告诉他这位患者的结果没办法解释，考虑是标本被稀释，请重新抽血复查。医生说患者正在输液，经过沟通最终决定从输液的对侧采血重新检测。新采集标本检测结果见表 16-3 和表 16-4，与患者的病情相符。

表 16-3 生化检验结果

项目名称	结果	参考区间	项目名称	结果	参考区间
AST/$(U \cdot L^{-1})$	11	15 ~ 35	DBIL/$(\mu mol \cdot L^{-1})$	3.5	0.0 ~ 6.0
ALT/$(U \cdot L^{-1})$	6	7 ~ 40	TBA/$(\mu mol \cdot L^{-1})$	0.6	0.0 ~ 12.0
GGT/$(U \cdot L^{-1})$	12	7 ~ 45	CHE/$(IU \cdot L^{-1})$	7 094	5 000 ~ 12 000
ALP/$(U \cdot L^{-1})$	72	42 ~ 128	UREA/$(mmol \cdot L^{-1})$	1.50	1.70 ~ 8.30
TP/$(g \cdot L^{-1})$	59.9	65.0 ~ 85.0	CREA/$(\mu mol \cdot L^{-1})$	42	40 ~ 97
ALB/$(g \cdot L^{-1})$	38.4	40.0 ~ 55.0	UA/$(\mu mol \cdot L^{-1})$	187	90 ~ 420
TBIL/$(\mu mol \cdot L^{-1})$	10.0	0.0 ~ 20.0	CysC/$(mg \cdot L^{-1})$	0.44	0.56 ~ 1.15

表 16-4　血常规检验结果

项目名称	结果	参考区间	项目名称	结果	参考区间
RBC/($\times 10^{12} \cdot L^{-1}$)	3.89	3.8 ~ 5.1	WBC/($\times 10^{9} \cdot L^{-1}$)	7.5	3.5 ~ 9.5
Hb/($g \cdot L^{-1}$)	105	115 ~ 150	NE/%	74.9	51.0 ~ 75.0
HCT/%	31.9	35.0 ~ 45.0	LY /%	18.3	20.0 ~ 50.0
MCV/fl	82.1	82.0 ~ 100.0	MO /%	5.3	3.0 ~ 10.0
MCH/pg	26.9	27.0 ~ 34.0	EO /%	1.4	0.4 ~ 0.8
MCHC/($g \cdot L^{-1}$)	327	316 ~ 354	BA /%	0.1	0.0 ~ 1.0
PLT/($\times 10^{9} \cdot L^{-1}$)	308	125 ~ 350			

　　正如李洪春专家所说：在日常工作中，经常能碰到输液中采血的事例，这就需要我们每一个检验人在工作中善于对异常和可疑的结果提出质疑，并能够合理地分析检测结果，及时与临床进行沟通。并进行采血知识普及，严格按照相关规定执行，在输液前采血，若患者不能停止输液，应远离输液端进行血液标本的采集。

（王　超　李　晓）

17　AST、ALT 底物耗尽现象的识别及防范

【案例经过】

　　前不久，在生化检验过程中，发现一患者 ALT 437.2U/L、AST -9.7U/L，查看历史结果，发现前一天 ALT 30U/L、AST 24U/L，引起笔者重视。查看一下仪器报警信息和反应曲线，ALT 报警提示"*"，AST 报警提示"G"；然后用蒸馏水稀释 2 倍，ALT 1 108.4U/L，AST 50.1U/L，ALT 报警提示"F"，AST 报警提示"*"；接下来，用蒸馏水稀释 5 倍，ALT 430.8U/L，AST 1 126.7U/L，AST 报警提示"F"；再接下来，用蒸馏水稀释 10 倍，ALT 222.3U/L，AST 600U/L，AST 报警提示仍然是"F"；最后，用蒸馏水

稀释 20 倍，ALT 107U/L，AST 290.5U/L，ALT、AST 均无报警提示。

【沟通体会】

与临床医生沟通，得知患者主诉是发热伴咳嗽 2d，但是此患者病情发展较迅速，入院当天：ALT 30U/L、AST 24U/L、CRP 54.93mg/ml、PCT 0.18ng/ml、WBC 14.72×10^9/L、PT 13.2s、APTT 28.2s、FIB 3.72g/L、CREA 81.36μmol/L。一天后复查：ALT 2 154U/L、AST 5 810U/L、CRP 102.3mg/ml、PCT 14.17ng/ml、WBC 22.28×10^9/L、PT 82.8s、APTT 74s、FIB 1.28g/L、CREA 363.4μmol/L。可能是某种病原体感染肺部，发生脓毒血症，导致感染性休克，最终引起感染性多器官功能障碍综合征致患者死亡。虽该患者病情发生发展相当快，没有来得及做更深入的研究，但本文意在分享 AST、ALT 底物耗尽现象的识别及防范重要性。

本案例中，患者 AST 结果是负值，而且有既往结果和错误报警信息，引起了检验人员的重视。试想，假设该患者没有同步检测 AST，只检测 ALT 项目，结果不是负值，而且也没有既往结果和错误报警信息，很有可能会将错误的结果发出去。为了防止这种现象发生，笔者建议生化仪器中需要提前设置好参数，完善底物耗尽监测和报警提示功能。当然，合适的参数设置极其重要，例如，对于反应过程吸光度呈升高的酶类项目，我们应该在参数设置画面设置合理的高限值；相反，对于吸光度呈下降趋势的项目，应该设置合理的低限值。同时，我们在选择试剂时，一定要注意试剂本身的质量，认真评估试剂的线性范围。所以，在平时工作中，生化项目设置线性范围参数和 DM2 中间件报警提示十分必要作用，本文就是根据错误提示及时发现了底物耗尽的问题。相比而言，底物耗尽的处理却是很简单的，只需要用生理盐水（或去离子水）进行适当的稀释，然后乘以相应稀释倍数即可。值得一提的是，标本稀释并不是无限制的，稀释倍数越大引起的稀释效应和误差可能就越大，一般而言阅读试剂说明书推荐的最大稀释倍数，严禁超试剂说明书范围使用，当然实验室应对试剂最大稀释倍数进行有效验证（临床可报告范围）。本文笔者选择 5 倍稀释的 ALT 换算结果作为最终结果，20 倍稀释的 AST 换算结果作为最终结果。最终报告结果为 ALT 2 154U/L，AST 5 810U/L。

通过 AU5800 线性范围和 DM2 中间件参数设置，最大可能地对 AST、ALT 底物耗尽现象进行及时的识别和防范，最大限度的发挥全自动生化仪的功能，在平时工作中减少一些不必要的麻烦和提高结果的准确性，实现了分析的准确性和保证了检验质量。笔者认为 AST、ALT 底物耗尽现象有常见的两种情况：①样本中酶的活性远超线性范围，底物几乎是瞬间被耗尽，零级反应期极短，设定的常规吸光度读数点完全不在零级反应期内，即反应界限内的吸光度点数零，此时甚至可能会测出负值（很容易就能发现）；②样本中酶的活性超过线性范围较多，底物在较短时间内是被耗尽，零级反应期较短，设定的常规吸光度读数点大部分不在零级反应期内，此时会造成结果严重偏低（不易发现，故可能导致严重后果）。

为了避免底物耗尽带来的误差，笔者建议：①在审核报告时，要综合考虑整张报告单各个项目的结果，对有疑问或者矛盾的项目结果，查看反应曲线进行评估；②可以根据设置好的底物耗尽相关参数，查看仪器自动报警信息和代号，寻找解决方法；③及时与临床医生沟通，结合患者的情况评估检测报告是否存在偏差。

正如赵可伟专家所说：在生化检验工作中经常会遇到特殊病例。本文通过把项目反应曲线和仪器报警信息以及 DM2 中间件提示相结合，进行报道 AST、ALT 底物耗尽现象的识别及防范，能够帮助更多检验人通过阅读本病例，学习并重视底物耗尽现象，从而减少报告错误和提高检验结果的准确性。

（苏　镜　赵可伟）

18　吓坏孕妇的 TBA

【案例经过】

余某，女，33 岁，孕 27 周，于 2018 年 2 月 12 日来浙江中医药大学附属第一医院产检体检时示总胆汁酸（total bile acid，TBA）为 21μmol/L，余肝功能指标未示明显异常，且无瘙痒等其他相关症状，医嘱静脉注射腺苷蛋氨酸 1 000mg/d，适当卧床取侧卧位以增加胎盘血流量，定期复检肝功能、血胆汁酸了解病情。

余某于同年 2 月 19 日复查示 TBA 为 50.3μmol/L，余肝功能指标无殊，且无瘙痒等其他相关症状，医嘱同前。

为防病情恶化，时隔两天，2 月 22 日余某再次于浙江中医药大学附属第一医院复查 TBA，结果示 33.9μmol/L。

主治医生及患者对三次 TBA 的结果差异表示不解，三次测定均为空腹，生活方式、用药习惯等均无较大改变，结果却有较大差异，特别是第二次 TBA 的结果（> 40μmol/L），临床上提示病情较重。

【沟通体会】

同事将 2 月 19 日标本找出来进行重测，TBA 结果为 34.7μmol/L，今天的标本复测后差异不大。

浙江中医药大学附属第一医院检验科使用的 TBA 试剂为新更换的 B 厂家试剂，方法为酶循环法，使用前进行过试剂性能验证，在精密度、正确度、分析测量范围和可报告范围等方面均表现良好。

初步怀疑为仪器样本针或试剂针的携带污染，查询仪器数据，前一吸取标本的 TBA 在正常范围内，前一吸取 R1 试剂为游离脂肪酸（NEFA），前一吸取 R2 试剂为 L-γ- 谷氨酰基转移酶（GGT）。

经临床测试发现，携带污染主要来自于 R1 试剂针的 NEFA 试剂，可能是 NEFA 试剂中含有高浓度的胆酸钠成分，当试剂针携带极其微量 NEFA 试剂成分，就会造成严重的携带污染。于是，在 TBA 吸取前添加 R1 针的碱性液特殊清洗，携带污染排除。

循环酶法测定 TBA，具有方法简便、灵敏度高、对仪器管道无污染等优点，使测定的自动化程度越来越高，也为临床大规模开展检测创造了条件。但是，在使用全自动生化分析仪过程中，试剂针总是要同各种不同的试剂接触。一般的生化项目分析仅需要几微升体积的标本，而试剂的加样体积往往需要几十至几百微升，按常规的清洗，难以彻底清洗干净。如果前一分析项目的试剂组分中含有对后一分析项目中待测物质有干扰的成分，而待测物质的浓度与之相比又很微量时，极易造成分析项目之间的携带污染。

由于试剂针携带造成 TBA 结果假性增高的报道屡见，有报道称可能由于试剂中胆酸钠成分，有学者发现试剂中的抗坏血酸氧化酶成分会干扰 TBA 测定，干扰项目常见于总胆固醇（TC）、甘油三酯（TG）、高密度脂蛋白胆固醇（HDL-C）、肌酐（Cr）等。NEFA 干扰 TBA 测定的报道还未见到，原因也不很明确，笔者认为，可能跟 NEFA 使用 Trinder 反应有关，有待进一步研究。

（许江燕）

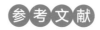

[1] 陈继中，李旭光，唐吉斌. 试剂携带污染对血清总胆汁酸测定结果的影响及消除措施 [J]. 检验医学，2006，21(3)：228-230.

[2] 魏利平.20 项生化项目对总胆汁酸测定的项目间污染分析 [J]. 检验医学与临床，2013，6(10)：1431-1433.

19 一个血尿酸负值的刨根究底

【案例经过】

2018 年 1 月 22 日，中午上班的同事发现一名患者的尿酸（UA）结果是负数（−127μmol/L），重新复查结果还是负值（−130μmol/L）。13：30 上班后，找我们一起讨论，问到底是咋回事？我一看把我吓了一跳，奇怪了！一般情况不会出现这么低的负值。

我便下意识地去检查室内质控、试剂和标本性状等。今天尿酸质控高、低值均在控；期间没更换过试剂；其他患者结果也没发现有问题；标本无溶血、无脂浊、中度黄疸。中度黄疸对尿酸检测干扰不会那么大的，平时更高的黄疸也没有出现这种现象。

检查此项目的反应曲线（图 19-1），对比某一正常 UA 结果的反应曲线（图 19-2）。从反应曲线中可以看出，样本 S+R1 试剂过程明显异常，产生较高的吸光度，怀疑可能存在什么物质的干扰引起的浊度。于是，我稀释标本复查，结果是有了，反应曲线仍是不正常的，同时也出现了这种奇怪的现象：用蒸馏水稀释的标本出现浑浊，慢慢的出现了沉淀，而换用生理盐水稀释的标本未出现浑浊。

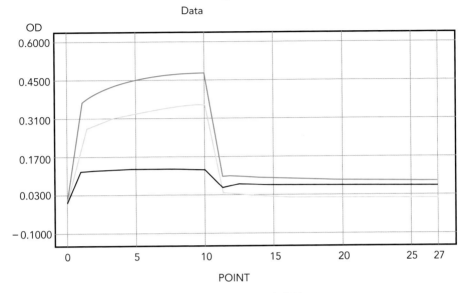

图 19-1　异常 UA 反应曲线

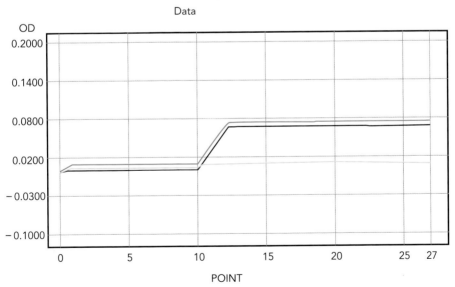

图 19-2　正常 UA 反应曲线

【沟通体会】

这是什么原因呢？于是电话联系该患者的主治医生，询问病史资料以及用药情况。得知这是一个以腹痛就诊的患者，根本没用过什么药，平时也没有其他用药史。我纳闷了，我对医生说明尿酸的情况并且让他联系患者，第二天空腹来检验科重新采集标本进行复查。隔天早上，该患者来到检验科，我又详细询问了患者一些相关情况，了解到平常也没服过什么药物，除了肝性面容明显，故基本上可以排除药物干扰；同时给该患者采集抗凝和不抗凝标本各一管，分别做了尿酸检测，血浆结果还是负值（−121μmol/L），而血清结果也是低值结果，两者的反应曲线均存在上述的异常。

百思不得其解，为彻底搞清楚这一问题，我求教一个生化群的老师们。经过老师们的提示，高滴度的类风湿因子（RF）在蒸馏水中会出现浑浊，这种现象也会导致 UA 出现负值。于是，加做了 RF 和免疫球蛋白项目，结果出乎我的意料：RF 17 200IU/ml、IgG 27.40g/L，IgA 5.51g/L，IgM 7.92g/L。难道是高滴度 RF 干扰血尿酸的检测？为了证实这一猜测，我另外寻找了几例高滴度的 RF（14 800IU/ml 和 15 600IU/ml）的标本检测尿酸来佐证这一观点，结果也出现类似的反应曲线；同时用其中同一患者的尿液测定尿酸，反应曲线均正常。这说明血尿酸检测可能受某种大分子蛋白类物质的干扰。

那么问题来了，如何解决这个问题并向临床提供准确的患者数据呢？从上述中我们发现高滴度类风湿因子（RF）可能对尿酸酶 - 过氧化物酶终点法测定尿酸结果有干扰，那么换种方法检测呢，比如干化学法。但是，目前由于各种原因，干化学检测尿酸在本单位未开展。因此，在找不到另一种方法学的情况下，只能用生理盐水以不同稀释倍数稀释的标本并检测，寻找合适的稀释度（以反应曲线基本正常为准），最后报告相对准确的结果。我再次联系该患者的主治医生，解释了一下患者的尿酸结果，建议参考尿尿酸结果。由于该患者的情况特殊以及肝功能异常，最后建议患者住院做一些相关检查以明确诊断。

这是一例特殊的高滴度类风湿因子（RF）对尿酸结果影响的案例。类风湿因子是由于感染因子（细菌、病毒等）引起体内产生的以变性 IgG 为抗原的一种抗体，故又称抗变性 IgG 的抗体，可与 IgG Fc 段结合。常见的类风湿因子有 IgM 型、IgG 型、IgA 型和 IgE 型。我们测定尿酸用的是尿酸酶 - 过氧化物酶终点法，基本原理为：在尿酸酶的作用下，氧化生成尿囊素和过氧化氢，在过氧化物酶（POD）的作用下与 4- 氨基安替吡啉（4-AAP）和 3,5-二甲胺二钠盐（MADB）氧化生成蓝色染料。通过在波长 660/800nm 处测定染料量并算出尿酸浓度。磷酸氢二钾在反应体系中提供一个稳定的 pH 环境。在本案中，从异常反应曲线可以看出 R1 与标本混合后，吸光度值明显增加，可能是标本中的高滴度 RF 与 R1 试剂中某些成分发生了反应，消耗了 R1 中的某些有效成分，从而改变了试剂的 pH、离子强度或等电点等。

在日常工作中若发现尿酸结果异常偏低且无"G"旗标的标本应及时查看反应曲线加以判断，避免发出错误报告。

（叶亚丽）

20 跳高的血钙

【案例经过】

2017 年 10 月 24 日，在辽宁中医药大学附属医院分院工作的我，正坐在通勤班车上闭目养神，肿瘤科二线值班医生向我反馈，刚接到科室值夜班的医生电话：某患者，23 日生化检测示血清钙 1.87mmol/L（参考区间 2.15 ～ 2.57mmol/L），24 日上午补钙后，下午生化检测反馈血清钙 2.72mmol/L，目前患者心脏不舒服，请示二线医生如何处理。

【沟通体会】

二线值班医生在班车上向我介绍，此患者是一个肿瘤科的老患者，23 日以前血清钙虽然一直偏低，但均在 2.0mmol/L 以上；23 日检测回报 1.87mmol/L 后，于是，进行常规补钙；24 日复检生化，检验科回报血清钙 2.72mmol/L。理论上血清钙不应该变化的这么快，从低钙快速跳到高钙。临床方面已经再次核对医嘱，核对补钙的剂量，并通知护士长，追踪护士实际补钙的剂量是否按医嘱执行，目前反馈实际补钙剂量应该不会导致血清钙跳的如此高。二线临床医生怀疑是分院检验科新入职的检验员报错结果了。

我立即联系检验科值班人员，检查 23 日和 24 日室内质控，并对此患者 23 日和 24 日两份标本进行复查，15min 后，检验科值班人员回报，复查结果支持原结果的回报。

为了排除标本输液中抽血，与二线临床医生沟通，让夜班护士再抽血送检，一个小时后，检验科来电，说这次送的血标本的血清钙含量是 2.11mmol/L。对此，得出的结论是"下午的血有问题，很有可能是输液中采血，90% 是护士抽血的责任，完全可以排除高钙导致的心脏不舒服。"

本来以为事情到此为止，可以结案了。

第二天上班后，又调出该患者的检测结果，见表 20-1。

表 20-1　患者部分生化检测结果的动态变化

检测项目		23 日 08：50 标本状态：正常	24 日 16：34 标本状态：脂血	24 日 18：09 标本状态：脂血	25 日 07：41 标本状态：正常
CREA	肌酐 / $(\mu mol \cdot L^{-1})$	79	75	87	104
UREA	尿素 / $(mmol \cdot L^{-1})$	26	31.5	31.1	30.7
K^+	钾 / $(mmol \cdot L^{-1})$	6.0	6.7	6.1	5.4
NA^+	钠 / $(mmol \cdot L^{-1})$	124	123	127	132
Cl^-	氯 / $(mmol \cdot L^{-1})$	93	91	90	97
Ca	总钙 / $(mmol \cdot L^{-1})$	1.87	2.72	2.11	1.84
Mg	镁 / $(mmol \cdot L^{-1})$	0.93	1.33	1.06	0.95
P	磷 / $(mmol \cdot L^{-1})$	1.68	12.57	7.80	1.63

找到这四管血，23 日血清状态正常，但 24 日下午 16：34 脂血最严重。晚上 18：09 脂血比下午 16：34 的轻一些，25 日早上 07：41 血清状态正常。

明显是由于脂血影响的检验结果。但仅仅 24 日一天严重脂血，25 日早上就正常了，为什么呢？追踪原因，原来患者静脉输脂肪乳了。医生看到23 日低钙后开了急检化验，护士按医嘱执行抽血，检验科测定后回报，虽然标明了严重脂血，但值班医生对备注的严重脂血没有综合分析；临床质疑结果时，检验新入职的检验员又没经验，仅仅复查，没能综合分析结果，及时提出严重脂血影响结果，导致虚惊一场。

合格的标本是准确化验结果的前提保证。新毕业的临床医生和护士在校期间对实验诊断仅做基础教学，很多经验需要在工作中积累，这就要求我们检验和临床医生及护士能经常沟通，对一些特殊化验结果合理解释。

（贺旭东）

21 不准确的淀粉酶

【案例经过】

辽宁中医药大学附属医院分院开院半年后的某一天，病房的一位护士反馈，他们病区医生最近总说检验科的结果不准，仅仅一天的时间，某个生化项目的结果从 126 变化到 99，好像是淀粉酶。

【沟通体会】

听到消息后，觉得淀粉酶（AMY）如此变化很正常，估计消息有误，出于对结果负责的态度，同时考虑到检验科是医辅科室，自己虽然负责分院检验科，但毕竟年轻，既然得到消息了，那就主动去临床吧。带着满满的自信，我离开检验科向病房进发。

来到临床科室，正好科主任有事，没在病房，就问刚参加工作的年轻医生，这位年轻医生正好也听说这事了。不过，他说："不是淀粉酶，而是总蛋白。"仅仅一句话，我的心一下就沉了下来。总蛋白，一天变化如此大，什么原因？

我立即让临床医生将患者病历找出来。梁某，男，50 岁，2018 年 5月 15 日下午 15：24 分送检血肝功、血脂、肾功、离子、血糖结果见表 21-1。

表 21-1　患者生化检测结果的动态变化

检测指标		检测结果	
		15 日 15:24	16 日 09:20
TBIL	总胆红素 /(μmol·L⁻¹)	16.60	22.97
DBIL	结合胆红素 /(μmol·L⁻¹)	0.69	4.76
TP	总蛋白 /(g·L⁻¹)	175.49	108.59
ALB	白蛋白 /(g·L⁻¹)	31.99	33.03
AST	天冬氨酸转氨酶 /(U·L⁻¹)	28	17
ALT	丙氨酸转氨酶 /(U·L⁻¹)	26	18
ALP	碱性磷酸酶 /(U·L⁻¹)	86	65
GGT	γ- 谷氨酰转肽酶 /(U·L⁻¹)	299	282
TG	三酰甘油 /(mmol·L⁻¹)	16.84	14.53
CHOL	总胆固醇 /(mmol·L⁻¹)	22.42	21.28
HDL-C	高密度脂蛋白胆固醇 /(mmol·L⁻¹)	1.08	1.10
LDL-C	低密度脂蛋白胆固醇 /(mmol·L⁻¹)	5.75	6.27
CREA	肌酐 /(μmol·L⁻¹)	55	132
UREA	尿素 /(mmol·L⁻¹)	3.7	7.0
K⁺	钾 /(mmol·L⁻¹)	3.6	4.1
NA⁺	钠 /(mmol·L⁻¹)	127	133
Cl⁻	氯 /(mmol·L⁻¹)	93	96
Ca	钙 /(mmol·L⁻¹)	2.20	1.90
Mg	镁 /(mmol·L⁻¹)	0.81	0.70
P	磷 /(mmol·L⁻¹)	4.90	3.03
HCO₃⁻	碳酸氢根 /(mmol·L⁻¹)	18.1	20.1
UA	尿酸 /(μmol·L⁻¹)	259	415
GLU	血糖 /(mmol·L⁻¹)	14.17	16.06
AMY	淀粉酶 /(IU·L⁻¹)	126	99

看到检验结果，总蛋白由 175.49g/L 下降到 108.59g/L，15 日备注标明严重脂血，我信心满满的了。正好临床主任回来，见到我在，说："正准备找你呢，总蛋白前一天下午 175.49g/L，第二天上午就下降到 108.59g/L，这是什么情况？"他本次调到分院当病房主任之前，在急诊室干了近 20 年，可以说是个老急诊了，这情况没遇到过呀。首先，第一天总蛋白如此高，白蛋白 33.03g/L，难道是多发性骨髓瘤？但第二天复查，竟然快速下降到 108.59g/L，他从临床疾病变化上不好解释。我笑了笑，说："这件事，检验科有一定的责任，分院开诊后，由于标本量非常少，所以，出于为临床更好的服务的出发点，分院检验科对于生化检验，除了急诊项目例，如离子、糖、肾功、心肌酶谱外，实行 24h 均可开具急诊外，肝功和血脂也应临床的要求，实行 24h 可以送检，避免像以前总部那样，入院抽离子、糖、肾功、心肌酶谱外，第二天早上再抽非急诊项目。您老在急诊室，在总部时，无极端特殊情况是不会开具肝功急检的。此患者是由于严重脂血导致的总蛋白异常升高，同时对比两次抽血结果，血清钙、血清磷，也支持是由于脂血导致的结果异常。当然，总蛋白 108.59g/L 这个结果仍高。如果素食三天后，再检查肝功和血脂，才能更准确判断病情。"

目前，一般医院均要求病房患者在早上统一空腹抽血送检标本，对此，一些临床医生也经常会找检验科，希望检验科能够允许病房患者入院立即抽血，检验所有的需要检测的检验项目。也就是说，入院患者即时抽血，不等到第二天空腹统一抽血。检验科为了配合临床，有时，也默认了某些医生的即时抽血送检。

通过此案例，让我们充分认识到，检验科一直坚持的空腹抽血检测，是为了保证检验结果正确的一个前提条件。

（贺旭东）

22 临床为何抱怨叶酸水平异常

【案例经过】

近 1 个月，首都医科大学附属同仁医院多名妇科及产科临床医生反馈，发现患者检测血清叶酸，60% 的患者叶酸结果均大于参考区间上限，临床医生认为结果不准确，阳性比例过高，需要确认血清叶酸检测的准确性。

【沟通体会】

接到这个反馈首先考虑两个分析方向，一是确认仪器整个检测系统的内容，包括样本采集、样本处理、试剂使用、仪器检测、人员操作；二是结合实际患者情况逐一进行样本干扰方向分析。

首都医科大学附属同仁医院使用化学发光检测分析方法，患者空腹采集静脉血，离心后无溶血情况，8h 内上机检测，检测系统定标通过、质控在控，上次参加原卫生部室间质评，血清叶酸结果是 100 分，室间质评至今 3 个月内，质控结果稳定，平均月变异系数（coefficient of variation，CV）在 5.66%，完全符合原卫生部室间质评 1/3TEA 即 10% 的要求，表明检测系统正确度、精密度均正常，可排除仪器问题。

临床角度分析，叶酸是机体正常细胞生长和 DNA 合成的一种必须维生素。许多食物中都含有叶酸，比如深色绿叶蔬菜、柑橘类水果、发酵粉、豆类、蛋类和牛奶，在食物中以蝶酰聚谷氨酸形式存在，摄取后再小肠经 FA 共轭酶作用分解为蝶酰单谷氨酸被吸收，利用、储存。叶酸缺乏会导致具有巨幼细胞性贫血病最终引发严重的神经系统疾病，妊娠期间常出现叶酸需求量增加进而导致机体叶酸水平降低；某些抗癫痫药物、抗疟疾药物、抗结核药物等会使血清叶酸浓度降低，但未发现药物导致机体叶酸水平假性升高现象。评估机体叶酸水平分两种途径：血清叶酸和红细胞叶酸。血清叶酸是用来评估患者短期内的叶酸摄入量，受口服叶酸及含叶酸食物的影响，如果叶酸摄入缺乏，3 周内血清叶酸浓度就会出现下降。红细胞叶酸水平能稳定保持 3～4 个月，检测红细胞叶酸能更好地反映机体叶酸存储量且不受短期内口服叶酸的影响。根据指南所知叶酸缺乏的诊断标准为：血清 / 血浆叶酸水平 < 3ng/ml；红细胞叶酸水平 < 100ng/ml 为叶酸缺乏症，在血清 / 血浆叶酸水平 3～5.9ng/ml 为可能存在叶酸缺乏人群，6～20ng/ml 为正常人群；血清 / 血浆叶酸水平 > 20ng/ml 为高叶酸人群。

回到本案例上来，该检验科使用叶酸检测方法为血清叶酸，试剂说明书给出的参考区间为 2.3～24.8ng/ml（由未进行叶酸强化食品地区的正常人群建立）分析受检人群得知，所有高值样本均为孕期受检人群采样测得，此类人群对叶酸摄取量需求大，进而在孕前准备及孕早期，多数计划受孕或早孕人群均会口服叶酸及进食大量富含叶酸的食物。进补叶酸浓度直接影响到血清叶酸水平的检测，对临床医生判断是否会发生叶酸缺乏症产生明显的影响。查文献所知孕妇血清叶酸水平平均值显著低于红细胞叶酸水平，正常人红细胞叶酸浓度越是血清的 30 倍。通过比对血清叶酸水平与红细胞叶酸水平对叶酸低值检出率试验比对发现，红细胞叶酸低值发生率为 25%，远高于血清叶酸 4.17% 的低值率。且说明书中提到的参考范围是未进行任何叶酸摄入或高叶酸食物进补的正常人群，通过统计学进行数据分析所得，不适用于孕期已进行叶酸摄入的孕妇进行判断。

通过临床意义判断和参考区间适用性与临床医生进一步沟通后，建议临床医生与患者进一步沟通叶酸服用情况，血清叶酸只能评估叶酸的摄入量，且会随着摄入及消耗的变化短时间内发生明显的变化，如需要评估机体内叶酸长期存储水平应检测红细胞叶酸；如需诊断叶酸缺乏症应按指南要求，血清叶酸与红细胞同时检测，已达到确诊标准。

（王　凡　刘向祎）

23　CA199 的假阳性

【案例经过】

2015 年 10 月 10 日，王主任值班时审核报告，此时发现 CA199 项目结果超过参考上限（35U/ml）的样本较多，于是挑取大于 35U/ml 的样本 53 例进行复测，发现两次结果大部分差异很大，结果不符合预期，并且存在假阳性，具体结果参见表 23-1。

表 23-1　53 份标本两次检测 CA199 的结果

样本	第一次检测结果 /（U·L^{-1}）	第二次检测结果 /（U·L^{-1}）	偏倚 /%	可接受偏倚 /%	结论
1	61.3	13.1	−78.6	12.5	不合格
2	109.5	22.9	−79.1	12.5	不合格

样本	第一次检测结果 / (U·L^{-1})	第二次检测结果 / (U·L^{-1})	偏倚 /%	可接受偏倚 /%	结论
3	164.6	162.2	−1.5	12.5	合格
4	75.1	53.9	−28.2	12.5	不合格
5	109.2	20.6	−81.1	12.5	不合格
6	59	8.2	−86.1	12.5	不合格
7	71.4	5.2	−92.7	12.5	不合格
8	53.3	8	−85.0	12.5	不合格
9	55.6	133.6	140.3	12.5	不合格
10	71.7	20.8	−71.0	12.5	不合格
11	69.6	6.3	−90.9	12.5	不合格
12	75.9	38.2	−49.7	12.5	不合格
13	70.1	7.2	−89.7	12.5	不合格
14	75.9	10.7	−85.9	12.5	不合格
15	59.8	56.4	−5.7	12.5	合格
16	104	18	−82.7	12.5	不合格
17	48.1	120.3	150.1	12.5	不合格
18	78.5	19.4	−75.3	12.5	不合格
19	70.4	55.3	−21.4	12.5	不合格
20	56.2	5.7	−89.9	12.5	不合格
21	57.1	82	43.6	12.5	不合格
22	94	33.7	−64.1	12.5	不合格
23	87.7	11	−87.5	12.5	不合格
24	47	29.7	−36.8	12.5	不合格
25	76.9	22.4	−70.9	12.5	不合格
26	74.1	5.5	−92.6	12.5	不合格
27	67.6	16.2	−76.0	12.5	不合格
28	52.8	7.6	−85.6	12.5	不合格

续表

样本	第一次检测结果 / (U·L⁻¹)	第二次检测结果 / (U·L⁻¹)	偏倚 /%	可接受偏倚 /%	结论
29	53	49.6	−6.4	12.5	合格
30	51.7	0.8	−98.5	12.5	不合格
31	58.9	7.6	−87.1	12.5	不合格
32	83.9	13.8	−83.6	12.5	不合格
33	44.4	42.2	−5.0	12.5	合格
34	77.8	31.3	−59.8	12.5	不合格
35	53.5	54.5	1.9	12.5	合格
36	55.4	35.5	−35.9	12.5	不合格
37	48	14.3	−70.2	12.5	不合格
38	59.5	26.1	−56.1	12.5	不合格
39	72.2	12.4	−82.8	12.5	不合格
40	89.9	11.9	−86.8	12.5	不合格
41	44.2	9.6	−78.3	12.5	不合格
42	63.1	9.5	−84.9	12.5	不合格
43	73.5	19.3	−73.7	12.5	不合格
44	70.3	101.6	44.5	12.5	不合格
45	98.5	78.1	−20.7	12.5	不合格
46	43.3	115.9	167.7	12.5	不合格
47	50.4	7.9	−84.3	12.5	不合格
48	39.5	40.2	1.8	12.5	合格
49	104.2	168.9	62.1	12.5	不合格
50	42.9	88.8	107.0	12.5	不合格
51	74.3	1.41	−98.1	12.5	不合格
52	39.9	30.1	−24.6	12.5	不合格
53	68.7	8.4	−87.8	12.5%	不合格

【沟通体会】

拿到这个案例后，我们从人、机、料、法、环几个方面进行排查。首先是否有人员样本操作失误，通过核实样本检测过程，排除了人员操作失误；其次是否会存在抗体干扰，抗体干扰一般具有针对性人群样本，此人群随机分布，如此大批量的出现，于是也否定了这种判断。

对于方法学，因为是同一台仪器检测结果，所以也不存在方法学差异导致大批量结果不符，从而造成前后两次结果比对差异大的问题。从产品说明书中，我们了解到 Access GI Monitor 上 CA199 检测原理是一种双位点酶免（"夹心法"）测定法。将样本与包被着多克隆山羊抗生物素抗体的顺磁性微粒和小鼠单克隆 - 抗生物素结合物，以及缓冲蛋白质溶液添加到反应管中。在反应管内完成温育后，在磁场作用下分离和洗涤未结合到固相上的物质。然后加入单克隆 - 碱性磷酸酶结合物。在反应管内完成温育后，结合在固相上的物质在磁场作用下被保留下来，而未结合的物质则被冲洗除去。然后，将化学发光底物 Lumi-Phos* 530 添加到反应管内，由发光检测仪对反应中产生的发光量进行测量。发光值与样本内 CA199 抗原浓度成正比。样本内分析物的量根据所储存的多点校准曲线来确定。

CA199，一种和 Lewis 血型相关的黏液素，是一种由正常人的胰腺和胆道细胞、胃、结肠、子宫内膜和唾液上皮细胞合成的肿瘤相关抗原。通常情况下，只有极少量的 CA199 出现在正常人或良性疾病患者的血液中。CA199 最初是在患直肠癌的患者中发现的，后来在患有胰腺癌、胆道癌、肝癌、胃癌和食道癌的患者中也鉴别出来了，会导致 CA199 水平上升的非癌症情况包括硬化、胆道炎、肝炎、胰腺炎，以及非恶性胃肠方面的疾病。

CA199 抗原水平可以用来帮助监测治疗的反应。持续上升的 CA199 抗原水平可能和病情的发展有关，可能表明治疗的反应不是很好，而 CA199 抗原水平下降则表明积极的治疗反应。

Access GI Monitor 测定不推荐用作筛查工具。测试值低于临界值并不能排除患病的可能。同时也可以采用其他临床上认可的测试方法及程序来监测病情和有效进行患者处理。Access GI Monitor 测定的参考上限是通过取自两所北京医院和一所上海医院里外表健康的中国女性和男性的共计 339 份血清样本经测定后得出的。对象的年龄从 20 岁到 68 岁不等。第 95 百分位，即 35U/ml 的 CA199 抗原被设定为 Access GI Monitor 测定结果的中国女性和男性混合人群的上限。针对该人群的 Access GI Monitor 的结果分布在以上期望值一表中得以体现。

对用户仪器操作保养情况做调查的时候发现，存在拼装混用剩余 Wash Buffer 的现象，每日检测前的管路灌注基本不做，Daily clean system/Special clean 未按要求每日执行，2 周（5 000 测试）保养未能自主按要求完成，基本都是在季度保养时有工程师完成。10 月 14 日，当工程师对仪器硬件检测的时候，第一次系统检测失败，底物检测 CV 偏高，运行携带污染检测失败；工程师对仪器进行保养，重复进行系统检测，结果正常。10 月 16 日，工程师进行了高敏检测，第一次结果非常不好；经过对调整仪器，第二次检测通过。12 月 2 日应用支持到达现场对室内质控检测结果在控，符合要求（表 23-2）。

表 23-2 室内质控 CA199 检测结果 （单位：U/L）

质控品	均值	范围	质控值	判断
Level 2	52.9	42.3 ~ 63.5	54.1	合格
Level 3	125	100 ~ 150	136.3	合格

现场样本的批内精密度检测结果 CV 5.84%，符合要求（表 23-3）。

表 23-3 批内精密度检测结果

样本	结果 / (U·ml^{-1})	样本	结果 / (U·ml^{-1})	均值 / (U·ml^{-1})	SD/ (U·ml^{-1})	CV/%	判断
1	35.4	11	32.9				
2	32.8	12	33.2	32.8	1.9	5.84	合格
3	32.8	13	32.2				
4	32.9	14	31.8				
5	31.4	15	32.4				
6	31.9	16	31				
7	32.1	17	32.3				
8	31.6	18	31.8				
9	31.5	19	36.1				
10	31.7	20	39				

通过此次案例，可以看出，当仪器在使用和保养上存在缺失的时候，加上经销商工程师对仪器保养和调整也存有不足之处时，会造成仪器处在非理想的工作状态，而 CA199 本身就为小样本量项目，除去样本容器因素和系统的死体积，每次测定需使用 10μl 的样本量；参考相应的系统操作手册和帮助系统，以获取所需最少样本量的信息，对于吸样精密度和针的清洗的要求非常高，由此导致了此次事件的发生，后期在本公司工程师的保养和调整后达到较好的状态。随之，用户反映的问题也得到极大的改善，检测状态稳定。所以，除应用技术支持加强用户培训和指导，使其了解仪器保养的必要性，并能自主按要求完成保养，以保证日常操作人员对仪器保养要到位。此外，工程师也要加强对硬件的关注，使仪器保持良好的检测状态。

（翟建金　刘向祎）

到底是谁影响了血糖？

【案例经过】

今天检查周质控，发现最近一周，每天早上做质控，其他项目都在控，只有血糖（GLU）和磷（P）的质控经常失控（图 24-1），例如，GLU 靶值是 3.37mmol/L，测定结果是 3.79mmol/L，高于 3SD；再单独做 GLU 的质控就恢复正常，测定结果为 3.30mmol/L，遂找到本周负责的同事沟通该问题。

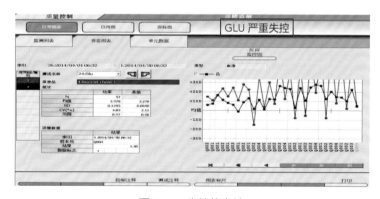

图 24-1　失控的血糖

【沟通体会】

和同事沟通发现，异常的项目都集中在单元一的内圈，主要是 GLU 和 P 质控失控。同样是单元一内圈的白蛋白（ALB）质控结果很好，因 ALB 加样量只有 1.1μl，可以判定加样系统正常。GLU 的质控只有在所有项目同时做才失控，单独做时正常（图 24-2、图 24-3），提示可能有交叉污染存在。做同单元同圈所有项目对 GLU 的交叉污染实验，发现碱性磷酸酶（ALP）通过搅拌棒影响 GLU 的测定。

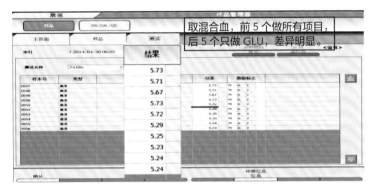

图 24-2　交叉污染（血糖受其他检测项目的污染）

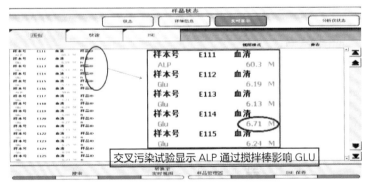

图 24-3　交叉污染（ALP 通过搅拌棒影响血糖）

通过清洗搅拌棒，清洗冲洗水管路，清洗水过滤网，质控结果恢复正常（图 24-4）。

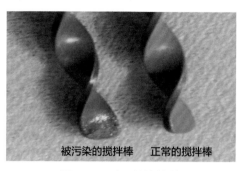

被污染的搅拌棒　　正常的搅拌棒

图 24-4　脏了的搅拌棒

　　临床生化项目检测中常见的交叉污染类型，前一检测试剂中含有后一测试项目所要测定的待测物。例如，α- 羟丁酸（α-HBDH）试剂中含有磷酸盐，会影响其后 P 的测定；前一检测试剂中的某些成分干扰后一测试项目待测物的检验，例如，肌酸激酶（CK）试剂中含有 EDTA，对钙（Ca）、镁（Mg）的测定结果有影响，如有交叉污染存在，会使结果下降；前一检测试剂在某波长有很高的吸光度，残留会影响后一测试项目的光密度（optical density，OD）值检测。例如，ALP 试剂在 340nm 有很高的吸光度，残留会影响其后的 GLU 测定（己糖激酶法）。所以在进行标本检测前一定要进行室内质控，并且观察质控趋势，及时发现问题，保证质量的情况下才能放心地进行样本的检测，发出让患者安心的检测报告。

（翟建金　刘向祎）

25　跳高的不饱和铁结合力

【案例经过】

　　2017 年 8 月 9 日上午 10：00 左右，同事找到我说他在审核结果的时候发现不饱和铁结合力（unsaturated iron binding capacity, UIBC）的结果普遍偏高，且有越来越高的趋势，患者其他项目的结果都与临床相符，并且告知说早上准备完试剂，定完标、做质控所有项目都在控，于是我让他们再次进行第 2 次质控，发现 UIBC 质控超过上限 3s，其他项目质控都在控。

【沟通体会】

依据经验，我更换了新试剂，重新做试剂空白（RB），发现 UIBC 质控恢复正常，重新复测患者标本结果，其 UIBC 也与临床相符。例如，一个患者上午检测 UIBC 结果是 79.74μmol/L，更换试剂后下午复检是 48.05μmol/L。故验证了我的猜想，就是试剂出现了混匀不均的问题。

UIBC 方法学是通过试剂 1 的 Fe^{2+} 与试剂 2 的亚硝基 -PSAP 发生反应，形成绿色复合物。如果添加样本，在碱性条件下，部分铁离子将特异地与不饱和铁结合部位的转铁蛋白结合。因此，它们不能参与亚硝基 -PSAP 的显色反应。在有或者没有样本的情况下，测得的吸光度之间的差异等于与转铁蛋白结合的铁量。

在准备 UIBC 试剂时需要对试剂 1（R1）和试剂 2（R2）进行上机前的配制，配制后轻轻颠倒试剂瓶，保证 R1 和 R2 的充分混合均匀后，再将其放到仪器上。

对此我们对第二次失控进行了失控原因分析：① AU 生化仪的所有项目（除 UIBC）质控正常，样本检测结果与临床相符，说明仪器出现异常的可能性较小。② UIBC 的试剂使用一直正常，只有这一瓶试剂检测结果不稳定，更换新瓶后，结果恢复正常，说明试剂质量出现异常的可能性也较小，问题只出现在这一个特定的瓶上。③ UIBC 试剂的 R1 和 R2 都需要上机前配制，如果没有配制直接上机，或配制没有充分混匀，都会造成检测结果不稳定。④检查 UIBC 的试剂空白历史记录，过去一直很稳定，在 3 月 15 日这天同瓶试剂上午空白（图 25-1）和下午空白（图 25-2）差异较大，说明这瓶试剂在上机前没有充分混匀，使检测结果不稳定，越来越高。

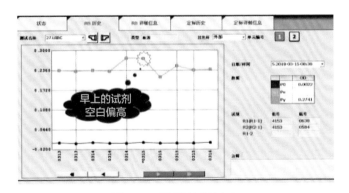

图 25-1 早晨的试剂空白

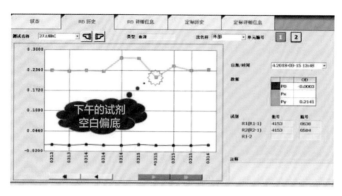

图 25-2　下午的试剂空白

为了避免类似情况再次发生，每次更换试剂要及时做试剂空白，提醒新到岗的人员，在试剂配制时充分混匀。

（翟建金　刘向祎）

忽高忽低的血糖

【案例经过】

一年一度的职工体检是单位职工的常规检查。某日单位同事也去做了体检，检验项目含有肝肾功能、血脂血糖等生化项目。考虑到血糖项目的特殊性，体检中心检测血糖项目均采用专用氟化钠（NaF）专用抗凝管，为避免因放置时间对血糖结果的影响。

同事中午接到检验科的电话，告知严重乳糜血，询问饮食情况以及之前血糖情况。告之近一周内确实应酬较多，可能与饮食有关，为了避免饮食影响。检验科建议过几天再抽血复查。同事素食几日后，再次到体检中心抽血检测。第二日同事拿到两张报告单，一张为第一次抽血的单独血糖报告，结果为 6.75mmol/L，第二次的生化检测结果中也有一个项目血糖，结果为 5.65mmol/L！同事就两张不一样的结果向我咨询，我立即明白可能第二次的血糖受标本放置时间的影响导致。

向报告人核实情况，其对该标本印象深刻，因为血脂很异常。随后仔细查看第二次的检验报告才意识到，在使用仪器进行复查时，未将血糖项目勾选掉，导致血糖也进行了重复测定并传输结果，但因审核时注意力都放在异常血脂上，而没有对其他结果加以关注。在查看第二次复查项目标本的检测时间时才发现，从标本采集到上机检测期间有 4 个多小时，立即明白应该是标本放置时间过长导致的血糖假性降低。

【沟通体会】

该案例虽然是一个常见的因标本放置时间较长导致血糖降低的案例，但是却反映出检验人员工作中几个常见的问题：

1. 一般对于检验科标本的检测如果仪器和人员较紧张的情况下，多数是先进行住院或者门诊患者的检测，最后才进行体检标本检测，客观上就使得体检标本放置时间较长，在分析检测结果时应加以关注。

2. 检验人员审核报告，应养成进行纵向和横向比较的习惯。虽然检验人员获取的临床信息较少，但是首先要利用检验科内部的项目间的信息，尤其是相关联项目，避免发出自相矛盾的检验结果。

3. 检验人员往往会重视阳性结果及异常结果，但是对于阴性结果的关注度不足，甚至会想当然地认为阴性结果属正常情况。

正如王福斌专家所说：审核检验报告要进行横向和纵向比较，必要时要联系临床核实患者的临床信息，不仅要重视阳性或者异常的结果，对于所谓的正常结果也要重视，避免发出假阴性的报告。对于不能及时进行检测的标本，应进行吸血清低温放置处理。

（王　娜　王福斌）

 27 DBIL 大于 TBIL，谁之过？

【案例经过】

患者，男，58 岁，于 2017 年 7 月 17 日就诊于山西白求恩医院的门诊，检查肝功能结果：血清 DBIL 56.1μmol/L，血清 TBIL 16.4μmol/L。面对 DBIL 远远高于 TBIL 的结果笔者提高了警惕，立刻浏览患者其他检测结果，血清 ALT 116.4U/L，血清 AST 141.1U/L，血清 GGT 54.2U/L，并未检测血清 TP、ALB 和 GLO。以往的经验提示多发性骨髓瘤患者因单一免疫球蛋白的异常增高会干扰 DBIL 的测定，而医生的医嘱里未申请这三个项目。于是笔者先浏览了 DBIL 和 TBIL 的反应曲线，发现确实存在干扰现象。稀释血清再次进行 TBIL 和 DBIL 测定，最终结果为血清 TBIL 16.8μmol/L，血清 DBIL 2.4μmol/L。说明第 1 次检测的血清 DBIL 为错误结果，受到了明显的干扰。

【沟通体会】

出于对患者负责的态度，笔者电话联系开单医生朱老师，提示患者可能存在球蛋白增高，建议检测血清 TP、血清 ALB 和血清免疫球蛋白。朱老师非常尊重检验科的意见立刻补开了医嘱。经检测，患者血清 TP 107.7g/L，血清 Alb 25.4g/L，血清 IgA 1.74g/L，血清 IgG 66.09g/L，血清 IgM 0.73g/L。检测结果证实了笔者的猜测。进一步向朱老师询问病情，患者 2014 年 10 月 29 日诊断为慢性粒细胞白血病（急淋变），2015 年 4 月行骨髓象检查考虑疾病进展，为控制疾病进展，行异基因造血干细胞移植，术后恢复良好。2016 年 5 月 20 日查血清免疫球蛋白 IgA 1.57g/L，IgG 11.48g/L，IgM 0.87g/L，患者免疫功能重建中。患者术后一年发现存在移植物抗宿主病导致的肝脏损伤，于 2017 年 7 月 17 日于山西白求恩医院门诊抽血复查肝功能。根据加做的血清总蛋白、白蛋白和免疫球蛋白（IgG 66.09g/L），朱老师结合病情进一步诊断提示患者目前出现慢性排异反应。

回想血清胆红素的检测方法，采用的是重氮法，其检测原理为：在酸性环境下，血清结合胆红素可直接与重氮试剂反应，生成偶氮胆红素；非结合胆红素在加速剂咖啡因和表面活性剂的作用下，破坏其分子内氢键，与重氮试剂发生反应，生成偶氮胆红素。而高浓度的免疫球蛋白在酸性环境下会变性产生沉淀，测定血清 TBIL 时加入试剂产生白色浑浊，由于试剂中存在表面活性剂搅拌后沉淀消失，而测定血清 DBIL 时加入试剂产生白色浑浊，经搅拌后浊度依然存在，干扰测定。蛋白变性后产生浊度的大小与免疫球蛋白的浓度直接相关，在多发性骨髓瘤时由于单克隆免疫球蛋白异常增高，往往会干扰血清 DBIL 的测定。在临床工作中发现，这种干扰会导致同一样本检测结果中血清 DBIL 远远高于血清 TBIL 的错误结果，还有一部分患者 DBIL 出现负值。遇到这种情况建议稀释后重新测定，以降低免疫球蛋白浓度减少干扰。

作为检验工作者，一般是被动接受标本按要求进行检查，保证检验结果及时准确是我们的工作职责。但是在按要求正常完成检测后，我们的一些发现应该积极与临床医生沟通，在相互讨论和学习中达到更好地为患者服务的目的。本案例中，经与主管医生朱老师沟通，提示患者免疫球蛋白可能异常增高，及时采取进一步检查后发现患者存在慢性排异反应，经过积极的对症治疗，患者的免疫球蛋白得到有效的控制。2017 年 9 月 11 日检测血清 IgG 为 33.43g/L，及时控制了因排异反应而导致的一系列并发症。

对于移植术后患者，一定要定期监测各项指标，把排异反应控制在初期。

（公志华　周永年　郭继强）

参考文献

[1] 尹一兵，倪培华. 临床生物化学检验技术 [M]. 北京：人民卫生出版社，2015.

[2] 尚红，王毓三，申子瑜. 全国临床检验操作规程 [M]. 4 版. 北京：人民卫生出版社，2015.

[3] BALL M, MILLER I, COTTEN SW. Direct bilirubin higher than total bilirubin[J]. Clinical Chemistry, 2015: 889.

28 "高高在上"的总胆红素

【案例经过】

2018 年 3 月 1 日，在审核住院部患者的生化报告时，发现一个异常的"高胆红素"患者。患者男，61 岁，为血液科新收住院患者，主诉右侧肋部疼痛 1 月，按压、磕碰后疼痛明显，就诊当地医院，CT 示右侧第 11 后肋膨胀性骨破坏（考虑恶性病变），遂收治入院。浙江大学医学院附属第一医院 3 月 1 日血生化结果示球蛋白（globulin, GLO）异常高达 90.2g/L；血清蛋白电泳检测结果显示在 γ 区可见 M 峰，即 M 蛋白，比例为 56.4%；κ 轻链高达 9 360mg/dl，免疫球蛋白 IgG 7 200mg/dl；血免疫固定电泳检测结果显示为 IgG、κ 轻链型，初步诊断为多发性骨髓瘤（multiple myeloma，MM）（具体实验室结果见表 28-1）。3 月 2 日骨髓活检、免疫组化结果示增生不成熟浆细胞占骨髓有核细胞的 78%，遂确诊为 MM。

表 28-1　患者疾病相关项目检测

项目	结果	参考区间	项目	结果	参考区间
TP/(g·L^{-1})	129.9	64 ~ 83	κ 轻链 /(mg·dl^{-1})	9 360	574 ~ 1 280
ALB/(g·L^{-1})	39.7	35 ~ 55	λ 轻链 /(mg·dl^{-1})	30	269 ~ 638
GLO/(g·L^{-1})	90.2	20 ~ 35	β2 微球蛋白 /(mg·L^{-1})	3.6	1.09 ~ 2.52
AST/(U·L^{-1})	19	8 ~ 40	IgG/(mg·dl^{-1})	7 200	800 ~ 1 800
ALT/(U·L^{-1})	18	5 ~ 40	IgM/(mg·dl^{-1})	7	60 ~ 280
ALP/(U·L^{-1})	44	40 ~ 150	IgA/(mg·dl^{-1})	14	90 ~ 450
TBIL/(μmol·L^{-1})	152.2	0 ~ 21	白蛋白 /%	31.7	52 ~ 68
DBIL/(μmol·L^{-1})	2.1	0 ~ 5	α1/%	1.3	2 ~ 5
GGT/(U·L^{-1})	15	11 ~ 50	α2/%	5.7	6.6 ~ 13.5
CREA/(μmol·L^{-1})	59	5 ~ 104	β/%	4.9	8.5 ~ 14.5
M 蛋白	阳性	阴性	γ/%	56.4	11 ~ 21

采用日立 7600 全自动生化分析仪及 Roche 试剂检测 CREA、TBIL、DBIL、TP、ALB、AST、ALT、ALP、GGT，采用日立 LST008 及上海执诚生物试剂检测 IgG/A/M，采用贝克曼库尔特 IMMAGE800 及原装试剂检测 κ 轻链、λ 轻链，采用法国 Sebia 公司全自动琼脂糖凝胶电泳仪（HYDKASYS2）及原装配套试剂检测血清蛋白电泳。但患者 TBIL 明显升高，达 152.2μmol/L，但 DBIL 正常（2.1μmol/L），且肉眼观察血清无黄疸。

【沟通体会】

什么原因导致总胆红素这么"高高在上"呢？随后将样本生理盐水稀释 10 倍、5 倍和 2 倍后复测，TBIL 结果依然高达 35μmol/L、55μmol/L 和 100μmol/L，稀释法在 TBIL 结果中完全缺乏线性度，这意味 TBIL 的分析测定存在干扰。MM 是浆细胞株异常增生，产生单克隆免疫球蛋白或片段（也称 M 蛋白），并导致相关器官或组织损伤的血液系统恶性肿瘤，有研究表明 MM 患者的 TBIL 结果会受 M 蛋白的干扰。本研究中 TBIL 的检测方法是重氮法，反应类型为两点终点法。在正常情况下，加入试剂 R1 后吸光度值应无变化（图 28-1），而本例患者的样本在加入 R1 后吸光度值即开始上升（图 28-2）。Dutta AK 和 Pantanowitz L 等的研究结果显示，M 蛋白可能与 TBIL 项目 R1 中的增溶剂发生反应，形成白色沉淀物，当加入试剂 R2 时，M 蛋白还继续与 R1 中的增溶剂反应，而生化仪不能区分真正重氮反应

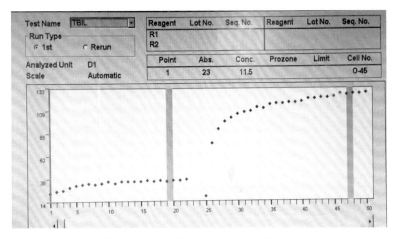

图 28-1 正常样本 TB 项目的反应曲线

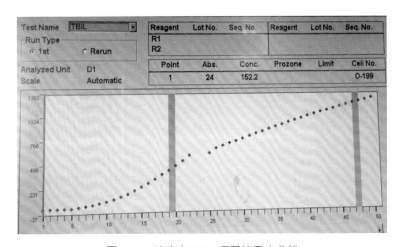

图 28-2 该患者 TBIL 项目的反应曲线

的红紫色反应和白色沉淀物导致的吸光度值明显升高，导致测出的 TBIL 结果假性升高。随后采用强生 350 干式生化分析仪重测 TBIL，结果为 10.2μmol/L，DBIL 为 2.0μmol/L。因为干片化学法检测样本时，由于干片试剂采用 4 层涂层薄膜干片技术，样本到达反应层前必须先穿过扩散层，扩散层能均匀分布样本，同时过滤细胞、结晶其他小颗粒及大分子蛋白质，阻挡干扰物质。因此本例患者样本中的 κ 型 M 蛋白被滞留于扩散层，不会对 TBIL 的检测产生干扰。

患者 3 月 3 日开始行 PCD（硼替佐米、环磷酰胺及地塞米松）方案化疗，在随后的治疗过程中，共检测 2 次生化结果、免疫球蛋白、轻链和血清蛋白电泳，随着血液中球蛋白、κ 轻链和电泳 M 蛋白的降低，TBIL 的检测结果也逐渐降低，见表 28-2。可见采用日立 7600 全自动生化分析仪检测 TBIL 时，样本中的异常 M 蛋白对 TBIL 检测产生了干扰。

表 28-2　患者相关项目动态检测

	3 月 1 日	3 月 7 日	3 月 10 日
IgG/(mg·dl^{-1})	7 200	2 223	1 114
γ/%	56.4	23.4	17.9
GLO/(g·L^{-1})	90.2	36.2	22.1
κ 轻链 /(mg·dl^{-1})	9 360	2 420	1 230
TBIL/(μmol·L^{-1})	152.2	35.0	15.0

并不是每个 MM 患者都发生 M 蛋白干扰 TBIL 检测的情况，只是个别病例会发生，而且不同病例偏差程度也可能不同。建议在生化仪上设定血清黄疸指数，当 TBIL 结果与血清黄疸指数或肉眼观察不符，需结合临床诊断，考虑样本中是否存在干扰物质。一旦确定有干扰物质应想办法去除或更换检测方法，以免影响临床诊断。将血清与抗人 IgM 抗体一起孵育，沉淀 M 蛋白，可成功去除 TBIL 检测中的 M 蛋白的干扰，但这种去除 M 蛋白的方法较为繁琐，并不适用于临床常规检测工作。

M 蛋白干扰出现的频率可能与 M 蛋白水平和类型有关。有文献报道称 M 蛋白不光可以干扰 TBIL 测定，也可以干扰 DBIL 和高密度脂蛋白胆固醇

（high density lipoprotein cholesterol，HDL-C）。

（赵　莹）

[1] PANTANOWITZ L, HOROWITZ GL, UPALAKALIN JN, et al. Artifactual hyperbilirubinemia due to paraprotein interference[J]. Arch Pathol Lab Med, 2003, 127(1):55-59.

[2] DUTTA AK. A curious case of hyperbilirubinemia[J]. Indian J Clin Biochem, 2012, 27(2):200-201.

[3] YANG Y, HOWANITZ PJ, HOWANITZ JH, et al. Paraproteins are a common cause of interferences with automated chemistry methods[J]. Arch Pathol Lab Med, 2008, 132(2):217-223.

[4] NAUTI A, BARASSI A, MERLINI G, et al. Paraprotein interference in an assay of conjugated bilirubin[J]. Clin Chem, 2005, 51(6):1076-1077.

[5] 丁慧，盛慧明，孙致信，等. 多发性骨髓瘤引起假性高胆红素血症 1 例报道 [J]. 检验医学，2018，33(4)：376-378.

[6] 沈敏娜，吴炯，郭玮，等. M 蛋白干扰对血清样本常规生化检测项目的影响 [J]. 检验医学，2011，26(11)：730-735.

29　未结合胆红素的数值是负的?

【案例经过】

　　2017 年 4 月 12 日上午 9：00，肝胆科陈主任向检验科主任投诉：肝胆科 2 个患者（陈某，女 31 岁，肝胆科 30 床；张某，女，36 岁，肝胆科 27 床）分别于 2017 年 4 月 11 日做了血生化检查，收到的检验报告显示这两个患者未结合胆红素结果均为负数（-0.9μmol/L 和 -2.1μmol/L），希望检验科给个合理的解释。

【沟通体会】

经笔者与生化室组长一起调查，该投诉中两份相关血标本均为严重乳糜血。此两名患者当日生化检验结果见表 29-1。

表 29-1　陈某和张某部分生化检测结果

中文名称	英文名称	陈某结果	张某结果	参考区间	单位
甘油三酯	TG	8.77	14.75	< 1.70	mmol/L
总胆固醇	CHOL	11.39	12.38	< 5.2	mmol/L
高密度脂蛋白胆固醇	HDL-C	0.73	0.37	> 1.04	mmol/L
低密度脂蛋白胆固醇	LDL-C	6.67	2.59	< 3.6	mmol/L
总胆红素	TBIL	6.8	4.2	3.0 ~ 21.0	μmol/L
直接胆红素	DBIL	7.7	6.3	0 ~ 7.0	μmol/L
间接胆红素	IBIL	−0.9	−2.1	1.7 ~ 14.0	μmol/L
总蛋白	TP	104.4	92.0	60.0 ~ 83.0	g/L
白蛋白	ALB	52.3	48.0	34.0 ~ 54.0	g/L
天冬氨酸转氨酶	AST	22	50	8 ~ 40	U/L
丙氨酸转氨酶	ALT	979	10	5 ~ 40	U/L
谷氨酰转肽酶	GGT	29	32	7 ~ 32	U/L
碱性磷酸酶	ALP	57	51	40 ~ 150	U/L
葡萄糖	GLU	4.26	8.41	3.9 ~ 6.1	mmol/L
尿素	UREA	4.88	3.99	2.9 ~ 8.2	mmol/L
尿酸	UA	359	233	155 ~ 357	μmol/L

对于以上两份标本，检测人员在标本离心处理的时候已发现均为重度乳糜血，但未做注释，也未采取恰当的措施对检测结果进行纠正。恰好审核人员在报告审核时马虎大意，没有发现问题，让这样两份"问题报告"发出。

经与肝胆科陈主任沟通，说明情况，取得谅解，重新采集患者空腹血样复检，患者血样不再是乳糜血，检测项目也未再出现负值。

检验科生化检验所采用的最常见的方法为分光光度法，根据最终检测物质不同可分为比色法和比浊法；比色法包括终点法和速率法，比浊法包括透射比浊法和散射比浊法。由于散射比浊法需要特殊的仪器检测，一般生化分析仪光学模块部分仅包括终点法、速率法和透射比浊法。从反应原理上，分光光度法使用的检验波长在 340～700nm 之间，而乳糜液的吸收波长介于 300～600nm，绝大部分与分光光度法重叠，乳糜浊度的增加干扰了反应液的吸光度和透射光度，虽然采用双试剂两点法和扣除空白试验等方法可在一定程度上避免本底的干扰，但此法只适合轻度乳糜的标本，随着乳糜浊度的增加，本底所带来的吸光度和透射光度的增加或减小远远大于生化反应所带来的 ΔA 变化，这样也就无法准确测量出 ΔA，因此，重度乳糜标本对分光光度法的影响是巨大的。

血清总（直接）胆红素的测定方法包括重氮试剂法（如改良 J-G 法）、胆红素氧化酶法和化学氧化法（如钒酸氧化法）。三种方法均基于产物色素改变，吸光度的变化与血清中胆红素含量成比例，通过测定其在反应前后吸光度的差值，计算出标本中胆红素的浓度。湿化学方法测定血清胆红素，反应试剂与血清所有成分混在一起，严重脂血样本中的乳糜微粒会干扰胆红素的检测，这是湿化学方法测定乳糜血标本胆红素测定值常常偏高的主要原因，甚至有时出现结合胆红素高于总胆红素的错误结果。因此，对于严重乳糜血标本，宜按不合格标本拒收，重新采集空腹血样送检。

正如周林华专家所说：对于比较难以获取的标本，或者比较急重的患者，标本虽然不合格，检验科需对标本的质量进行让步，依然执行检验，但一定要让医生知道是在什么标本条件下的结果，否则容易引起误会和给检验人员带来麻烦。《医学实验室质量和能力认可准则》（CNAS-CL02）提出："当接收到的原始样品质量不适于检验或可能影响检验结果时，应在报告中说明。"对于不能做到"空腹"采集、严重脂血的标本，可采用以下一些方法"让步检验"，并在检验报告中对标本质量进行备注说明：①稀释法。将检测样本与去离子水按适当的比例进行稀释后再检测。②冷冻高速离心法。具体条件为 4℃下，转速为 10 000r/min，时间设置为 10min。此法可以消除高脂血对临床生化测定结果的影响，减小误差。冷冻高速离心法对于干扰的消除效果明显好于稀释法。③有条件的可采用干化学方法检测受干扰项目。干化学方法建立在一种修改的经典重氮反应的基础上。干片通常由上层、扩散层、试剂层、支持层和底层 5 层构成。采用干化学方法测定 TBIL 时，将一滴患者样本滴在干片上，通过扩散层均匀分布到下面的试剂层。扩散层不仅可阻留细胞、结晶和其他小颗粒，还可以阻留乳糜微粒等物质，起到抗乳糜微粒干扰的作用，提高分析的特异性。试剂层含有用来测定胆红素所需的所有试剂，通过重氮盐反应，在 540nm 和 460nm 两个波长下测定偶氮胆红素色基，以确定 TBIL 浓度。540nm 下的反射测定用于矫正光谱干涉。采用双波长测定可以通过副波长加以修正，减少甚至消除干扰因素，提高测定准确性。反应底物进入指示剂层，在这里发生显色反应，其颜色变化与分析物浓度成比例，被反射光检测。由于光线不通过已经被阻留在扩散层上的潜在干扰物，从而避免了对检测结果的干扰。因此多层的设计，增强了反应的特异性，使干化学方法具有优异的抗干扰能力。

（刘春林　周林华）

30 "巨球蛋白" 惹的祸

【案例经过】

2016 年 7 月 6 日，刚上班便进入了紧张而有序的工作节奏，这时刚工作不久的同事向我请求帮助，一个患者的血尿酸结果异常，低于机器的检测线，机器显示结果 < 5μmol/L，同一标本复查后，结果依然如此，患者的其他结果看似正常，于是我们联系了该患者的管床医生。患者系 64 岁男性，两个月前无明显诱因出现乏力，伴眼花，于某医院就诊，血常规检查发现贫血，来大连医科大学附属第一医院血液内科门诊寻求治疗，血常规主要结果如表 30-1 所示，血红蛋白减低，患者轻到中度贫血；根据平均红细胞体积（MCV）、平均红细胞血红蛋白含量（MCH）和平均红细胞血红蛋白浓度（MCHC）结果，倾向为小细胞低色素性贫血；血小板计数（PLT）增高。急诊生化检测（强生公司干化学法）结果（表 30-1）显示：总蛋白（TP）正常、白蛋白（ALB）减低，球蛋白（GLO）升高，白球比值降低，余下生化检查项目未见异常，门诊以 "缺铁性贫血（IDA）？" 收住院。

表 30-1 患者入院前检查主要结果

项目名称	检验结果	参考区间	单位
白细胞（WBC）	7.37	3.5 ~ 9.5	$\times 10^9$/L
血红蛋白（Hb）	97	130 ~ 175	g/L
红细胞比积（HCT）	32.4	40 ~ 50	L/L
平均红细胞体积（MCV）	70.9	82 ~ 100	fl
平均红细胞血红蛋白含量（MCH）	21.4	27 ~ 34	pg
平均红细胞血红蛋白浓度（MCHC）	301	316 ~ 354	g/L
血小板计数（PLT）	458	125 ~ 350	$\times 10^9$/L
白蛋白（ALB）	35.9	40.0 ~ 55.0	g/L
总蛋白（TP）	80.4	65.0 ~ 85.0	g/L
尿酸（UA）	322	208 ~ 428	μmol/L

【沟通体会】

入院检查结果见表 30-2，血常规显示：Hb 99.00g/L，血细胞比容（HCT）32.4%，仍为小细胞低色素性贫血。在生化常规检查（日立全自动生化分析仪 7600-110 检测，开放试剂为日本世诺）时，TP 84.7g/L、ALB 29.9g/L，GLO 升高，白球比值降低为 0.50，血清铁（Fe）降低为 3.5μmol/L，未饱和铁结合力（UIBC）正常为 35.6μmol/L，血尿酸低于该项目检测下线 < 5μmol/L，机器反应曲线显示标本的本底 OD 值偏高，反应过程中加入试剂 2 时 OD 值没有明显变化，而患者在急诊检查时血尿酸 322μmol/L，为正常结果。患者在这次采血检查之前没有服用任何药物。

表 30-2 患者入院后主要检测结果

项目名称	检验结果	参考区间	单位
白细胞（WBC）	5.14	3.5 ~ 9.5	$\times 10^9$/L
红细胞计数（RBC）	4.34	4.3 ~ 5.8	$\times 10^{12}$/L
血红蛋白（Hb）	99.00	130 ~ 175	g/L

项目名称	检验结果	参考区间	单位
红细胞比积（HCT）	32.400	40 ~ 50	L/L
平均红细胞体积（MCV）	74.60	82 ~ 100	fl
平均红细胞血红蛋白含量（MCH）	22.70	27 ~ 34	pg
平均红细胞血红蛋白浓度（MCHC）	304.00	316 ~ 354	g/L
红细胞分布宽度 SD（RDW-SD）	71.20	37 ~ 48	fl
红细胞分布宽度 CV（RDW-CV）	27.6	10.6 ~ 15.0	%
血小板计数（PLT）	293.00	125 ~ 350	$\times 10^9$/L
尿酸（UA）	< 5	208 ~ 428	μmol/L
白蛋白（ALB）	29.9	40.0 ~ 55.0	g/L
总蛋白（TP）	84.7	65.085.0	g/L
总胆固醇（CHOL）	2.30	< 5.20	mmol/L
甘油三酯（TG）	0.66	< 1.70	mmol/L
总胆红素（TBIL）	8.6	5.1 ~ 19.0	μmol/L
直接胆红素（DBIL）	4.4	0 ~ 7.0	μmol/L
总铁结合力（TIBC）	39.1	44.8 ~ 71.6	μmol/L
未饱和铁结合力（UIBC）	35.6	19.9 ~ 45.6	μmol/L
铁饱和度（SAT）	9	20 ~ 55	%
铁（Fe）	3.5	9.7 ~ 32.4	μmol/L
铁蛋白	274.6	30 ~ 400	μg/L
白蛋白	33.3	57 ~ 68	%
α1 球蛋白	2.5	1 ~ 5.7	%
α2 球蛋白	8.0	4.9 ~ 11.2	%
β 球蛋白	10.2	7 ~ 13	%
γ 球蛋白	46.0	9.8 ~ 18.2	%
M 蛋白	阳性	阴性	
免疫球蛋白 M（IgM）	18.5	0.4 ~ 3.04	g/L

患者的尿酸检测没有来自药物的干扰，且在急诊时检查正常，推测干扰来自血清内部，这种干扰物对急诊的干化学方法没有干扰，而对湿化学方法产生了干扰。众所周知，一般对湿化学方法产生影响的因素有黄疸、溶血、乳糜，但结果如表 30-2 所示，甘油三酯、胆固醇、结合胆红素和总胆红素均正常，没有黄疸和乳糜，也没有肉眼可见的溶血发生，那干扰在哪呢？我们把标本拿到急诊应用干化学的方法检测血尿酸，结果为 319μmol/L，与临床医生沟通，取得他们的同意报告了干化学的结果；同时医生也告诉我们，该患者血清铁降低，未饱和铁正常，铁蛋白正常（274.6μg/L），并不支持缺铁性贫血的诊断，会进一步检查原因。在接下来的结果显示：免疫球蛋白 M（IgM）18.5g/L，血清蛋白电泳结果显示白蛋白减低 33.3%，γ 球蛋白升高 46.0%，免疫固定电泳结果显示 IgM+λ 型阳性，最终患者诊断为巨球蛋白血症 [华氏巨球蛋白血症（Waldenstrom macroglobulinemia, WM）]，那么推测干扰湿化学检测是单克隆 IgM（试剂说明书中并没有标注其对检测的干扰）。最近，我们换了检测系统（罗氏 Cobas8000），该患者这次入院检查血尿酸检测正常，而前白蛋白（PA）检测不出，在试剂的说明书中提示，在少数情况下，丙种球蛋白病—特别是 IgM（华氏氏巨蛋白血症）类—可能影响结果的可靠性，用作诊断时应结合临床。我们查阅资料显示均没有这方面的报道，准备积累一下病例进行总结。

（姜艳梅）

31 矛盾的检验结果

【案例经过】

李某，男，75 岁，因桡骨远端骨折收治入院，术前检测输血前抗体、大生化、血常规等项目，主要检测结果为：HBsAg 阳性、HBeAg 阳性、HBcAb 阳性、乙型肝炎病毒（HBV）DNA 定量低于检测下限。查看该患者的生化肝功能结果为：TBIL 74μmol/L、DBIL 26μmol/L、IBIL 48μmol/L、TP 53g/L、ALB 22g/L、ALT 22U/L、AST 41U/L、GGT 15U/L、ALP 143U/L、TBA 130μmol/L，于是进行复查，但结果仍然为低于检测下限。

【沟通体会】

电话向临床医生询问是否有给患者服用抗 HBV 的药物，回答说未用。想想这样的结果很矛盾，"大三阳"患者 DNA 检测低于下限，再次与临床医生沟通，将患者矛盾的结果和自己的疑惑与其进行了沟通，建议再询问一下患者是否自己在服药，经过再次询问，果然获悉患者确实自己有在服用抗 HBV 药物恩替卡韦。

慢性乙型肝炎是由 HBV 感染引起的一种传染性疾病。全球大约有 20 亿人感染过或者正在感染 HBV。慢性乙型肝炎患者约有 3.5 亿人。恩替卡韦是一种抗 HBV 的药物，是一种核苷和核苷酸类似物聚合酶抑制剂，它的作用原理是抑制 HBV-DNA 聚合酶和逆转录酶，从而抑制或阻断乙型肝炎病毒的复制和转录。经这种药物的治疗后，HBV-DNA 的复制迅速地被抑制，血液中的 HBV-DNA 浓度出现相应的下降，以至于低于试剂的检测下限，即为阴性，而 HBsAg 和 HBeAg 浓度可能会受影响，但却不会出现同步迅速下降，甚至影响不大。因此检测中会出现 HBV 病毒标志物五项检测结果与 HBV-DNA 不相符的结果。

正如王福斌专家所说：随着医学的发展、健康意识的普及，很多慢性 HBV 患者都很重视保护自己的肝脏，因此会长期服用抗 HBV 的药物来控制病毒的复制，而时间一久他们会把这种服药行为，当成一种正常的生活状态。所以，当医生询问他们的既往史时，他们并不会想到要说他们正在服用的抗 HBV 的药物。当然也有其他的可能，比如，虽然现在的乙型肝炎患者占得比例非常大，但社会对乙型肝炎患者还是存在偏见，有些会隐瞒自己的病情，出现检测看似矛盾的检测结果。

因此，作为临床科室，应该尽量全面详细地询问患者的既往史，提供给检验科更准确的信息。而作为检验科人员，发现问题后要及时与临床医生沟通，尤其是被临床医生忽视的问题。

（邬旦蓉　王福斌）

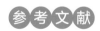

王志亮 . 慢性乙肝发病机制及抗乙肝药物研究进展 [J]. 中国临床实用医学 , 2008, 2(5): 109-110.

32 血红蛋白去哪儿了?

【案例经过】

2017 年 5 月 22 日，患者，女，51 岁，因两肺结核伴空洞、左上肺毁损、胸膜钙化，入院。2017 年 6 月 1 日，患者全麻行左肺切除术，术中出血约 1 000ml，输血浆 660ml，红细胞悬液 4.5U，冷沉淀 8.5U，无明显输血反应。术后 6 月 1 日至 6 月 7 日，常规支持治疗，患者无异常临床症状，但血红蛋白（Hb）进行性减少，总胆红素（TBIL）、结合胆红素（DBIL）进行性升高。6 月 8 日，患者突然脸色苍白，伴有乏力，Hb 快速下降到 43g/L，TBIL 140μmol/L，DBIL 110μmol/L。临床与检验科、输血科专家进行会诊，诊断为迟发性输血溶血反应，立即核查患者输血资料，重新进行鉴定血型、交叉配血、不规则抗体检测、直接抗球蛋白试验，结果不规则抗体抗 C、抗 e、抗 Jkb 抗体阳性，库姆斯试验（Coombs test）阳性，确认慢性输血溶血反应。于是 6 月 8 日、9 日，输注不含不规则抗原的 B 型 Rh 阳性红细胞悬液，输注过程中，无任何明显不适。从 6 月 10 日到 21 日，进行常规支持治疗，患者 Hb 逐步恢复，胆红素逐步下降，恢复正常。患者术前及术后检验项目监测情况，见表 32-1。

【沟通体会】

本案例中，患者在输血一周后，血红蛋白进行性减少，胆红素进行性增加，肝功能指标正常，尿胆红素阴性，直接抗球蛋白试验阳性，不规则抗体阳性，临床与检验科、输血科专家会诊后，诊断为慢性输血性溶血反应。输血反应可分为急性与慢性两种：急性输血反应是指发生于输注血液制品过程中或输注后 24h 内的输血不良反应；慢性输血反应（又称"迟发溶血性输血反应"），发生于输注血液制品 24h 后至数日、数周或数月的输血相关不良反应，主要属于血管外溶血。常见于 Rh 血型不合，偶见于其他血型系。在经产妇或有输血史者，输血后数天或数周发生原因不明的发热、贫血、黄疸，症状轻微，网织红细胞增多，球形红细胞增多，结体球蛋白降低，可有肝脾大，血红蛋白尿少见。

本案例是属于 Rh 血型不合，引起的迟发性输血反应。Rh 抗原共有 6

表 32-1　患者术前及术后实验室检测项目监测

时间	WBC/×10⁹·L⁻¹ [参考区间:(4~10)×10⁹/L]	NE/% (参考区间:40%~75%)	RBC/×10¹²·L⁻¹ [参考区间:(3.5~5.5)×10¹²/L]	Hb/g·L⁻¹ [参考区间:110~160g/L]	PLT/×10⁹·L⁻¹ [参考区间:(125~350)×10⁹/L]	TBIL/μmol·L⁻¹ (参考区间:1.7~22μmol/L)	DBIL/μmol·L⁻¹ (参考区间:1.7~6.8μmol/L)	ALT/U·L⁻¹ (参考区间:7~40U/L)	尿胆红素 (参考值:阴性)
术前	4.7	50.2	3.46	97	164	15.7	6.1	11	阴性
2017-06-02	16.2	96.5	3.28	94	112	42.9	26.5	12	
2017-01-03	16.2	91.5	3.65	103	139	56.7	36.6	15	
2017-01-05	8.2	85	3.2	91	136	80.8	70	12	阴性
2017-01-08	7.1	81.6	1.49	43	175	140	110	18	
2017-01-09	6.7	76.4	1.57	45	203	58	35.9	31	
2017-01-10	7.1	78.9	1.96	57	232	65.5	36.2	27	阴性
2017-01-11						61.5	31.5	22	
2017-01-13	7	74	2.07	61	291				
2017-01-16	3.7	67.3	2.28	66	245				
2017-01-18	3.6	59.4	2.56	75	308				
2017-01-21	4.9	70.7	2.63	79	225	21.9	18.8	23	

种抗原，即 C 与 c；D 与 d；E 与 e，其中 D 抗原最早被发现且抗原性最强，故凡具 D 抗原时称为 Rh 阳性。不规则抗体，是指血清中抗 -A、抗 -B 以外的其他血型抗体。不规则抗体以抗 -D 最多见，其次是抗 -E、抗 -c E、抗 -c、抗 -M、抗 -e、抗 -CD、抗 -Lea、抗 -P1、冷抗体等。

可见，不规则抗体是引起溶血性输血反应和新生儿溶血病的主要因素之一，对输血发生溶血性反应所引起的肾衰竭、死亡病例的诊断有临床意义。因此，为了保证输血安全，提高输血疗效，减少或杜绝溶血性输血反应的发生，不规则抗体检查必须作为输血前检查的重要项目之一。此外，临床中如果要遇到不规则抗体阳性的患者，术前要准备足够的不含不规则抗原的血液，防止术后慢性输血性溶血反应的发生。本案例的发生，就是因为术前，没有准备足够的不含 C、e、Jkb 抗原的红细胞悬液，而输入含这些抗原的红细胞悬液，导致发生迟发性输血反应，这个案例虽然没有错综复杂的难解之谜，但也给我们敲响了警钟。

（穆银玉）

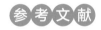

[1] 李影，张冬霞，于红，等 . 临床输血前血型鉴定及抗体筛查对输血安全重要性分析 [J]. 中国卫生标准管理，2017，8(16)：140-141.

[2] 唐玉杰，施丽，唐生明 . 广西中北部地区不规则抗体筛选分析 [J]. 临床输血与检验，2017，19(2)：132-135.

第二篇

关于糖脂代谢

33 血糖：受伤的是我？

【案例经过】

男性患者，61 岁，因"多发性脑梗死（后遗症期），右侧肢体乏力待诊"于四川大学华西医院（简称"华西医院"）门诊就诊，于 2018-02-27 08：29 于华西医院采血检查。实验室收样分析时间为 10：29，间隔时间 2h。生化检查结果见表 33-1。

表 33-1 患者生化检查结果

检测指标	结果	单位	参考区间
总胆红素（TBIL）	19.3	μmol/L	5.0 ~ 28.0
直接胆红素（DBIL）	5.6	μmol/L	< 8.8
间接胆红素（IBIL）	13.7	μmol/L	< 20.0
丙氨酸转氨酶（ALT）	12	U/L	< 50
天冬氨酸转氨酶（AST）	24	U/L	< 40
总蛋白（TP）	76.9	g/L	65.0 ~ 85.0
白蛋白（ALB）	43.6	g/L	40.0 ~ 55.0
尿素（UREA）	3.8	mmol/L	3.38 ~ 8.57
肌酐（CREA）	86.0	μmol/L	53.0 ~ 140.0
估算肾小球滤过率（eGFR）	83	ml/（min·1.73m^2）	90 ~ 120
胱抑素 C（CysC）	0.93	mg/L	0.51 ~ 1.09
尿酸（UA）	501.0	μmol/L	240.0 ~ 490.0
甘油三酯（TG）	1.10	mmol/L	0.29 ~ 1.83
胆固醇（CHOL）	2.78	mmol/L	2.80 ~ 5.70
血糖（GLU）	2.18	mmol/L	3.90 ~ 5.90
碱性磷酸酶（ALP）	92	U/L	51 ~ 160

续表

检测指标	结果	单位	参考区间
谷氨酰转肽酶（GGT）	27	U/L	< 60
肌酸激酶（CK）	63	U/L	19 ~ 226
乳酸脱氢酶（LDH）	513	U/L	110 ~ 220
羟丁酸脱氢酶（HBDH）	358	U/L	72 ~ 182

该患者血糖结果为 2.18mmol/L，复查后仍为该结果，按实验室危急值通知规定，需立即和患者联系并告知其结果，并要求患者去急诊科就诊处理。经电话和患者联系，告诉其血糖低，并询问患者是否有低血糖体征并要求患者去急诊就医处理，但患者明确表示无任何低血糖症状，问题出在什么地方？

【沟通体会】

出现该情况后，我们立即查看当天质控，血糖质控正常，再次查看该患者样本，血清分离良好，无蛋白纤维丝和血块存在。由于该患者为门诊患者，无法通过医院信息系统（HIS）查询到该患者任何信息，并且该患者为当日早上采血，排除标本放置过久或过夜采集的样本。同时该患者已离开医院，无法了解到更多的信息。我们再次进入实验室信息系统（LIS），查询患者的其他实验室检查结果。该患者同日血常规结果见表 33-2。

表 33-2 患者当日血常规检查

检测指标	结果	单位	参考区间
网织红细胞计数（RET）	0.107	×10^{12}/L	0.024 ~ 0.084
红细胞计数（RBC）	7.82	×10^{12}/L	4.30 ~ 5.88
血红蛋白（Hb）	190	g/L	130 ~ 175
血细胞比容（HCT）	0.61	L/L	0.40 ~ 0.50
平均红细胞体积（MCV）	77.7	fl	82.0 ~ 100.0
平均红细胞 Hb 含量（MCH）	24.3	pg	27.0 ~ 34.0
平均红细胞 Hb 浓度（MCHC）	313	g/L	316 ~ 354

续表

检测指标	结果	单位	参考区间
血小板计数（PLT）	955	$\times 10^9$/L	100 ~ 300
白细胞计数（WBC）	18.46	$\times 10^9$/L	3.50 ~ 9.50
中性分叶核粒细胞百分率（NEUT%）	77.3	%	40.0 ~ 75.0
淋巴细胞百分率（LYMPH%）	11.6	%	20.0 ~ 50.0
中性杆叶核粒细胞百分率（BAN%）	4.3	%	1.0 ~ 5.0
单核细胞百分率（MONO%）	5.3	%	3.0 ~ 10.0
嗜酸性粒细胞百分率（EO%）	1.5	%	0.4 ~ 8.0
原始细胞百分率（BLA%）	0.0	%	< 0

通过该患者血常规结果发现，该患者存在全血细胞增多，而且存在数量增多的红细胞，考虑到患者样本从采样到实验室收样分析已有 2h，是否血糖降低是红细胞体外酵解和白细胞及血小板分解引起，再次和患者电话联系，告之其低血糖可能不是其体内的真实结果，一方面要求患者密切注意，一旦有低血糖表现立即去急诊就医；另一方面要求患者第二天空腹到华西医院采血复查血糖。患者于第二日 08：00 到达医院，经和患者沟通并得到其口头同意，一次采集该患者三管血，一管为红头无添加剂管，一管为肝素锂抗凝管，另一管为灰头的氟化钠抗凝管。三管血样立即离心进行血糖检测，并将红头管血清吸出放入空白红头管中加盖放置于室温中，肝素锂抗凝管和氟化钠抗凝管再次混匀加盖放置于室温中，每隔 1h 离心分析血糖，同时分析分离血清管血糖水平。不同放置时间分离血清管和未分离血浆血糖比较，见表 33-3。

表 33-3　患者三种样本不同时间血糖分析结果

时间 /h	分离血清管 /mmol·L^{-1}	肝素锂抗凝管 /mmol·L^{-1}	氟化钠抗凝管 /mmol·L^{-1}
0	4.55	4.54	4.56
1	4.55	3.21	3.86
2	4.54	2.22	3.31
3	4.53	1.54	3.23

实验结果表明：患者血糖水平正常。分离血清样本管，由于将血清和细胞分开，样本血糖结果稳定。未分离血浆的肝素锂抗凝管和氟化钠抗凝管，血糖水平随着样本放置时间的延长出现不同程度的降低，而且肝素锂抗凝管血糖降低幅度远超过氟化钠抗凝管。肝素锂抗凝管是通过增强抗凝血酶III的活性抑制其他凝血酶的活性，从而达到抗凝的作用，因此对白细胞分解血糖和红细胞酵解血糖无抑制作用。氟化钠抗凝管中有草酸钾，草酸钾通过和钙结合形成不溶的草酸钙达到抗凝作用，且氟化钠具有抑制糖酵解的作用。通过本实验，表明白细胞分解糖和红细胞酵解糖同时存在。

该患者全血细胞增多，增高的红细胞、白细胞和血小板均会对糖产生不同的利用，从而导致血糖结果出现假性降低。对于有全血细胞增多症的患者，建议用床旁分析或采血后立即送实验室按急诊马上离心分析，以免出现假性低血糖。后续和该患者联系，告之昨天的结果是不真实的，其真实空腹血糖水平为 4.55mmol/L，并告之其在全血细胞增多症未改善之前，以后检查血糖时应告诉医务人员其样本要立即分析。

追踪该患者情况，通过骨髓活检，证实为骨髓增生性肿瘤。经治疗后该患者在 2018-05-25 的血常规结果见表 33-4。

表 33-4　患者治疗后血常规结果

检测指标	结果	单位	参考区间
红细胞计数（RBC）	5.75	$\times 10^{12}/L$	4.30 ~ 5.88
血红蛋白（Hb）	175	g/L	130 ~ 175
血细胞比容（HCT）	0.54	L/L	0.40 ~ 0.50
平均红细胞体积（MCV）	93.0	fl	82.0 ~ 100.0
平均红细胞 Hb 含量（MCH）	30.4	pg	27.0 ~ 34.0
平均红细胞 Hb 浓度（MCHC）	327	g/L	316 ~ 354
血小板计数（PLT）	458	$\times 10^{9}/L$	100 ~ 300
白细胞计数（WBC）	9.40	$\times 10^{9}/L$	3.50 ~ 9.50
中性分叶核粒细胞百分率（NEUT%）	77.3	%	40.0 ~ 75.0
淋巴细胞百分率（LYMPH%）	14.8	%	20.0 ~ 50.0

续表

检测指标	结果	单位	参考区间
中性杆叶核粒细胞百分率（BAN%）	6.5	%	1.0 ~ 5.0
单核细胞百分率（MONO%）	3.9	%	3.0 ~ 10.0
嗜酸性粒细胞百分率（EO%）	0.7	%	0.4 ~ 8.0
原始细胞百分率（BLA%）	0.0	%	< 0

同时检查血糖结果为 4.75mmol/L。三系增高或者红系增高的患者，检查血糖时应充分考虑细胞的酵解作用，对于三系增高的患者，建议采用床旁分析或采血后立即送检分析。

正如李贵星专家所说：标本采集后，血糖会发生变化。血细胞增多的患者标本不能放，需马上做检查。

（贺　勇　聂　鑫）

34 血糖：受伤的又是我！

【案例经过】

男性患者，62 岁，因"咳嗽、咯痰 4 年余，加重伴呼吸困难、心累气紧 1 个月余"入院。于川北医学院附属医院就诊，CT（2018-01-23）示：左肺下叶基底段软组织肿块影（其内见空洞形成），与左侧胸膜关系密切，左侧胸膜明显增厚，呈带状、结节状增厚，左侧胸腔中量积液。进一步检查胸腔积液肿瘤标志物为：CA125 288.4U/ml，CA199 7.13U/ml，NSE 26.63μg/g。患者为求进一步明确诊治，遂于华西医院门诊就诊，门诊以"肺部感染，肺部占位"收入华西医院中医科住院治疗。患者入院后于 2018 年 1 月 30 日空腹采血做生化检查，结果见表 34-1。

表34-1 患者入院后生化检查结果

检测指标	结果	单位	参考区间
总胆红素（TBIL）	7.2	μmol/L	5.0 ~ 28.0
直接胆红素（DBIL）	3.5	μmol/L	< 8.8
丙氨酸转氨酶（ALT）	35	U/L	< 50
天冬氨酸转氨酶（AST）	26	U/L	< 40
总蛋白（TP）	58.8	g/L	65.0 ~ 85.0
白蛋白（ALB）	31.4	g/L	40.0 ~ 55.0
尿素（UREA）	4.40	mmol/L	3.38 ~ 8.57
肌酐（CREA）	47.0	μmol/L	53.0 ~ 140.0
估算肾小球滤过率（eGFR）	113	ml/(min·1.73m^2)	90 ~ 120
胱抑素 C（CysC）	1.00	mg/L	0.51 ~ 1.09
尿酸（UA）	244.0	μmol/L	240.0 ~ 490.0
甘油三酯（TG）	1.21	mmol/L	0.29 ~ 1.83
胆固醇（CHOL）	3.07	mmol/L	2.80 ~ 5.70
血糖（GLU）	0.00	mmol/L	3.9 ~ 5.90
钠（Na$^+$）	142.7	mmol/L	137.0 ~ 147.0
钾（K$^+$）	3.25	mmol/L	3.50 ~ 5.30
氯（Cl$^-$）	93.7	mmol/L	99.0 ~ 110.0
碳酸氢根（HCO$_3^-$）	23.8	mmol/L	18.0 ~ 28.0
钙（Ca）	2.23	mmol/L	2.10 ~ 2.70
镁（Mg）	0.93	mmol/L	0.67 ~ 1.04
无机磷（P）	0.65	mmol/L	0.81 ~ 1.45

该患者血糖结果为 0mmol/L，复查后仍为该结果，经电话联系病房，该患者生命体征正常，该报告不能发出。

【沟通体会】

出现该情况后，我们立即通过实验室信息系统（LIS）查询该患者信息，发现该患者当天同时采集了血常规和心肌标志物检查，用这两管标本血糖结果仍为 0mmol/L，确认分析结果是一致的。通过 LIS 发现该患者样品采集时间为 2018-01-30 06：07，收样分析时间为 2018-01-30 09：41，间隔时间为 3h37min，排除标本放置过久或过夜采集的样本。紧急和病房联系要求进行床旁血糖分析，5min 后病房回电床旁血糖分析结果 4.57mmol/L，完全正常。

事实说明实验室结果和患者病情不符，我们再次通过医院信息系统（HIS）和 LIS 查阅患者资料，发现同日该患者血液常规检查结果见表 34-2。

表 34-2　患者血常规结果

检测指标	结果	单位	参考区间
血沉（ESR）	42.0	mm/h	＜ 43.0
红细胞计数（RBC）	4.06	$\times 10^{12}$/L	4.30 ～ 5.88
血红蛋白（Hb）	119	g/L	130 ～ 175
血细胞比容（HCT）	0.38	L/L	0.40 ～ 0.50
平均红细胞体积（MCV）	92.4	fl	82.0 ～ 100.0
平均红细胞 Hb 含量（MCH）	29.3	pg	27.0 ～ 34.0
平均红细胞 Hb 浓度（MCHC）	317	g/L	316 ～ 354
血小板计数（PLT）	398	$\times 10^9$/L	100 ～ 300
白细胞计数（WBC）	101.1	$\times 10^9$/L	3.5 ～ 9.5
中性分叶核粒细胞百分率（NEUT%）	90.0	%	40.0 ～ 75.0
淋巴细胞百分率（LYMPH%）	2.0	%	20.0 ～ 50.0
中性杆叶核粒细胞百分率（BAN%）	5.0	%	1.0 ～ 5.0
单核细胞百分率（MONO%）	2.0	%	3.0 ～ 10.0
嗜酸性粒细胞百分率（EO%）	1.0	%	0.4 ～ 8.0
原始细胞百分率（BLA%）	0	%	＜ 0

该患者白细胞计数结果为 $101.1 \times 10^9/L$，高过参考值上限 10 倍而且形态正常，无原始幼稚细胞，排除白血病可能，高度怀疑患者为类白血病反应。我们讨论认为该患者血糖降低的原因可能是标本体外放置时，白细胞对糖分解引起。为证实该患者为类白细胞反应导致的假性低血糖，再次和病房联系，立即采集两管血样本送生化室，一管为红头无添加剂管，另一管为肝素锂抗凝管；实验室收样后立即离心进行血糖检测，并将红头管血清吸出放入空白红头管中加盖放置于室温中，肝素锂抗凝管再次将血浆和细胞混匀加盖放置于室温中，每隔 1h 离心分析血糖，同时分析分离血清管血糖水平，不同放置时间分离血清管和未分离全血管血糖比较结果见表 34-3。

表 34-3　患者不同试管不同时间血糖分析结果

时间 /h	分离血清管 /(mmol·L^{-1})	未分离全血管 /(mmol·L^{-1})
0	5.27	5.31
1	5.27	2.13
2	5.26	0.12
3	5.22	0

实验结果表明：分离血清样本，将血清和细胞分开，样本血糖结果稳定。而未分血浆的样本管，随着样本放置时间的延长，血糖结果迅速降低，标本放置 3h，血糖结果降为 0。上午分析的样已放置 3h37min，因此结果为 0 不奇怪。

通过不同放置时间分离血清管和未分离全血管血糖结果的比较实验，证实该患者血糖降低为类白血病反应导致高白细胞水平，极高数量的成熟白细胞对糖的分解作用导致出现假性的低血糖结果。再次和病房沟通联系，告之临床医生该患者存在类白血病反应，以后该患者查血糖建议用床旁分析或采血后立即送实验室按急诊马上离心分析，避免出现假性结果对患者的诊治产生错误的指导。

对于低血糖结果，应分析其可能的原因，当患者存在白细胞数量过高，应查询样本放置的时间，对于放置时间过久的样本，应考虑可能存在白细胞的分解作用导致假性低血糖，建议临床重抽血立即送检或采用床旁分析方式。该案例告诉我们当患者出现低血糖结果时，应考虑可能是假性低血糖，通过分析其他结果（如：是否存在数量增多的白细胞及样品放置时间过长引起糖分解过多）来解释。

正如李贵星专家所说：白细胞体外也会"吃糖"，标本也要及时分析。

（聂 鑫 贺 勇）

35　"对不上"的糖化血红蛋白

【案例经过】

2016年3月16日，同事接到血液科医生带有质疑的咨询电话："患者空腹血糖7.32mmol/L（参考区间：3.89～6.1mmol/L），为什么糖化血红蛋白（HbA1c%）的结果为3.5%（参考区间：4.0%～6.0%），这也对不上，你们的结果准不准啊？"同事赶紧找到我接电话，医生和我复述一遍经过之后，我第一反应是不是弄错了，于是告诉医生等我调查清楚后再给他回复。

患者韩某，女，75岁，因头晕、乏力2个月来医院门诊就诊，门诊检查血常规见表35-1。

表 35-1　该患者血常规部分检测结果

检测指标	结果	单位	参考区间
血红蛋白（Hb）	52	g/L	130～175
红细胞比积（HCT）	15	L/L	35～45
平均红细胞体积（MCV）	132.21	fl	82～100
平均红细胞血红蛋白含量（MCH）	56.4	pg	27～34

查体：重度贫血貌，皮肤巩膜黄染，双侧颌下淋巴结肿大，收住大连医科大学附属第一医院消化科。入院后完善相关检查血常规见表35-2，生

化检测见表 35-3。

表 35-2　入院后血常规部分检测结果

项目	结果	单位	参考范围
白细胞（WBC）	8.35	×10⁹/L	4 ～ 10
平均红细胞体积（MCV）	128.3	fl	82 ～ 100
平均红细胞 Hb 含量（MCH）	43.41	Pg	27 ～ 34
血红蛋白（Hb）	46	g/L	130 ～ 175
血小板计数（PLT）	263	×10⁹/L	100 ～ 300

表 35-3　该患者入院后的部分检测结果

项目名称	检验结果	单位	参考值
葡萄糖（GLU）	7.32	mmol/L	3.89 ～ 6.11
丙氨酸转氨酶（ALT）	12	U/L	7 ～ 40
天门冬氨酸转氨酶（AST）	39	U/L	13 ～ 35
乳酸脱氢酶（LDH）	500	U/L	109 ～ 245
尿素（UREA）	5.75	mmol/L	2.86 ～ 7.86
肌酐（CREA）	60	μmol/L	35 ～ 71
尿酸（UA）	633	μmol/L	155 ～ 357
白蛋白（ALB）	36.4	g/L	40.0 ～ 55.0
总蛋白（TP）	63.3	g/L	65.0 ～ 85.0
总胆固醇（CHOL）	1.59	mmol/L	< 5.20
甘油三酯（TG）	0.65	mmol/L	< 1.70
高密度脂蛋白胆固醇（HDL-C）	0.40	mmol/L	> 1.04
低密度脂蛋白胆固醇（LDL-C）	0.91	mmol/L	< 3.12
碱性磷酸酶（ALP）	59	U/L	50 ～ 135
γ- 谷氨酰基转移酶（GGT）	13	U/L	7 ～ 45

续表

项目名称	检验结果	单位	参考值
总胆红素（TBIL）	183.3	μmol/L	5.1 ~ 19.0
直接胆红素（DBIL）	30.0	μmol/L	0 ~ 7.0
直接抗人球蛋白（AHG）	+		-
直接抗人球蛋白（IgG）	+		-
直接抗人球蛋白（C3d）	+		-
酸溶血试验	-		
游离血红蛋白	5.89	mg/dl	2 ~ 4

结果回报后，医生申请糖化血红蛋白检测，检测方法为阳离子交换高效液相色谱法（CE-HPLC）（Bio-Rad 公司的 D-10 检测系统），结果为 3.5%。为什么会出现这种情况呢？

【沟通体会】

我们逐步查找原因：首先排除了标本采集及样本检测过程中错误的可能，查看了当天的质控结果，两个水平均在控。那就要在患者本身来找原因，打通患者管床医生的电话，医生表示，患者采血前没有服用任何药物，目前诊断为"溶血性贫血"，要转到血液内科进行查找病因及治疗。查看患者血常规结果，血红蛋白 46g/L，虽然糖化血红蛋白为比例性结果，隐约觉得还是跟贫血有关，于是我们咨询了伯乐厂家的技术支持。

我们向工程师讲述了查找的经过，并告知患者严重贫血，他指导我们调出了患者的图谱，确认总面积是否在 1.50 ~ 4.50（A2/F：4M）百万之间，此患者总面积为 1.51 百万，没有超出范围，仪器并没有报警，因此结果也在线性范围 3.1% ~ 18.5%。工程师告诉我们，这样贫血的患者是不适用糖化血红蛋白来监测血糖的。于是，我们联系临床医生，告诉我们调查的结果，建议他们贫血的患者采取其他的方式监测血糖。

第二天，患者做了餐后两小时血糖测定，结果 15.37mmol/L，结合直接抗人球蛋白（AHG）阳性，IgG 阳性，C3d 阳性，诊断为自身免疫性溶血性贫血合并糖尿病。查阅文献发现报道的病例很少，本病通过减少红细胞暴露于葡萄糖中的时间使糖化血红蛋白（HbA1c）结果降低。此病例提示：当出现 HbA1c 明显下降时，患者可能存在严重的溶血性贫血，HbA1c 结果需进一步结合临床做出判断。

反映患者糖代谢情况有血糖、糖化血红蛋白和糖化血清白蛋白，每一个指标临床意义和适用范围不同，糖化血红蛋白反映近 3 个月的平均血糖水平，但对于溶血性贫血患者，其红细胞寿命缩短，不适合用糖化血红蛋白来反映糖代谢情况。

（姜艳梅）

36 指末血糖值怎么测不准？

【案例经过】

患者刘某，女，19 岁，因"咳嗽伴呼吸困难 2 天"入急诊室。入院时口唇发绀、神志清楚、对答切题、步行走入病房，体格检查双肺湿啰音。既往患有雷诺综合征，无糖尿病。胸部 CT 示"双肺大量斑片阴影"，诊断为"重症肺炎"。患者自诉头昏乏力，12h 未进食，护士检测手指快速血糖（便携式血糖仪），结果示指端快速血糖值为 1.7mmol/L，提示严重低血糖的状态，推测与患者未进食有关。如果不能及时补充血糖，可引起神经细胞功能障碍，甚至危及生命。立即嘱患者口服糖块、饼干、50% 葡萄糖 50ml，同时予以 50% 葡萄糖注射液 20ml 静脉注射，后以 10% 葡萄糖注射液静脉滴注。15min 后复测指端血糖仍为 1.8mmol/L。通常情况下，低血糖患者在进食或者补充葡萄糖后血糖可以迅速升高至正常水平。然而该患者经过反复多次静脉补充葡萄糖后，指端血糖值仍未有改善；原因是指端血糖监测有问题，还是存在其他导致低血糖的疾病。长时间血糖低于 2.0mmol/L 时主要引起神经系统缺氧，出现神经症状。通过观察，发现患者神志清楚，情绪稳定，并没有出现严重低血糖导致的精神烦躁、昏迷等神经症状，此时临床症状与检测值明显不符合。而此时静脉血糖（金标准）检测还在进行中，因此只能参考指端血糖值继续给予补糖治疗。1.5h 后静脉血糖结果显示静脉葡萄糖 7.80mmol/L（参考区间：3.60～6.10mmol/L），与指端血糖明显不符合，停止补充葡萄糖，并第二次检测静脉血糖，结果显示此时患者血糖达 33.3mmol/L，尿糖阳性，考虑补糖过量。予以维持电解质平衡、降糖等治疗，后患者血糖恢复正常（指端血糖与静脉血糖检测时间及报告结果的时间图见图 36-1）。

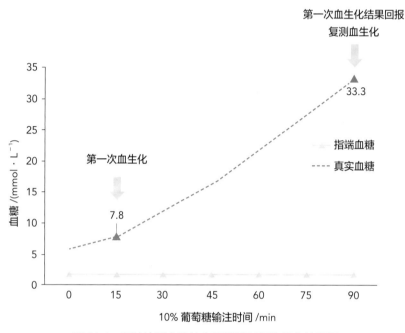

图 36-1　两种检测方法的血糖检测时间和报告结果图

【沟通体会】

　　经过仔细地问诊和查体，我们考虑该患者既往患雷诺综合征，这可能是导致指端血糖与静脉血糖完全不相符的原因。雷诺综合征是一种较少见的自身免疫疾病，该病好发于 20 ~ 40 岁的青年女性，病变多累及双手手指指端部位，在遇冷或情绪激动可诱导发作，一般多为对称性发作。典型发作时，手指经历由苍白（缺血期）到发绀（缺氧）继而潮红（再灌注期）的三个过程，表现为手指小动脉收缩、微循环功能障碍、局部组织的缺血缺氧。可能正是局部的缺血缺氧，导致指端血糖异常降低。为了证实我们的推测，检测此时指端血糖值和耳垂末端血糖值，结果显示指端血糖仍然异常降低，而耳垂末梢血糖与静脉血糖相符合，说明是手指末梢循环障碍导致的指端血糖异常。

　　正如李晓军专家所说：急诊患者病情发展较为迅速，而传统的检验技术检测时间相对较长，常常无法满足病情的需要。床旁检测（point-of-care testing, POCT）技术以其快速方便的特点，得到临床医生的青睐。POCT 已经能够检测众多关键性指标，如心肌标志物、血糖、血钾、血气、糖化血红蛋白等，并且能多次测量以监测指标的变化情况，为临床工作带来了极大的便利。目前 POCT 常由护士和非检验工作者操作完成，无法由专业的检验人员对检测结果和检测过程进行质量管理和分析，因此可能存在检验结果不精准、干扰因素不明确的风险。这就需要临床医生、护理人员和检验工作者共同配合，对 POCT 的检测结果进行更好的质量控制。当临床症状与检验结果不相符合时，临床医生应该与检验工作者及时沟通，检验工作者及时将关键性的检测结果反馈给临床医生，并共同寻找出现检验结果不相符的原因。

实验室结果的控制包括实验前、实验中和实验后的质量管理。根据统计发现，70%～80% 检验结果与临床症状不相符的案例是由于实验前因素导致的。对于检验工作者而言，一般较难掌握到患者病情和样本留取过程等第一手临床数据。本例患者既往患雷诺综合征，该疾病影响了手指末梢局部正常的供血供氧，通过手指末梢采血得到的检测结果就不能准确地反映患者体内的真实状态。此时，可以和临床医生、管床护士交流，改用耳垂取血法，避免采血侧循环功能障碍对检验结果的影响。当检验工作者发现临床危急值时，应该及时提醒临床医生，并询问患者病情，避免临床医生因不同方法的结果差异而产生困惑，延误病情。

（杨　阳　李晓军）

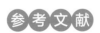

[1] VALDOVINOS ST, LANDRY GJ. Raynaud syndrome[J]. Techniques in vascular and interventional radiology, 2014, 17(4): 241-246.

[2] AVCIOGLU G, NURAL C, YILMAZ FM, et al. Comparison of noninvasive and invasive point-of-care testing methods with reference method for hemoglobinmeasurement[J]. Journal of clinical laboratory analysis, 2017, 10(4):44-45.

37 "小黄人"的血糖为啥这样低？

【案例经过】

一次在夜班值班时，儿科的一份急诊标本引起了我的注意。血糖 2.05mmol/L（3.9～6.1mmol/L），怎么这么低？于是先看了一下仪器检测流程，确认操作过程在正常状态。是不是标本问题呢？又看了一下标本，目测血清颜色有点棕色。按照危急值报告要求（血糖 < 2.2mmol/L），我立即给儿科打电话："您好，我是检验科医生，报告 1 例危急值。17 床患者急诊血糖 2.05mmol/L，患者是什么情况？"

【沟通体会】

原来这是一名出生 3 天的早产儿，由于黄疸住院治疗。虽然血糖检测值偏低，但并没有低血糖的临床表现，检测结果需要复查。我换用己糖激酶（HK）法复查，血糖在参考区间内（4.7mmol/L）。血糖减低什么原因呢？检索这个患儿前一天胆红素为 413μmol/L（1.7～17.1μmol/L），推测低血糖与胆红素升高可能相关。早产儿由于各器官功能发育均不完善，适应性差，抵抗感染的能力弱，易患各种疾病，且病情发展快。新生儿高胆红素血症是新生儿临床常见疾病，是新生儿在出生后特定时间内血清总胆红素升高，导致皮肤出现黄疸，有生理性和病理性之分，生理性黄疸一周内自行消退，病理性黄疸则需要及时治疗。轻度的黄疸不会造成严重的后果，而重度的黄疸会造成多脏器损伤，甚至危及患儿的生命。

目前血糖测定应用较广的是 GOD-PAP 法和 HK 法，其中 GOD-PAP 法所需酶（葡萄糖氧化酶和过氧化物酶）准确度、精密度都能达到临床要求，是临床实验室常规方法。但一些还原性物质如尿酸、维生素 C、胆红素等可抑制呈色反应（通过过氧化氢竞争色素原受体）。在过氧化物偶联的 Trinder 反应中，过氧化物酶的特异性远低于葡萄糖氧化酶，胆红素被主反应中间产物 H_2O_2 氧化，在 400～540nm 波长吸光度的下降掩盖了主反应吸光度的增高，此为光谱干扰。同时，因主反应中间产物被额外消耗，导致有色终产物减少使测定结果偏低。所以，若标本中含有较高浓度的还原物质如胆红素，可严重抑制 GOD-PAP 法的测定。HK 法的特异性高，且干扰因素比氧化酶法少，是血糖测定的参考方法。实际工作中发现，重症黄疸患者的血糖测定采用 GOD-PAP 法出现结果偏低，黄疸越重血糖越低，而多数患者临床并无低血糖症状，也未使用维生素 C。

将血清标本与葡萄糖应用存储液及胆红素溶液按一定比例混合，分别得到含有总胆红素 100、200、300、400、500、600、700、800μmol/L 的标本，其中每份标本血糖理论含量 5.0mmol/L。分别用 GOD-PAP 法和 HK 法同时检测上述样本的血糖 4 次，取平均值。胆红素检测采用重氮盐法。GOD-PAP 法测定血糖总胆红素浓度达到 200μmol/L，回收率 71%，对测定有一定干扰。总胆红素浓度达到 300μmol/L 以上干扰逐渐严重（回收率54%），总胆红素浓度达到 800μmol/L 回收率仅为 32%，说明血清总胆红素浓度超过 300μmol/L 对 GOD-PAP 法血糖测定方法干扰明显，且随着胆红素浓度的增加，干扰逐渐增加，而对 HK 法干扰较小。

通过这则案例发现，对新生儿高胆红素血症患儿的血糖检测要高度重视，其检测结果与检测方法及标本中胆红素的浓度密切相关，建议临床实验室，对总胆红素超过 300μmol/L、GOD-PAP 法检测血糖低于 2.8mmol/L的标本应该用 HK 法复查，以减少假性低血糖结果给临床治疗带来的不利影响。对于一般标本 GOD 法与 HK 法检测结果基本一致，可以采用低成本GOD 法检测患儿血糖水平，而对于高胆红素血症患儿的特殊标本则应采用去除胆红素的方法或采用具有较好准确性、特异性的 HK 法来检测患儿血糖水平，从而获得准确的检测结果。

正如李贵星专家所说：了解分析方法的原理，掌握不同内源性物质对测定的影响，从而保证检测结果很重要。

（许 怡 郭 云 张 巍）

38 哪个血糖测错了？

【案例经过】

2018-03-19 下午，河北省石家庄市第五医院检验科来了一名女患者，情绪激动地拿着化验单对值班医生说："你看看，你们给做的化验，是不是做错了？"值班医生一边答应着，一边接过化验单，是一位 70 岁的男性患者，当天上午做了肝功能和血糖、血脂的检测结果，除了血糖值 8.81mmol/L（参考区间：3.90～6.10mmol/L）稍高一些，其他指标都在参考区间内。这时这位家属说："你不知道，我家老爷子糖尿病 10 年了，天天在家都测血糖，还自己用笔记本记下来，一直都是六点多，怎么一下就高了呢，这又要吃不下饭了，肯定做错了。"

【沟通体会】

值班医生问："你在家里使用的血糖仪是什么牌子的，怎么检测的？"家属说是强生牌子的，每天早上空腹测的。值班医生也迷惑，安顿下患者，便拿着化验单询问主任。主任看到结果以后，询问检测医生，并查看了日立 7600 型全自动生化分析仪（己糖激酶法）当天质控情况以及检测标本，并未发现异常。建议患者隔日再次复查，另外将血糖仪带过来看一下。第二天患者和家属再次来到检验科，采血检测，检验结果仍然高于正常值，为 8.76mmol/L。又重新用血糖仪检测了一下，结果为 6.34mmol/L。哪个结果错了呢？

查看血糖仪的检测说明，发现是血糖仪的血糖测定是葡萄糖氧化酶法，采血时外周血暴露在空气中，标本中 PO_2 可能会升高，对血糖仪的结果可产生较大影响，PO_2 增大，血糖值偏低。尤其这位患者是糖尿病患者，血糖偏高也会导致样本误差较大。另外血糖仪能否准确测定血糖，还需评价其精密度和正确度相关性能指标，考量血糖仪的线性检测范围、抗干扰性能，以及信息化管理等方面的要求；由相应品牌厂商技术支持人员完成的评价，使得血糖检测结果的准确性无法保证。参阅《医疗机构便携式血糖检测仪管理和临床操作规范（试行）》（卫办医政发〔2010〕209 号）的要求评价精密度：当血糖浓度 < 4.2mmol/L 时，至少 95% 的检测结果误差在 ±0.83mmol/L 的范围内；当血糖浓度 ≥ 4.2mmol/L 时，至少 95% 的检测结果误差在 ±20% 范围内。

分别用血糖仪和全自动生化分析仪检测 5 个不同（2.0～22.0mmol/L）血糖浓度的全血标本，重复 2 次取均值，在 30min 内完成所有试验。我们发现全自动生化分析仪精密度为 1.9%，血糖仪测定的精密度值为 5.5%，POCT 血糖仪与生化分析仪测定结果之间的偏差 > 20%，不符合使用要求。仔细回顾和分析整个操作过程，排除人为因素的影响，确定血糖仪使用时间过长（超过 3 年）引起准确度改变。

POCT 血糖仪是糖尿病（diabetes mellitus，DM）患者经常性血糖监测的重要工具，其测定结果的准确性会给诊断、治疗带来较大的影响（尤其是 DM 患者的用药量调整）。糖尿病患者经常性血糖监测十分重要，通过监测可直接了解体内实际的血糖水平，并及早发现因过度的血糖控制而产生的低血糖。需要强调的是，血糖仪检测结果是筛查结果，不能用于医疗决策。若筛查出异常结果，应立即采集静脉血检测葡萄糖以确认。

（郭江涛 张 巍）

中华人民共和国国家质量监督检验检疫总局，中国国家标准化管理委员会 . 即时检测 质量和能力的要求：GB/T29790 – 2013[S/OL]．(2014-02-01)[2020-06-02]. https://max.book118.com/html/2017/0727/124584161.shtm.

39 不走寻常路的低血糖

【案例经过】

女性患者，45 岁，以"发作性意识障碍待诊？"收入四川大学华西医院神经内科，2018 年 7 月 13 日的查血结果见表 39-1。

表 39-1 第一次常规生化检测结果（采血时间 2018 年 7 月 13 日 07：15）

项目	结果	单位	参考范围
总胆红素（TBIL）	12.6	μmol/L	5.0 ~ 28.0
直接胆红素（DBIL）	3.9	μmol/L	< 8.8
丙氨酸转氨酶（ALT）	10	U/L	< 50
天冬氨酸转氨酶（AST）	15	U/L	< 40
总蛋白（TP）	67.2	g/L	65.0 ~ 85.0

项目	结果	单位	参考范围
白蛋白（ALB）	43.8	g/L	40.0 ~ 55.0
尿素（UREA）	3.00	mmol/L	3.38 ~ 8.57
肌酐（CREA）	46.0	μmol/L	53.0 ~ 140.0
估算肾小球滤过率（eGFR）	115	ml/(min·1.73m^2)	90 ~ 120
胱抑素 C（CysC）	0.76	mg/L	0.51 ~ 1.09
尿酸（UA）	194.0	μmol/L	160.0 ~ 380.0
甘油三酯（TG）	0.75	mmol/L	0.29 ~ 1.83
胆固醇（CHOL）	3.76	mmol/L	2.80 ~ 5.70
高密度脂蛋白（HDL-C）	1.58	mmol/L	> 0.9
低密度脂蛋白（LDL-C）	1.87	mmol/L	< 4.0
血糖（GLU）	1.91	mmol/L	3.90 ~ 5.90
碱性磷酸酶（ALP）	93	U/L	35 ~ 100
谷氨酰转肽酶（GGT）	8	U/L	< 45
肌酸激酶（CK）	74	U/L	20 ~ 140
乳酸脱氢酶（LDH）	149	U/L	110 ~ 220
羟丁酸脱氢酶（HBDH）	118	U/L	72 ~ 182
钠（Na$^+$）	142.9	mmol/L	137.0 ~ 147.0
钾（K$^+$）	3.40	mmol/L	3.50 ~ 5.30
氯（Cl$^-$）	100.8	mmol/L	99.0 ~ 110.0
碳酸氢根（HCO$_3^-$）	25.2	mmol/L	18.0 ~ 28.0
阴离子间隙（AG）	20.3	mmol/L	12.0 ~ 20.0
β- 羟基丁酸测定（β-HBA）	0.13	mmol/L	0.02 ~ 0.27
钙（Ca）	2.18	mmol/L	2.10 ~ 2.70
镁（Mg）	1.01	mmol/L	0.67 ~ 1.04
无机磷（P）	1.10	mmol/L	0.81 ~ 1.45
总胆汁酸（TBA）	6.5	μmol/L	< 15

当我们看到这个报告时，达到危机值的低血糖（1.91mmol/L）引起大家的注意，随即看到患者的诊断为"发作性意识障碍待诊？"考虑可能是由于低血糖引起的意识障碍，按照临床工作流程，检查标本性状，将标本的血糖复查后，结果作为危急值报给临床。临床接到危急值的血糖报告后，立即进行床旁手指血测血糖，发现血糖结果正常。

【沟通体会】

和临床进行沟通后，要求复查，临床医生重新下医嘱复查生化。查血结果见表 39-2。

表 39-2 第二次生化检测结果（采血时间 2018 年 7 月 13 日 12：16）

项目	结果	单位	参考范围
血糖（GLU）	4.77	mmol/L	3.90 ~ 5.90
钠（Na$^+$）	138.5	mmol/L	137.0 ~ 147.0
钾（K$^+$）	3.59	mmol/L	3.50 ~ 5.30
氯（Cl$^-$）	98.7	mmol/L	99.0 ~ 110.0
碳酸氢根（HCO$_3^-$）	25.8	mmol/L	18.0 ~ 28.0
阴离子间隙（AG）	17.6	mmol/L	12.0 ~ 20.0
血清 β 羟基丁酸测定（β-HBA）	0.08	mmol/L	0.02 ~ 0.27

我们发现第二次的血糖结果是正常的（4.77mmol/L），此患者的血糖检测结果引起大家的注意，为什么该患者血糖变化会这么大？我们和临床沟通后要求检测糖化血红蛋白和进行 OGTT 试验，结果分别见表 39-3 和表39-4。

表 39-3 次日糖化血红蛋白检测结果

项目	结果	单位	参考范围
糖化血红蛋白（HbA1c）	4.4	%	4.5 ~ 6.1

表 39-4　OGTT 试验检测结果

项目	结果	单位	参考范围
空腹血糖（GLU0）	2.04	mmol/L	3.90 ~ 5.90
餐后半小时血糖（GLU30）	9.72	mmol/L	5.20 ~ 8.60
餐后 1h 血糖（GLU60）	7.77	mmol/L	6.10 ~ 10.00
餐后 2h 血糖（GLU120）	7.93	mmol/L	3.30 ~ 7.80
空腹胰岛素（INS0）	9.14	μU/ml	1.5 ~ 15.0
餐后半小时胰岛素（INS30）	111.9	μU/ml	20 ~ 120
餐后 1h 胰岛素（INS60）	58.65	μU/ml	15 ~ 110
餐后 2h 胰岛素（INS120）	42.85	μU/ml	3 ~ 60

OGTT 的结果确实提示患者长期存在低血糖，患者的发作性意识障碍确实和不定时的低血糖发作相关。通常低血糖是由于胰岛素瘤的存在，患者体内胰岛素水平较高，而引起的血糖水平低下，而此患者的 OGTT 2h 的检测结果比较少见。在发生低血糖时，其胰岛素水平并不高（空腹血糖水平低为 2.04mmol/L，而空腹胰岛素水平正常为 9.14mmol/L）。经与临床医师沟通，临床仍考虑患者的低血糖的病因可能是胰岛素瘤。

患者转入内分泌科后，继续完善相关检查。超声所见：胰腺实质回声均匀，胰管无扩张，胰腺体尾部交界部可见一稍低回声结节影，边界清，内部回声均匀。多普勒显示病变周围及内部血流丰富，断面大小约 1.3cm×1.6cm。胰腺尾部近脾门区域另见一稍低回声结节影，回声均匀，多普勒显示病变内部可见条状血流信号影，断面大小约 1.4cm×1.7cm。内镜诊断：胰腺体尾交界处结节，考虑胰岛细胞瘤的可能；胰腺尾部结节，性质？上述两处病变必要时可行超声内镜下穿刺活检。患者在内分泌科住院期间仍反复发作低血糖，最低 1.40mmol/L，请胰腺外科专科医师评估后，转入胰腺外科行手术治疗。

患者于全麻下行胰腺体尾部切除术＋门静脉修补术。术中见：腹腔未见明细腹水，腹腔中度粘连，探查肝脏，大网膜未触及明显结节。胰腺尾部扪及直径约 2.0cm×1.5cm 大小肿瘤，质软，边界尚清，与周围组织粘连，予以手术切除；脾脏呈暗红色，大小约 8cm×6cm×9cm，未见明显异常。脾门处见一大小约 2cm 大小副脾。术中超声探查胰腺其余部分未见占位性病变。患者术后多次复查空腹血糖，结果均已正常。

进一步查阅文献资料学习，低血糖症是指血浆葡萄糖（简称血糖）降低从而引起相应的症状体征。胰岛素瘤较典型特点是 Whipple 三联征：①空腹和运动促使低血糖发作；②发作时血糖 < 2.8mmol/L；③供糖后症状迅速消失。但 Whipple 三联征并非胰岛素瘤所特有，腺垂体功能减退、肾上腺皮质功能不足、严重肝病等均可出现 Whipple 三联征，故在上述基础上进行饥饿试验及 C 肽测定有助于鉴别诊断。有报道 50% 以上的胰岛素瘤患者低血糖事件发生在夜间，因此动态血糖监测并同步测定血清胰岛素水平也是诊断胰岛素瘤的重要环节。

部分患有胰岛素瘤的患者首诊是由于抽搐，而目前胰岛素瘤致低血糖抽搐的机制尚不明确，可能包括两方面因素：①患者胰岛素分泌增加，葡萄糖持续得不到补充，肝糖原耗尽时出现脑能量代谢障碍，血糖下降至 1mmol/L 时即可破坏脑细胞膜电位完整性，或大脑神经元坏死异常放电引起癫痫样发作；②高胰岛素血症可使钠、钾离子进入脑细胞，引起脑水肿和颅内压增高，导致抽搐。

本案例中，我们发现此患者的胰岛素瘤为阵发性分泌胰岛素，以致在低血糖发作时，并不能及时发现升高的胰岛素，并非所有的胰岛素瘤患者均表现为持续的高胰岛素水平。

（梁珊珊 李贵星）

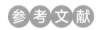

参 考 文 献

[1] 刘国强，邱法波，曲玉虎，等 . 胰岛素瘤的流行病学特征及诊治经验调查 3524 例 [J]. 世界华人消化杂志，2010，18(15):1620-1623.

[2] 周健，贾伟平，包玉倩，等 . 胰岛素瘤患者动态血糖谱的特点及意义 [J]. 上海交通大学学报（医学版），2007，27(7)：781-784.

[3] 王宪伟，龙学颖，曾镇，等 . 功能性胰岛素瘤的外科治疗 [J]. 中华普通外科杂志，2009，24(3)：242-243.

[4] 张太平，王天笑 . 胰岛素瘤诊治策略 [J]. 外科理论与实践，2011，16(5)：436-439.

40

高糖又高钾？

【案例经过】

患者，男性，24 岁，因重度颅脑损伤入住四川大学华西医院 ICU 护理单元，于 2018 年 9 月 10 日采血，检测结果见表 40-1。

表 40-1　第一次常规生化检测结果（采血时间 2018 年 9 月 10 日 08：59）

项目	结果	单位	参考范围
总胆红素（TBIL）	14.6	μmol/L	5.0 ~ 28.0
直接胆红素（DBIL）	8.9	μmol/L	< 8.8
丙氨酸转氨酶（ALT）	233	U/L	< 50
天冬氨酸转氨酶（AST）	140	U/L	< 40
总蛋白（TP）	36.5	g/L	65.0 ~ 85.0
白蛋白（ALB）	26.7	g/L	40.0 ~ 55.0
尿素（UREA）	1.80	mmol/L	3.38 ~ 8.57
肌酐（CREA）	36.0	μmol/L	53.0 ~ 140.0
胱抑素 C（CysC）	0.46	mg/L	0.51 ~ 1.09
尿酸（UA）	240.0	μmol/L	240.0 ~ 490.0
甘油三酯（TG）	0.78	mmol/L	0.29 ~ 1.83
胆固醇（CHOL）	0.89	mmol/L	2.80 ~ 5.70
高密度脂蛋白（HDL-C）	0.33	mmol/L	> 0.9
低密度脂蛋白（LDL-C）	0.37	mmol/L	< 4.0
血糖（GLU）	30.94	mmol/L	3.90 ~ 5.90
碱性磷酸酶（ALP）	31	U/L	35 ~ 100
谷氨酰转肽酶（GGT）	18	U/L	< 45

续表

项目	结果	单位	参考范围
肌酸激酶（CK）	921	U/L	20 ~ 140
乳酸脱氢酶（LDH）	279	U/L	110 ~ 220
羟丁酸脱氢酶（HBDH）	175	U/L	72 ~ 182
淀粉酶（AMY）	19	U/L	25 ~ 125
脂肪酶（LIP）	7	U/L	13 ~ 60
钠（Na^+）	123.2	mmol/L	137.0 ~ 147.0
钾（K^+）	55.71	mmol/L	3.50 ~ 5.30
氯（Cl^-）	153.7	mmol/L	99.0 ~ 110.0
碳酸氢根（HCO_3^-）	18.9	mmol/L	18.0 ~ 28.0
阴离子间隙（AG）	6.3	mmol/L	12.0 ~ 20.0
β-羟基丁酸测定（β-HBA）	0.07	mmol/L	0.02 ~ 0.27
钙（Ca）	1.34	mmol/L	2.10 ~ 2.70
镁（Mg）	0.65	mmol/L	0.67 ~ 1.04
磷（P）	0.32	mmol/L	0.81 ~ 1.45
总胆汁酸（TBA）	0.8	μmol/L	< 15

我们在检验报告审核时，出现了三个危急值，高糖高钾低钙，如此高的钾和低钙，首先想到患者采血时用成了紫头管，紫头管的抗凝剂为$EDTA-K_2$，它会螯合钙，因而检测结果会出现高钾低钙。但是，我们检查后发现，标本采集的是红头管而并非紫头管。这是什么原因？是否由于输液侧采血导致的高钾高糖低钙。

【沟通体会】

经过与临床沟通，护士否认输液侧采血，而且表示采血时患者并没有输液，如此奇怪的结果是怎么回事？我们要求临床重新采血送检。第二次的检测结果见表40-2。

表 40-2　第二次常规生化检测结果（采血时间：2018 年 9 月 10 日 15：57）

项目	结果	单位	参考范围
总胆红素（TBIL）	15.4	μmol/L	5.0 ~ 28.0
直接胆红素（DBIL）	8.7	μmol/L	< 8.8
丙氨酸转氨酶（ALT）	305	IU/L	< 50
天冬氨酸转氨酶（AST）	143	IU/L	< 40
总蛋白（TP）	52.5	g/L	65.0 ~ 85.0
白蛋白（ALB）	36.2	g/L	40.0 ~ 55.0
尿素（UREA）	2.30	mmol/L	3.38 ~ 8.57
肌酐（CREA）	56.0	μmol/L	53.0 ~ 140.0
胱抑素 C（CysC）	0.75	mg/L	0.51 ~ 1.09
尿酸（UA）	331.0	μmol/L	240.0 ~ 490.0
甘油三酯（TG）	1.29	mmol/L	0.29 ~ 1.83
胆固醇（CHOL）	1.51	mmol/L	2.80 ~ 5.70
高密度脂蛋白（HDL-C）	0.39	mmol/L	> 0.9
低密度脂蛋白（LDL-C）	0.54	mmol/L	< 4.0
血糖（GLU）	5.46	mmol/L	3.90 ~ 5.90
碱性磷酸酶（ALP）	46	U/L	35 ~ 100
谷氨酰转肽酶（GGT）	25	U/L	< 45
肌酸激酶（CK）	1 042	U/L	20 ~ 140
乳酸脱氢酶（LDH）	318	U/L	110 ~ 220
羟丁酸脱氢酶（HBDH）	224	U/L	72 ~ 182
淀粉酶（AMY）	23	U/L	25 ~ 125
脂肪酶（LIP）	10	U/L	13 ~ 60
钠（Na$^+$）	145.7	mmol/L	137.0 ~ 147.0
钾（K$^+$）	3.24	mmol/L	3.50 ~ 5.30
氯（Cl$^-$）	111.5	mmol/L	99.0 ~ 110.0

续表

项目	结果	单位	参考范围
碳酸氢根（HCO_3^-）	23.0	mmol/L	18.0 ~ 28.0
阴离子间隙（AG）	14.4	mmol/L	12.0 ~ 20.0
β- 羟基丁酸测定（β-HBA）	0.10	mmol/L	0.02 ~ 0.27
钙（Ca）	1.99	mmol/L	2.10 ~ 2.70
镁（Mg）	0.84	mmol/L	0.67 ~ 1.04
磷（P）	0.61	mmol/L	0.81 ~ 1.45
总胆汁酸（TBA）	1.1	μmol/L	< 15

从复查结果发现，钾、钙、糖都恢复了正常。进一步和临床沟通，发现此人由于重度颅脑损伤，短时间内输入大量液体，其中就包括用了氯化钾、葡萄糖等，刚在手背输完液撤除输液管，另一护士马上进入病房就在肘静脉采血，此时虽然没有同时输液采血，当刚输入的液体还未在人体内达到平衡时，就进行了抽血检测，因而造成刚输完液就采血造成输液污染的结果。

通过本案例，表明患者在输液时即使不在同侧采血，也应该避免同时在异侧进行采血，输完液后应等待 2h 后再进行采血，更加明确了检验前质量的重要性，尤其是遇到异常结果时，更要与临床多联系，提高检验结果在临床工作中的重要性。

可见，了解临床的治疗过程和采血前患者的状态对于结果解读很重要。

（梁珊珊 李贵星）

41 血清总胆固醇为啥这么高

【案例经过】

2018 年 4 月 17 日，将近中午，徐州医科大学附属医院检验科生化室一如既往紧张又有序地忙碌着。面对着浩如烟海的数据，老师们却丝毫不敢马虎，认真地审核一张张报告单。突然，老师在一份检查结果前停顿了下来，转头问我："这位患者的总胆固醇高达 28.02mmol/L（表 41-1），怎么这么高？会是什么原因呢？"

表 41-1　发现疑问的检测结果

项目名称	结果	参考区间	项目名称	结果	参考区间
ALT/(U·L⁻¹)	266	9 ~ 50	AST/(U·L⁻¹)	269	15 ~ 40
TP/(g·L⁻¹)	49.6	65.0 ~ 85.0	ALB/(g·L⁻¹)	26	40 ~ 55
ALP/(U·L⁻¹)	999	42 ~ 128	GGT/(U·L⁻¹)	1 616	10 ~ 60
TBIL/(μmol·L⁻¹)	151.1	0 ~ 20	DBIL/(μmol·L⁻¹)	128.4	0 ~ 6.0
TBA/(μmol·L⁻¹)	3.3	0 ~ 12	GLU/(mmol·L⁻¹)	13.07	3.6 ~ 6.2
TG/(mmol·L⁻¹)	2.14	0.56 ~ 1.70	CHOL/(μmol·L⁻¹)	28.02	3.10 ~ 5.70
HDL-C/(μmol·L⁻¹)	0.75	1.03 ~ 2.07	LDL-C/(mmol·L⁻¹)	10.75	1.70 ~ 3.64
ApoA1/(g·L⁻¹)	0.84	1.00 ~ 1.60	ApoB/(g·L⁻¹)	2.62	0.63 ~ 1.14
LP(a)/(mg·L⁻¹)	371	0 ~ 300			

病程记录如下：患者，男，70 岁，因"发现巩膜黄染，尿黄两周余"入院。影像学示：肝门部近左右肝管汇合处占位性病变，肿瘤性病变可能，继发性肝内胆管梗阻表现。肝门部胆管癌切除术后，病理诊断示：肝门部肿瘤胆管腺癌（高 - 中分化）。

【沟通体会】

我们围绕"胆固醇水平极高"开始展开探索，是检测有误还是标本真实水平？若标本检测无误，是原发性疾病还是继发性疾病导致血清胆固醇增高？现针对以上问题逐一进行分析：

1. 首先排除检测误差。查看标本检测当天的质控，质控在控。回顾先前检验结果，该患者入院前血清总胆固醇结果异常增高（表 41-2）。高胆红素致比色受到正干扰是一种共性因素，以比色法为测定原理的检测项目均会受到干扰，而本例中甘油三酯等指标并未异常增高；另外，胆红素具有

还原性，使得反应终产物红色醌亚胺化合物减少，对结果成负干扰。综上
所述分析操作导致的误差可以排除。

表 41-2　入院当天部分指标的检测结果

项目名称	结果	参考区间	项目名称	结果	参考区间
ALT/(U·L^{-1})	260	9 ~ 50	AST/(U·L^{-1})	192	15 ~ 40
TP/(g·L^{-1})	51.1	65.0 ~ 85.0	ALB/(g·L^{-1})	26	40 ~ 55
ALP/(U·L^{-1})	1 160	42 ~ 128	GGT/(U·L^{-1})	1 896	10 ~ 60
TBIL/(μmol·L^{-1})	208.9	0 ~ 20	DBIL/(μmol·L^{-1})	189.4	0 ~ 6.0
TBA/(μmol·L^{-1})	192.5	0 ~ 12	GLU/(mmol·L^{-1})	5.83	3.6 ~ 6.2
TG/(mmol·L^{-1})	1.65	0.56 ~ 1.70	CHOL/(μmol·L^{-1})	24.63	3.10 ~ 5.70
HDL-C/(μmol·L^{-1})	0.43	1.03 ~ 2.07	LDL-C/(mmol·L^{-1})	13.97	1.70 ~ 3.64
ApoA1/(g·L^{-1})	0.81	1.00 ~ 1.60	ApoB/(g·L^{-1})	2.06	0.63 ~ 1.14
LP(a)/(mg·L^{-1})	286	0 ~ 300			

2. 从患者的病史来分析这是原发性胆固醇增高疾病，还是继发性疾病
导致患者胆固醇水平增高。我们联系了该患者的床位医生，并提出疑惑，
临床医生回答术后主要关注患者肝功指标，其他指标尚未重视，希望能与
检验科加强交流。如此高水平胆固醇首先从原发性疾病考虑，最快捷的方
式便是询问病史来验证想法。通过对患者进行询问后获得如下信息：患者
体型消瘦，皮肤黏膜黄染，呈典型黄疸病貌，体表无黄色素瘤。家族中未
见其他亲属有胆固醇异常增高的情况。根据患者反馈的信息，Ⅱa 型高脂蛋
白血症这一常染色体显性遗传病诊断缺乏重要的家族病史支持，难以成立。

3. 由于甲状腺功能低下患者常可见胆固醇升高，故可通过检测其甲状
腺相关生化指标来判断其甲状腺功能是否异常。从患者甲状腺功能报告单
（表 41-3）可初步判断患者并不存在甲状腺功能低下的状况，血清 TSH 正
常，TT4 正常而 TT3 降低，结合患者自身状况可认为这一结果是由于患有
慢性消耗性疾病导致的低 T3 综合征。至此可排除由于甲状腺功能减低引起
的高胆固醇血症。

表 41-3　甲状腺功能报告

项目名称	结果	单位	参考区间
FT_3	0.61	pmol/L	2.80 ～ 7.10
FT_4	12.70	pmol/L	12.00 ～ 22.00
TSH	0.58	mIU/L	0.27 ～ 4.20
A-TG	< 10	IU/ml	0 ～ 115.00
A-TP	19.00	IU/ml	0 ～ 34.00

4. 临床上也有由自身免疫反应介导的慢性进行性胆汁淤积性肝病，当进展到疾病后期时，常出现皮肤瘙痒和黄疸，血清胆红素多中度升高，血清胆固醇常异常增高，常检测到抗线粒体抗体（AMA）或其 M_2 亚型阳性。而本患者 ENA 抗原抗体均呈阴性，提示该患者无自身免疫性抗体。

糖尿病可以解释患者以高胆固醇为特征的脂代谢紊乱吗？糖尿病主要出现以高甘油三酯血症和低 HDL 血症为特征的高脂血症。与胰岛素抵抗发生相关的代谢综合征，强调中心性肥胖为基本特征。正当思考陷入了困境，之前一直忽略的现象却浮现在眼前，该患者术后的总胆汁酸水平与术前相比有明显下降，胆汁酸是胆汁的主要成分，是胆固醇在肝细胞内降解产生，随胆汁分泌进入肠道。既然胆汁酸在手术前后变化很大，那么我们可否认为胆固醇异常升高与胆汁淤积有关呢？为此我们再次联系临床医生，希望能够再次做一次血脂检测，来验证我们的猜想，随后的血脂与肝功能检测结果见表 41-4。

表 41-4　应要求复查的部分生化结果

项目名称	结果	参考区间	项目名称	结果	参考区间
$ALT/(U \cdot L^{-1})$	58	9 ～ 50	$AST/(U \cdot L^{-1})$	32	15 ～ 40
$TP/(g \cdot L^{-1})$	49.3	65.0 ～ 85.0	$ALB/(g \cdot L^{-1})$	25.8	40 ～ 55
$ALP/(U \cdot L-1)$	268	42 ～ 128	$GGT/(U \cdot L-1)$	240	10 ～ 60
$TBIL/(\mu mol \cdot L^{-1})$	58.8	0 ～ 20	$DBIL/(\mu mol \cdot L^{-1})$	50.9	0 ～ 6.0
$TBA/(\mu mol \cdot L^{-1})$	17.8	0 ～ 12	$GLU/(mmol \cdot L^{-1})$	6.38	3.6 ～ 6.2

续表

项目名称	结果	参考区间	项目名称	结果	参考区间
TG/(mmol·L⁻¹)	2.14	0.56 ~ 1.70	CHOL/(μmol·L⁻¹)	7.73	3.10 ~ 5.70
HDL-C/(μmol·L⁻¹)	0.68	1.03 ~ 2.07	LDL-C/(mmol·L⁻¹)	5.55	1.70 ~ 3.64
ApoA1/(g·L⁻¹)	0.64	1.00 ~ 1.60	ApoB/(g·L⁻¹)	1.74	0.63 ~ 1.14
LP(a)/(mg·L⁻¹)	112	0 ~ 300			

随着患者肝功能各项指标的大幅度好转，患者的总胆固醇水平已降至临床可解释的范围内。由于此患者基础疾病多，体内糖代谢长期处于异常状态，脂代谢出现较高的水平与患者自身状况并不矛盾。此次结果可以基本肯定我们猜想的合理性，此次探究也促进了徐州医科大学附属医院临床与医技科室之间的合作与学习。

正如李洪春专家所说：肝内、肝外胆管、总肝管、胆总管及华特壶腹等处的任何部位发生阻塞致胆汁淤积，梗阻上方的胆管内压力不断增高，胆管扩张，最终导致胆汁反流入血，血中出现阻塞性脂蛋白 X；同时肝合成胆固醇能力增强，血中总胆固醇增加，其中以游离胆固醇为主。检验书本对于胆汁淤积时脂代谢紊乱只是简单提及，但是临床上常有患者基础疾病多，若不对血脂增高的情况加以区分重视，提醒患者早期预防，部分患者罹患心血管疾病的风险大大增加。

此患者为外科患者，由于各科室工作重点不同，临床医生也难免有考虑不到的细节。此时若是检验科人员仅复查标本，认为检验无误就发出报告，不予解释，那么检验人员与外科医生都错失了一次宝贵的学习机会。所以检验人员在保证对标本负责的同时不妨多一些思考，多与临床沟通，检验书本历来习惯由一项指标拓展出常见疾病，不可能面面俱到，临床学科从疾病入手，疾病的各类指标变化均有提及，二者结合，才能跳出局限，抽丝剥茧使复杂的问题露出本质。

当出现异常的检测结果时，除了对标本进行复查以排除检测错误或方法学的缺陷导致的检测结果不可靠以外，与临床医生沟通，全面地了解患者病情，发现隐匿疾病，预防可能出现的疾病，对临床医生和检验人员都是一次学习与提升。

（李洪春　付沛文　徐　娜）

参考文献

万学红 , 卢雪峰 . 诊断学 [M]. 8 版 . 北京：人民卫生出版社，2013.

 42 HDL-C+LDL-C 占总胆固醇的比例该多少？

【案例经过】

日常检验工作中，审核报告时，经常会碰到血脂异常的报告。这天，在审核生化报告时遇到这样一份特殊的检查结果。患者，男，38 岁。其生化结果见表 42-1。

表 42-1　部分生化的检测结果

项目名称	结果	参考区间	项目名称	结果	参考区间
GLU/(mmol·L⁻¹)	8.81	3.80 ~ 9.20	UREA/(mmol·L⁻¹)	3.85	1.7 ~ 8.3
CREA/(μmol·L⁻¹)	70	40 ~ 97	UA/(mmol·L⁻¹)	416	90 ~ 420
CysC/(mg·L⁻¹)	0.65	0.56 ~ 1.15	CHOL/(mmol·L⁻¹)	6.50	3.10 ~ 5.70
TG/(mmol·L⁻¹)	14.35	0.56 ~ 1.70	HDL-C/(mmol·L⁻¹)	0.79	1.03 ~ 2.07
LDL-C/(mmol·L⁻¹)	0.45	1.70 ~ 3.64	ApoA1/(g·L⁻¹)	0.96	1.00 ~ 1.60
ApoB/(g·L⁻¹)	0.71	0.63 ~ 1.14	LP(a)/(mg·L⁻¹)	57	0 ~ 300

这份报告异常的有两点：①血糖高；②血脂高。令我比较奇怪的是，患者的总胆固醇（total cholesterol，CHOL）结果 6.5mmol/L，虽升高的并不明显，但高密度脂蛋白胆固醇（HDL-C）及低密度脂蛋白胆固醇（LDL-C）无一增高，反而降至参考区间以下。这是为何呢？

【沟通体会】

这个报告的审核对其他检验人来说或许并不难，但正在进行检验医师规范化培训的我还是很想弄清楚血脂分析指标之间的逻辑关系。于是，联系床位医生，了解患者具体情况，患者 2 型糖尿病及高脂血症诊断明确，已经给予控制血糖，降低血脂等治疗，并建议患者清淡饮食、适量减肥。

高脂血症系指血浆中脂质浓度超过正常范围。由于血浆中脂质大部分与血浆中蛋白质结合，因此该病又称为高脂蛋白血症（hyperlipoproteinemia）。血脂包括类脂及脂肪，类脂主要是磷脂、糖脂、固醇及类固醇；脂肪主要是甘油三酯。血浆中的脂蛋白是脂质与蛋白质结合的复合体，按密度不同，可分为乳糜微粒（chylomicron，CM）、极低密度脂蛋白（very low density lipoprotein，VLDL）、中间密度脂蛋白（intermediate density lipoprotein，IDL）、低密度脂蛋白（low density lipoprotein，LDL）及高密度脂蛋白（high density lipoprotein，HDL）等。各种脂蛋白的组成成分见表 42-2。

表 42-2　各种脂蛋白组成成分　　　　　　　　（单位：%）

分类	胆固醇	表面成分		内部脂质	
		磷脂	载脂蛋白	三酰甘油	胆固醇酯
CM	2	7	2	86	3
VLDL	7	18	8	55	12
IDL	9	19	19	23	29
LDL	8	22	22	6	42
HDL2	5	33	40	5	17
HDL3	4	25	55	3	13

从表 42-2 可以看出患者总胆固醇指标不仅仅要关注 LDL-C、HDL-C，与 IDL、VLDL 的水平也密切关联，而这两者临床实验室尚未开展检测，但从 TG 的检测中也能反映出一二，因为 IDL、VLDL 含有较高比例的三酰甘油。各脂质之间有一经典的 Friedewald 公式，该公式假设条件为血浆中不存在 CM，TG 主要含在 VLDL 中，VLDL/TG 为一恒定的系数 F。公式为：CHOL=LDL-C+HDL-C+TG/2.2，只适用于 TG < 4.52mmol/L。因 Ⅲ 型高脂蛋白血症血清中富含 IDL 和 VLDL 残粒，这些颗粒中所含的胆固醇比率较其他脂蛋白高，使 F 公式产生较大的误差。

依据 1967 年 Frederickson 等用的改进脂蛋白电泳将高脂血症分为 Ⅰ、

Ⅱa、Ⅱb、Ⅲ、Ⅳ、Ⅴ六型，各型的原因，临床表现及治疗原则也不一致。后继续追踪患者血脂水平变化，5 日后，患者血脂水平见表 42-3。

表 42-3　复查的血脂检测结果

项目名称	结果	参考区间	项目名称	结果	参考区间
CHOL/(mmol·L^{-1})	4.36	3.10 ~ 5.70	TG/(mmol·L^{-1})	4.26	0.56 ~ 1.70
HDL-C/(mmol·L^{-1})	0.83	1.03 ~ 2.07	LDL-C/(mmol·L^{-1})	1.64	1.70 ~ 3.64
ApoA1/(g·L^{-1})	0.91	1.00 ~ 1.60	ApoB/(g·L^{-1})	0.78	0.63 ~ 1.14
LP(a)/(mg·L^{-1})	73	0 ~ 300			

正如李洪春专家所说：血脂各指标的检测数据之间，存在一定的逻辑关系，HDL-C+LDL-C 不可能大于 CHOL，但究竟占多大比例，不仅与 HDL、LDL 密切相关，也与 IDL、VLDL 的水平有关。

（胡忠嫣　徐　娜　李　晓）

43　血脂异常不是老年人的"专利"

【案例经过】

在日常工作中每天要审核很多份报告，有一份生化报告引起了我的注意。患者女，9 岁，其生化结果见表 43-1。

表 43-1　患者的生化检测结果

项目名称	结果	参考区间	项目名称	结果	参考区间
AST/(U·L^{-1})	21	15 ~ 40	ALT/(U·L^{-1})	32	9 ~ 50
GGT/(U·L^{-1})	38	10 ~ 60	ALP/(U·L^{-1})	99	42 ~ 128
PA/(g·L^{-1})	0.41	0.2 ~ 0.4	TP/(g·L^{-1})	47.1	65 ~ 85

续表

项目名称	结果	参考区间	项目名称	结果	参考区间
ALB/(g·L⁻¹)	24.4	40 ~ 55	TBIL/(μmol·L⁻¹)	4.0	0 ~ 20
DBIL/(μmol·L⁻¹)	1.2	0 ~ 6	TBA/(μmol·L⁻¹)	2.0	0 ~ 12.0
CHE/(U·L⁻¹)	12 226	5 000 ~ 12 000	UREA/(mmol·L⁻¹)	7.60	1.7 ~ 8.3
CREA/(μmol·L⁻¹)	29	40 ~ 97	UA/(μmol·L⁻¹)	224	90 ~ 420
CysC/(mg·L⁻¹)	0.69	0.56 ~ 1.15	CHOL/(mmol·L⁻¹)	13.40	3.10 ~ 5.70
TG/(mmol·L⁻¹)	4.06	0.56 ~ 1.70	HDL-C/(mmol·L⁻¹)	2.27	1.03 ~ 2.07
LDL-C/(mmol·L⁻¹)	9.07	1.70 ~ 3.64	ApoA1/(g·L⁻¹)	2.70	1.00 ~ 1.60
ApoB/(g·L⁻¹)	2.39	0.63 ~ 1.14	LP(a)/(mg·L⁻¹)	237	0 ~ 300

从这张报告上可以看出：①患儿的肝功中酶学指标正常，总蛋白和白蛋白降低，低蛋白血症明确。②患儿的血脂明显异常，总胆固醇（CHOL）高达 13.40mmol/L、低密度脂蛋白胆固醇（LDL）高达 9.07mmol/L、甘油三酯（TG）4.06mmol/L。

【沟通体会】

针对只有 9 岁的患儿来说，这么高的血脂不算常见。引起高脂血症的原因很多，归纳起来主要有三个方面的原因：①遗传因素，主要指由基因决定的原发性高脂血症；②继发于内分泌代谢疾病或其他系统疾病，如肥胖、糖尿病、甲状腺功能减低、肾病综合征及服用特定的药物；③不健康的生活方式，如缺乏运动、吸烟、喝酒、高糖高脂饮食。

低蛋白血症的原因也有多种。主要包括：①肝细胞损害；②营养不良；③蛋白丢失过多；④消耗增加；⑤血清水分增加。结合该患儿的血脂水平和肝功能状态，考虑低蛋白可能是由蛋白丢失过多引起，于是查询其他报告，患者 24h 尿蛋白定量为 3.52g/d，综合考虑患者为肾病综合征。

为了验证自己的判断，并了解儿科医生对儿童血脂检测现状的看法，我走到了病房。在和他们交流中得知，针对儿童人群，很少申请血脂检测，除非病情所需。该患儿若仅从肝肾功能检测结果来看，不能判别是何种原因导致的低蛋白血症；现有血脂结果对临床医生判断病情极为重要。

然而，现如今许多人提出，儿童血脂不能作为常规项目进行检查。难道真的不需要吗？此案例表明一个相反的观点：儿童血脂分析是必要的。

随着我国生活水平的提高，肥胖儿童逐渐增多，导致人罹患心脏病的因素从胎儿就开始存在，对儿童高脂血症要引起全社会的高度关注和足够重视。在儿童血脂管理中，血清 CHOL 最佳值 < 4.40mmol/L，≥ 5.20mmol/L 属于高值；血清 LDL-C 最佳值为 < 2.2mmol/L，≥ 3.30mmol/L 属于高值。在有高脂血症（含双亲中有一人血清 CHOL > 6.20mmol/L）或动脉粥样硬化家族史的儿童，应从 2 岁开始监测血脂水平。①若 CHOL < 4.40mmol/L，5 年内再监测 1 次；②若血清 CHOL 在 4.40 ～ 5.10mmol/L，应间隔 1 周再监测 1 次（最好在同一实验室）；③若 CHOL ≥ 4.40mmol/L，则应空腹 12h，再监测血清 CHOL、HDL-C、LDL-C 等，若 LDL-C < 2.80mmol/L，可于 5 年内再监测血清 CHOL；④若血清 LDL-C 在 2.80 ～ 3.30mmol/L，应进行改善生活方式的教育和饮食治疗；⑤若血清 LDL-C ≥ 3.40mmol/L，再继续监测，查明是继发性还是原发性，必要时要进行药物治疗，治疗目标值为 LDL-C < 3.40mmol/L，理想目标值为 < 2.80mmol/L。

正如李洪春专家所说：儿童血脂异常并不少见。有些家族性高胆固醇血症儿童，其血胆固醇水平较正常人可高数倍以上，多在 10 余岁时就出现冠心病的临床症状和体征，甚至心肌梗死。而且由于不良生活方式，肥胖、代谢综合征越来越多，儿童血脂异常也越来越常见。所以，儿童血脂分析是必不可少的。

（胡忠嫣　徐　娜　李　晓）

44　莫名升高的甘油三酯

【案例经过】

女性患者，71 岁，因"急性脑出血"就诊于华西医院急诊科。2018-03-13 11：26 采血检查。该患者生化检查结果见表 44-1。

表 44-1 患者急诊就诊时生化结果

项目	结果	单位	参考范围
总胆红素（TBIL）	25.5	μmol/L	5.0 ~ 28.0
直接胆红素（DBIL）	6.9	μmol/L	< 8.8
丙氨酸转氨酶（ALT）	19	U/L	< 40
天冬氨酸转氨酶（AST）	24	U/L	< 35
总蛋白（TP）	75.6	g/L	65.0 ~ 85.0
白蛋白（ALB）	43.6	g/L	40.0 ~ 55.0
尿素（UREA）	4.90	mmol/L	3.38 ~ 8.57
肌酐（CREA）	38.0	μmol/L	37.0 ~ 110.0
估算肾小球滤过率（eGFR）	78	ml/（min·1.73m^2）	90 ~ 120
胱抑素 C（CysC）	0.82	mg/L	0.51 ~ 1.09
尿酸（URIC）	315.0	μmol/L	160.0 ~ 380.0
甘油三酯（TG）	1.55	mmol/L	0.29 ~ 1.83
胆固醇（CHOL）	4.27	mmol/L	2.80 ~ 5.70
高密度脂蛋白胆固醇（HDL-C）	1.20	mmol/L	> 0.90
低密度脂蛋白胆固醇（LDL-C）	3.64	mmol/L	< 0.40
血糖（GLU）	18.58	mmol/L	3.90 ~ 5.90
碱性磷酸酶（ALP）	116	U/L	51 ~ 160
谷氨酰转肽酶（GGT）	19	U/L	< 60
肌酸激酶（CK）	108	U/L	19 ~ 226
乳酸脱氢酶（LDH）	195	U/L	110 ~ 220
羟丁酸脱氢酶（HBDH）	158	U/L	72 ~ 182

该患者于当日 16：12 再次采血做生化检查，间隔时间 3h46min，其生化检查结果见表 44-2。

表 44-2　患者治疗后生化结果

项目	结果	单位	参考范围
总胆红素（TBIL）	24.9	μmol/L	5.0 ~ 28.0
直接胆红素（DBIL）	9.5	μmol/L	< 8.8
丙氨酸转氨酶（ALT）	15	U/L	< 40
天冬氨酸转氨酶（AST）	22	U/L	< 35
总蛋白（TP）	74.0	g/L	65.0 ~ 85.0
白蛋白（ALB）	40.0	g/L	40.0 ~ 55.0
尿素（UREA）	5.30	mmol/L	3.38 ~ 8.57
肌酐（CREA）	71.0	μmol/L	37.0 ~ 110.0
估算肾小球滤过率（eGFR）	74	ml/（min·1.73m^2）	90 ~ 120
胱抑素 C（CysC）	0.77	mg/L	0.51 ~ 1.09
尿酸（URIC）	334.0	μmol/L	160.0 ~ 380.0
甘油三酯（TG）	15.23	mmol/L	0.29 ~ 1.83
胆固醇（CHOL）	4.27	mmol/L	2.80 ~ 5.70
高密度脂蛋白胆固醇（HDL-C）	1.07	mmol/L	> 0.90
低密度脂蛋白胆固醇（LDL-C）	3.07	mmol/L	< 0.40
血糖（GLU）	20.66	mmol/L	3.90 ~ 5.90
碱性磷酸酶（ALP）	102	U/L	51 ~ 160
谷氨酰转肽酶（GGT）	15	U/L	< 60
肌酸激酶（CK）	90	U/L	19 ~ 226
乳酸脱氢酶（LDH）	189	U/L	110 ~ 220
羟丁酸脱氢酶（HBDH）	152	U/L	72 ~ 182

　　该患者结果表现为 TG 从 1.55mmol/L 大幅升高到 15.23mmol/L，两次结果相差太大，复查第二次样本结果一致，分析该患者血脂结果，仅 TG 升

高，而 CHOL、HDL-C 和 LDL-C 结果正常，临床上出现该结果常见于脂血样品，多见于 I 型高脂血症，即高乳糜微粒血症，样品外观表现乳白色不透明浑浊，取出该样品观察，发现血清清亮透明呈淡黄色，不存在乳糜微粒，而且该患者 3h 前采血检查 TG 结果正常，患者脑出血不存在进食可能，血清外观表明该患者没有输注脂肪乳，很难解释该结果。遂和急诊科医生联系，了解情况。

【沟通体会】

经过和该患者急诊科主管医生电话联系，了解该患者的情况，特别是治疗的情况，交流中，临床医生一句"使用了甘油果糖"引起了我们的注意。我们立即上网查询该药物的相关情况。甘油果糖是一种复方制剂，是高渗透性脱水药。甘油能参与脑代谢过程，改善脑代谢；果糖被细胞代谢利用提供能量；氯化钠能调节电解质平衡。其作用机制为：静脉注射后能提高血浆渗透压，使组织内水分进入血管，减轻组织水肿，降低颅内压和脑脊液容量及其压力；通过促进组织中含有的水分向血液中移动，减轻组织水肿。主要用于脑血管疾病、脑外伤、脑肿瘤、颅内炎症及其他原因引起的急、慢性颅内压增高，脑水肿症。

目前实验室测定甘油三酯常用酶法，其反应原理为：血清中 TG 在脂蛋白脂酶（LPL）作用下，水解为甘油和游离脂肪酸（FFA）；甘油在 ATP 和甘油激酶（GK）的作用下，生成 3- 磷酸甘油；3- 磷酸甘油经磷酸甘油氧化酶（GPO）作用氧化生成磷酸二羟丙酮和过氧化氢（H_2O_2）；H_2O_2 与 4- 氨基安替比林（4-AAP）及酚在过氧化物酶（POD）作用下，生成红色醌类化合物，其显色程度与 TG 的浓度成正比。反应式如下：

$$甘油三脂 \xrightarrow{LPL} 甘油 + 游离脂肪酸$$

$$甘油 + ATP \xrightarrow{GK} 甘油 -3- 磷酸$$

$$甘油 -3- 磷酸 + O_2 \xrightarrow{GPO} 磷酸二羟丙酮 + H_2O_2$$

$$H_2O_2 + 4\text{-}AAP + 酚 \xrightarrow{POD} 醌亚胺 + H_2O$$

目前测定 TG 分为 2 种方法：

（1）一步终点法：血清与酶试剂混合反应一定时间后，直接进行测定。具有简便、快速的优点，但所测 TG 值包括了血清中的游离甘油（FG）。

（2）两步双试剂法：将 LPL 组成试剂 2，其余部分为试剂 1。血清先加试剂 1，37℃孵育后，因无 LPL 存在，TG 不被水解，FG 在 GK 和 GPO 的

作用下反应生成 H_2O_2，完成反应显色，此部分反应是血中的甘油产生的显色反应，再加入试剂 2，让 TG 分解完成整个反应，并采用二点法，即加入试剂 2 前测定的吸光度为 A1，加入试剂 2 反应完全后测定吸光度为 A2，用 A2－A1 计算即可测出 TG 的含量，除去游离甘油的干扰，即采用双试剂二点法可消除甘油的干扰。

本实验室测定 TG 采用一步法，即测定的结果是甘油三酯和甘油的总和，当患者使用了甘油果糖，其中的甘油对测定产生正干扰，因而造成治疗后 TG 结果异常增高。

通过本案例，我们一方面应该对项目的测定原理非常清楚，同时也需要了解临床治疗中使用药物对测定产生的干扰，同时需要使用更好的试剂和分析方法提高检测的抗干扰能力，保证检测结果的准确性。

（聂 鑫 贺 勇 李贵星）

45 脂肪肝一定会伴有脂代谢紊乱么？

【案例经过】

2018-6-19，一份报告（表 45-1 和表 45-2），引起了我的疑惑。患者女性，35 岁，孕 36^{+1} 周，因"恶心，呕吐"入院，初步诊断为"急性妊娠期脂肪肝"。

表 45-1　生化检验结果

项目名称	结果	参考区间	项目名称	结果	参考区间
ALT/$(U\cdot L^{-1})$	124	7 ~ 40	AST/$(U\cdot L^{-1})$	90	15 ~ 35
TP/$(g\cdot L^{-1})$	44.4	65 ~ 85	ALB/$(g\cdot L^{-1})$	25.6	34 ~ 55
ALP/$(U\cdot L^{-1})$	296	42 ~ 128	GGT/$(U\cdot L^{-1})$	60	7 ~ 45
TBIL/$(\mu mol\cdot L^{-1})$	131.7	0.0 ~ 22.0	DBIL/$(\mu mol\cdot L^{-1})$	108.7	0.0 ~ 6.0
TBA/$(\mu mol\cdot L^{-1})$	22.2	0.0 ~ 12.0	UREA/$(mmol\cdot L^{-1})$	7.43	1.70 ~ 8.30

续表

项目名称	结果	参考区间	项目名称	结果	参考区间
K^+/(mmol·L^{-1})	3.91	3.5 ~ 5.3	CREA/(μmol·L^{-1})	185	40 ~ 97
Na^+/(mmol·L^{-1})	139.0	137 ~ 147	UA/(μmol·L^{-1})	626	90 ~ 420
Cl^-/(mmol·L^{-1})	109.2	99 ~ 110	Ca/(mmol·L^{-1})	2.06	2.10 ~ 2.70

表 45-2　凝血检验结果

项目名称	结果	参考区间	项目名称	结果	参考区间
PT/s	18.3	11.0 ~ 14.0	APTT/s	62.1	20.0 ~ 40.0
TT/s	24.5	10.0 ~ 21.0	FIB/(g·L^{-1})	0.892	2.000 ~ 4.000

这检验报告单上可以看到患者的：①肝功能异常，血清总胆红素（TBIL）与直接胆红素（DBIL）明显增高，出现高胆红素血症；②肾功能异常，血肌酐（CREA）、尿酸（UREA）明显升高，出现高尿酸血症；③总蛋白（TP）、白蛋白（ALB）较低，出现低蛋白血症；④凝血功能异常，显示低纤维蛋白血症。

【沟通体会】

检测结果都符合临床对"急性妊娠期脂肪肝"的诊断，但既然是脂肪肝，为什么偏偏没有申请血脂检测呢？于是，我又加做了一个血脂的检测，结果见表 45-3。

表 45-3　血脂检验结果

项目名称	结果	参考区间	项目名称	结果	参考区间
CHOL/(mmol·L^{-1})	2.41	3.10 ~ 5.70	TG/(mmol·L^{-1})	1.53	0.56 ~ 1.70
HDL/(mmol·L^{-1})	0.26	1.03 ~ 2.07	LDL/(mmol·L^{-1})	0.93	1.70 ~ 3.64
ApoA1/(g·L^{-1})	0.37	1.00 ~ 1.60	ApoB/(g·L^{-1})	0.61	0.63 ~ 1.14
LP(a)/(mg·L^{-1})	19	0 ~ 300			

从检测结果上看，该患者的血脂检测指标不但不高，还都略微偏低。于是，带着疑问，和床位医生进行了电话沟通。原来，脂肪肝之所以为脂肪肝是指肝脏部位的脂肪含量超过了肝脏重量的 5%，而血脂紊乱则为全身血液中的脂肪含量不在正常范围内，其特征为肝内脂肪小泡堆积，肝细胞内大量的脂肪微滴浸润肝脏。而脂肪肝的判断则不需要观察血脂是否紊乱。此患者为急性妊娠期脂肪肝，孕期使激素发生变化，使脂肪酸代谢发生障碍，致游离脂肪酸堆积在肝细胞和肾、胰、脑等其他脏器，造成多脏器损害，血脂也会发生变化。如果久治不愈则出现肝硬化，病死率非常高。

（冯路璐　顾　兵）

46　酮体的升降之谜

【案例经过】

内分泌科患者，女，73 岁，既往有糖尿病病史，怀疑酮症酸中毒，急查尿常规、血糖，以及血气分析等。尿常规和血糖结果先出来了，尿酮体（−），血糖为 22.2mmol/L，其余结果还未出。临床医生打来电话问道："检查结果怎么回事？患者很明显的酮症了，化验结果酮体结果和临床不符，等我们都抢救、治疗得差不多了，结果又会高上来？"

【沟通体会】

听了医生的质疑，我耐心地解释了尿酮体检测与临床不符的原因。酮体是乙酰乙酸、β- 羟丁酸和丙酮 3 种物质的总称。糖尿病酮症酸中毒（DKA）时，胰岛素绝对或者相对不足导致三大物质代谢紊乱，脂肪分解代谢加强导致脂肪酸在肝内 β 氧化生成大量的乙酰辅酶 A。由于糖代谢紊乱导致草酰乙酸不足，进而导致过量的乙酰辅酶 A 不能进入三羧酸循环氧化供能。大量的乙酰辅酶 A 在肝细胞线粒体内合成乙酰乙酸，部分乙酰乙酸还原生成 β- 羟丁酸或自发脱羧生成丙酮。血液中大量的 β- 羟丁酸和乙酰乙酸会解离出大量的 H^+，超过机体代偿能力后，表现为代谢性酸中毒。血液中的 H^+ 刺激机体代偿性呼出更多的 CO_2，丙酮就伴随呼吸被排出来了，这也就是我们熟悉的烂苹果味呼吸。

正常状况下，机体可以有效利用酮体。但是当血液中酮体超过 700mg/L 时，酮体氧化作用饱和，肾小球滤过超过肾小管重吸收量，于是尿中就出现了酮体。DKA 早期，血液中升高的主要是 β- 羟丁酸，乙酰乙酸很少，二者比例可达 2∶1，甚至更高，因此 DKA 早期肾脏滤过的酮体中主要是 β- 羟丁酸。但是目前实验室检测尿酮体主要是基于硝普盐法，该方法成本较低，但检测的主要是尿中的乙酰乙酸，所以当出现 DKA 时，并不能很好地反映血中增多的 β- 羟丁酸量。随着治疗进行，酮体量减少，但是随着 β- 羟丁酸不断氧化生成乙酰乙酸，尿液酮体检测结果反常升高。这也就解释了为什么临床会有这样的疑问。由于酮体易挥发的特性，且尿液检测酮体易受维生素 C（又称"抗坏血酸"）影响而产生假阴性的结果，我们推荐医生检测尿液酮体的同时申请检测血清 β- 羟丁酸。血清 β- 羟丁酸测定对病情的准确判断和疗效观察更加重要，而且有研究认为检测 β- 羟丁酸有助于对糖尿病的早期诊断，对糖尿病病情检测、指导胰岛素用量也有一定作用。

正如贾兴旺专家所说：面对临床的疑问，检验人员没有以"检验结果仅对标本负责"的态度，而是耐心解释了产生尿酮体与临床不符的原因，并且建议同时检测血清 β- 羟丁酸。面对酮症酸患者，检验者不仅要熟知产生酮体的生化过程，更要明白相应临床检测指标的优缺点。日常工作中我们面对的是冰冷的检测机器和毫无感情的数字，但数字的背后何尝不是患者及临床医生对正确诊断的渴求？我们检验人不应该仅仅停留在标本，更应该关注标本背后的患者，我们最终要服务的对象也是患者。愿我们利用所学的理论、技术知识更好地做好检验与患者、临床的沟通。

（张　靖　贾兴旺）

 参考文献

高照华. 呼气酮体、血酮体及尿酮体检测对糖尿病酮症诊断及治疗意义探讨 [D]. 长春：吉林大学，2014.

第三篇

关于心血管系统

47 角落里的发光者——乳酸脱氢酶

【案例经过】

在检验科的工作当中，惯性思维常常会使我们忽略一些看似不起眼的实验室检测项目，但是这些项目往往有一定的辅助诊断价值。下面的这个案例就是如此。

一个明确诊断为巨幼细胞贫血的患者，医生只申请了乳酸脱氢酶（LDH）检测，结果为 2 183U/L。检验人员加做羟丁酸脱氢酶（HBDH），结果为 1 974U/L。奇怪了，那么多生化检测指标，医生为什么只申请了LDH？ LDH 和 HBDH 偏高的原因？若考虑心肌受损，为什么没有心肌损伤标志物的检测？按常规理解，LDH 和 HBDH 在排除溶血的情况下，升高主要见于心肌受损。

说实话，之前并没有注意到巨幼细胞贫血患者这两个指标会增高这么多，这不禁让我对这两个指标在巨幼细胞性贫血中的变化产生了好奇。查看病史资料显示：患者，男，53 岁，半个月前无明显诱因的乏力、不适、嗜睡，活动后加重，休息后缓解，饮食一般，无头晕头痛，无心慌胸闷，未予重视，未予特殊治疗。近半月来乏力症状较前加重，血常规提示大细胞性贫血，患者中度贫血貌，明显的"镜面舌"，自诉平素少食蔬菜。部分实验室检查结果见表 47-1，再结合骨髓细胞学及其他排除性检查，诊断为巨幼细胞贫血。

表 47-1　患者部分实验室检测结果

检测指标	结果	单位	参考区间
白细胞（WBC）	2.1	$\times 10^9$/L	3.5 ~ 9.5
血小板计数（PLT）	111	$\times 10^9$/L	125 ~ 350
血红蛋白（Hb）	61	g/L	130 ~ 175
平均红细胞体积（MCV）	116.6	fl	82.0 ~ 100.0
平均红细胞血红蛋白含量（MCH）	37.4	pg	27.0 ~ 34.0

续表

检测指标	结果	单位	参考区间
平均红细胞血红蛋白浓度（MCHC）	320	g/L	320 ~ 360
乳酸脱氢酶（LDH）	2 183	U/L	110 ~ 240
羟丁酸脱氢酶（HBDH）	1 974	U/L	75 ~ 182
维生素 B_{12}	< 83	pg/ml	100 ~ 300

【沟通体会】

在和医生沟通之前，我认真地回顾了临床医学相关知识：LDH 是一种糖酵解酶，广泛存在于机体的各种组织，尤以心肌、骨骼肌和肾脏含量最丰富。红细胞内 LDH 浓度远远超过红细胞外，约为红细胞外的 160 倍。可见，只要有微溶血，血清的 LDH 就能升高。血清中 LDH 有 5 种同工酶，HBDH 检测可以反映 LDH1 和 LDH2 的水平。

叶酸或维生素 B_{12} 缺乏或某些影响核苷酸代谢的药物导致细胞核脱氧核糖核苷酸（DNA）合成障碍所致的贫血称之为巨幼细胞贫血（MA），是一种大红细胞性贫血。MA 由于 DNA 合成障碍，除了引起红细胞、粒细胞、巨核细胞形态异常外，还可引起原位溶血、无效造血，其中以急性血管内溶血为表现的巨幼细胞贫血多见。难道，该患者 LDH 的显著升高是因为溶血？

为了验证自己的猜想与推测，并进一步了解 LDH 动态检测在 MA 病情评估中的应用，我走到病房，和该患者的主管医生进行了探讨。从主管医生处更清晰地了解到，MA 主要为 DNA 的合成障碍导致无效造血及红细胞寿命缩短，形成原位溶血及红细胞破坏增加，LDH 从红细胞中进入血清中，特别是 LDH1、LDH2（来自幼红细胞），这也是 HBDH 明显增高的原因所在。至于 LDH 和 HBDH 在 MA 病情评估、预后判断、指导治疗等方面的应用，他们正在观察与统计之中。

正如李洪春专家所说：本案例中虽然患者已被明确诊断为巨幼细胞贫血，但是我们容易忽略 LDH 和 HBDH 这两个实验室指标在 MA 时是可以异常升高的。通过沟通，让检验人员和临床医生对 LDH 和 HBDH 在辅助诊断 MA 时的意义有了更深一步的了解。

（陈 欣 顾 兵）

48　CK，未错开的虚惊

【案例经过】

　　健康体检者李某，男性，27 岁，每年一度单位健康体检，于 2018 年 3 月 7 日 08：10 采血，标本送检到实验室上机时间为 09：10，间隔 1h。其生化检验结果中，发现肌酸激酶（creatine kinase，CK）> 3 468U/L，LIS 系统提示结果异常。查看标本：血清析出良好、无溶血脂血。查看仪器状态，发现仪器 CK 有报警提示（> React），查看 CK 反应曲线异常，提示反应底物耗尽，随即将标本再次离心，进行仪器自动稀释后复查结果为 CK 10 210U/L，反应曲线正常，仪器未报警，该结果为最终真实结果。为何这么年轻的小伙会出现如此高的 CK 结果？难道是心脏出现心肌损害？

【沟通体会】

　　平时在审核心脏内科或者急诊科的报告时，经常遇见 CK 结果高达几千，但还是第一次在健康体检者中遇见如此高的 CK 结果，难道是心肌出现异常损伤引起？迅速电话联系体检中心，获知该体检者李某，男性，27 岁，刚工作 3 年，平时热爱旅游，未觉有异常症状。随后查阅李某的心脏彩超和心电图结果均未见异常，并且去年体检生化结果均正常。难道是标本错误？本着对李某认真负责的态度，经过积极沟通，李某和体检中心一致同意重新抽血，随即复查，检测结果为 CK 10 268U/L，前后两次检查结果基本一致。为验证是否为心肌损伤干扰影响，决定把两标本同时加做 CK-MB 等心肌标志物项目，其结果见表 48-1。

表 48-1　李某部分生化检测结果

项目	结果	单位	参考区间
肌红蛋白（MYO）	350.0	ng/ml	25.0 ~ 58.0
肌酸激酶同工酶 MB 质量（CK-MB）	12.80	ng/ml	< 2.88
尿钠素（NT-pro-BNP）	110	pg/ml	0 ~ 153
高敏肌钙蛋白 -T（hs-cTnT）	7.8	ng/ml	0 ~ 14.0

结果均未明显升高，从而基本可以排除是心肌损伤所致。正当大家百思不得其解时，李某补充道：昨天他和几个旅友徒步登完峨眉山，一身疲惫，今天就来单位体检。顿时，大家恍然大悟，怀疑此次李某 CK 结果异常升高可能是由于这前一天登山剧烈运动后，身体肌肉损伤释放出大量 CK 导致的，建议李某停止一切剧烈运动，休息 5 天后复查 CK，复查结果为 212U/L。综合上述原因和结果分析，高度怀疑李某异常增高的 CK 结果是由于抽血前大量剧烈运动后引起肌肉大量损伤而导致的。

肌酸激酶主要存在于动物的心脏、肌肉以及脑等组织，主要参与人体糖酵解的控制、线粒体的呼吸和肌肉的收缩供能，是机体 ATP-CP 供能系统代谢的关键酶之一，包括肌肉型（MM）、脑型（BB）、心型（MB）三种同工酶形式。正常人血清中以 CK-MM 为主，约占 CK 总量的 95%；CK-MB 含量较少，一般 < 5%；CK-BB 则极微量，甚至测不到。由于肌细胞结构完整、功能正常，肌细胞的 CK 极少透过细胞膜，才使人体血清 CK 得以保持正常范围。当在剧烈运动训练实践中，由于足够大的运动刺激构成机械力，促使参与运动的肌肉出现强度收缩，骨骼肌出现缺氧使肌细胞内环境改变而引起机体产生大量的代谢物质与自由基，致使肌细胞膜通透性增大，促使肌细胞的 CK 加速释放到循环血液中，使血清 CK 结果异常升高，一般提示已有或正发生肌肉损伤。因此，血清 CK 活性变化可作为评定肌肉承受刺激、骨骼肌微细损伤及适应与恢复的重要敏感指标，它的科学性远远高于血乳酸指标。

本案例中的李某正是由于周末攀登峨眉山，持续进行大量剧烈运动后，机体肌肉组织会产生大量的肌酸激酶并释放入血，引起外周血 CK 结果异常增高；CK 一般在剧烈运动后 0～2h 开始升高，16～24h 达到最高峰值，48～96h 后逐渐恢复到正常水平；因此，建议李某休息一段时间后复查。

正如夏骏专家所说：检验科的报告审核工作不仅要求我们检验人员认真负责和不嫌麻烦的工作态度，还需要有扎实的专业知识，以及丰富的临床工作经验积累。当遇到检测结果明显异常时，要认真分析和及时有效处理，一定要做到严谨细心，不要盲目审核。

首先，及时发现异常结果，异常高低值、与历史结果比较偏差很大或者仪器出现报警信息，都可以提示异常结果的出现，必要时将标本重新离心复查；其次，查看仪器情况和反应曲线的变化情况等，确定检测过程没有问题；再次，检查标本性状是否合格，是否存在溶血、脂血或黄疸等干扰情况；最后，积极主动与临床医生及时沟通，必要时可以直接与患者或家属进行沟通，了解患者的基本临床资料、职业、病史、服药史、运动情况等，进行综合分析判断，及时有效解决问题，避免医疗事故发生。本案例中患者CK很高，因此就需要了解患者抽血前是否有剧烈运动、服药物等干扰因素影响，最终合理地发出检验报告。

（卢兴兵　杨舒羽　曾素根）

[1] 陈瑶，郭子渊.血清肌酸激运动训练控制[J].冰雪运动，2014，36（4）：75-79.

[2] 王成美，曾红兵.高强度运动诱发肌肉损伤对血糖调节、肌酸激酶、IL-6、TNF-α水平的影响[J].基因组学与应用生物学，2018，37（3）：970-975.

[3] 刘丰彬.运动训练与肌酸激酶及其同工酶研究进展[J].四川体育科学，2014，1（33）：42-45.

49 "时常捣蛋"的异嗜性抗体

【案例经过】

患者刘某，女性，30岁。因"咳嗽、咳痰1个月，胸痛2天"来重庆两江新区第一人民医院治疗，门诊拟诊断"社区获得性肺炎"入院。平素体健，否认"高血压、糖尿病、冠心病"等疾病史。相关辅助检查：胸片考虑左下肺感染。

该患者入院时（2018年5月9日），白细胞计数21.89×10⁹/L[参考区间：（3.5~9.5）×10⁹/L]，中性粒细胞百分比89.8%，C反应蛋白14.05mg/L（参考区间：0.01~10.00mg/L）。后予生理盐水+浓氯化钠20ml静脉滴注。次日（5月10日），白细胞计数16.39×10⁹/L，中性粒细胞百分比85.9%，C反应蛋白96.35mg/L，降钙素原0.54ng/L（参考区间：0.01~0.50ng/L）。

5月11日再次进行检查，心肌酶谱五项（日立自动生化分析仪）结果：血清肌红蛋白1 379.50ng/ml（参考区间：0.01~85.00ng/ml），肺炎支原体阳性（1：40），肝肾功能、电解质、血清肌钙蛋白I、血脂、尿常规未见明显异常，胸部 CT 提示左肺下叶感染。心电图提示窦性心律，正常心电图。

因肌红蛋白结果异常，急诊医生看到结果后复查肌红蛋白定量，结果为（星童 Pylon 3D）4.31ng/ml（参考区间：0 ~ 100.02ng/ml）。临床医生提出疑问，入院次日同时抽血，两台仪器肌红蛋白检测结果相差很大，患者目前无明显心脏异常表现，请实验室协助解释。

【沟通体会】

拿到这个病例咨询，经与医生、护理人员沟通核实，排除了采样过程补液侧抽血或抽错管等检测前质量控制失误情况。回顾病例资料发现该患者血清肌红蛋白 1 379.50ng/ml，血清肌红蛋白定量 4.31ng/ml，患者两次的血清肌红蛋白结果一次是日立 Hitachi7600 自动生化分析仪的肌红蛋白结果，采用的是免疫比浊法；一次是星童 Pylon 3D 的血清肌红蛋白结果，采用的是循环增强荧光免疫法。两台仪器所采用的分析方法不同，所以导致相同标本出现不同的结果。

通过这个病例，我们系统地回顾了血清肌红蛋白及其实验室测定。肌红蛋白（myoglobin，MYO）为存在于横纹肌（骨骼肌和心肌）胞质中的一种氧运蛋白，因 MYO 在心肌中含量较丰富，存在于胞质中，分子量较小，故心肌损伤早期即可大量漏出至血中。MYO 是有价值的心肌损伤早期诊断指标之一，但特异性不高。

本实验室血清肌红蛋白的实验室测定方法有免疫比浊法和循环增强荧光免疫法。循环增强荧光免疫法体系中含有鼠的 IgG 可以防止异嗜性抗体（heterophile antibody，HA）样本出现假阳性结果。HA 是由已知或未知的抗原物质刺激人体产生的一类具有足够滴度、能与多个物种的免疫球蛋白发生相对弱的结合的多重特异性免疫球蛋白，可对内分泌的检测、肿瘤标志物的检测、心脏标志物的免疫测定等项目的检测进行干扰，从而产生假阳性。

目前排除各种异嗜性干扰的方法有如下几种：①稀释法。当被测抗原浓度足够高时，在稀释后仍可在检测最低限度内，而 HA 浓度较低时，使用稀释法可以削弱其干扰能力。倍比稀释的标本重新测定时，应表现出成倍降低的结果，称之为线性。干扰物的浓度、异质性和位阻效应是样本稀释非线性的主要原因。本病例中，将标本进行 2、4、8、16 倍稀释后用免疫透射比浊法测定结果分别为：485.20、231.30、1.20、0.50ng/ml，说明样本存在异嗜性抗体的干扰因而导致稀释后非线性。②物理化学技术的应用和使用阻滞剂。可通过超速离心、样本加热、清洁剂、凝胶过滤或色谱等方法降低 HA 的干扰。另可通过加入特效阻滞剂的方法消除干扰。③加入与 HA 低反应性的物质。④使用不同的测定方法。

经过科室人员进行讨论，本病例中造成血清肌红蛋白假阳性的原因为患者自身体内有一定数量的异嗜性抗体，而采用免疫比浊法无法排除 HA 的干扰，故导致血清肌红蛋白的假性增高；而循环增强荧光免疫法可以防止含有异嗜性抗体的样本出现假阳性结果，故导致同一患者抽取的同一支血，检测出两个相差较大的结果。经过与临床医护人员沟通，解释检测原理和干扰因素后，临床表示理解。

正如胡礼仪专家所说：在临床遇到高血清肌红蛋白患者时，除了留意其基础疾病，也应采取不同检测方法进行初步的分类和排查，区分是"真性高血清肌红蛋白"还是"假性高血清肌红蛋白"。

临床医生在发现了结果与预期不符时，应及时与实验室人员沟通，说明患者情况，从不同专业角度共同分析，往往可以拨云见日，柳暗花明。良好有效的沟通最终的效果是"双赢"：①医生和患者得到了准确、客观的检验结果，及时治疗、早日康复；②实验室人员也对"假性高血清肌红蛋白"有了更加深刻的认识，积累了丰富的临床经验。

（侯梦一）

50 脑损伤时的肌酸激酶

【案例经过】

2018 年 7 月 8 日，在审核报告过程中发现一个异常值，男性患者熊某生化检测示肌酸激酶（CK）16 777U/L，该检测结果大幅度超出了参考区间上限值。次日再次检测，该患者的 CK 继续升高。CK 和肌酸激酶同工酶（CK-MB）的检测结果见表 50-1。

表 50-1　熊某 CK 检测历史结果

检测日期	CK/(U·L⁻¹) （参考区间:50 ~ 310U/L）	CK-MB/(U·L⁻¹) （参考区间:0 ~ 24U/L）
2017-07-05	4 623	57
2018-07-08	16 777	175
2018-07-09	38 340	269
2018-07-10	43 980	319

从这个案例我们可以发现该患者出现 CK 大幅度异常升高的情况，为了查明原因，我们进行了详细地调查和分析。

【沟通体会】

拿到这个病例咨询，经与相关护理人员沟通核实，排除了采样过程补液侧抽血、抽错管、标本溶血等检测前质量控制失误情况。本实验室 CK 检测于自动生化分析仪日立 Hitachi7600 上采用速率法进行。经反复检测核实，相关日期自动生化分析仪检测无异常，检测结果准确可靠。

随即与相关医生沟通，了解到患者基本病程情况。患者熊某，男性，48 岁，2018 年 6 月 19 日高处坠落致头痛伴头部出血 2 小时余，急诊以"外伤性脑出血"收入院。患者受伤后即感头晕，恶心，伴左胸部及肩关节疼痛、活动受限。入院头胸腹 CT 提示：①蛛网膜下腔出血，大脑镰硬膜下血肿；②额部软组织肿胀；③左侧第 6、7 肋骨骨折。入院后复查 CT 显示颅内出血灶逐步增加，继续进展有脑疝风险，可能危及患者生命。6 月 20 日晨起进行"开颅探查＋颅内血肿清除＋颅骨瓣还纳术＋硬脑膜修补术"，术后患者处于昏迷状态，长期卧床。7 月 6 日到 7 日间断发热（38.2℃），7月 8 日尿常规出现茶色尿、隐血 +++。生化检测示 CK 16 777U/L、CK-MB 175U/L、肌红蛋白（MYO）3 416.6ng/ml、肌酐（CREA）85μmol/L，但血清肌钙蛋白定量 0.06ng/ml，排除患者急性心肌梗死可能性。7 月 9 日 CK 38 340U/L、CK-MB 269U/L、MYO 1 467.5ng/ml、CREA 150μmol/L。

肌酸激酶（creatinekinase，CK）是一分子量为 86kD 的酶二聚体，主要存在于骨骼肌与心肌中，其次为脑组织，另有极少量分布于平滑肌、红细胞和肝脏等组织，其对细胞能量产生和代谢至关重要。正常情况下，CK 存在于胞质和线粒体中，在肌细胞结构完整和功能正常时极少透出细胞膜，血清 CK 水平低且相对稳定。血清 CK 同工酶分为 3 种亚型，分别为 CK-MM（主要存在于骨骼肌）、CK-MB（存在于心肌）和 CK-BB（存在于脑组织）。血清 CK 检测值是这 3 个亚型的总水平。检测时需 3 种亚型进行分解检测，以此大致确定血清 CK 升高的原因。通过 CK-MB/CK 的比值判断 CK 组织来源，CK-MB/CK 比值在 6%~25% 之间通常为心肌梗死；小于 5% 常见于骨骼肌损伤，多见于外伤、手术、皮肌炎；大于 25% 时应注意自身免疫性疾病及肿瘤可能。

本案例患者，肌酸激酶高达 1 万~3 万水平，CK-MB/CK 比值在 0.7%~1% 之间，且患者血清肌钙蛋白定量均未有升高，不考虑心肌梗死。熊某 6 月 19 日因高空坠落致颅脑损伤、左肩骨折急诊入院，急诊开颅手术治疗后，患者一直处于昏迷状态，肌力较入院下降，7 月 6 日检查肌力为 0，肌张力减弱，中枢性瘫痪可能大，不排除重症感染可能。7 月 8 日引流出深茶色尿，CK 16 777U/L，CK-MB 175U/L，肌红蛋白 3 416.6ng/ml，升高超 10 倍，考虑脑损伤并发肌溶解致 CK 显著升高。

临床上我们常常见到 CK 异常升高的情况，需要与临床医生及时沟通，排除心肌梗死的可能。临床医生在诊断过程中如发现检验结果有疑问，应及时与检验科联系，了解相关情况。加强临床与检验科的深度沟通，以帮助患者及时治疗、早日康复。

（彭　宏　胡礼仪）

51 "三番五次"皆因 HA

【案例经过】

2017 年 12 月 30 日的晚班，按照往常惯例负责做急诊生化和急诊血凝。审核报告过程中，一个来自心内科的标本，肌钙蛋白 I（cTnI）检测结果达到 19.800ng/ml，临床诊断"可疑冠心病"观察，我不假思索地就把危急值报给值班护士。当时认为对于一个心内科患者，cTnI 19.800ng/ml 也是常见现象，但是护士接到这个危急值的反应很异常，她说："这个患者的 cTnI

已经降下来了，今天怎么又高上去了？"这引起了我的注意，查看了这位患者的心肌标志物历史记录，确实如护士所说，历史记录见表51-1。

表 51-1 心肌标志物历史结果

检测日期	CK/(U·L⁻¹) （参考区间： 38 ~ 174U/L）	CK-MB/(U·L⁻¹) （参考区间： 0 ~ 24.0U/L）	cTnI/(ng·ml⁻¹) （参考区间： 0 ~ 0.034ng/ml）
2017-12-19	68	18.2	10.100
2017-12-20	64	11.1	19.200
2017-12-21	54	13.3	16.200
2017-12-21	57	12.6	21.000
2017-12-22	56	15.7	20.900
2017-12-27	58	12.5	16.600
2017-12-30	62	13.0	19.800

从表格中我们可以发现这7次结果CK和CK-MB均在参考区间内，并且波动不大，而cTnI一直都远远超过参考区间，与CK和CK-MB的结果不相符，莫非这当中有问题。

【沟通体会】

我开始有点怀疑这个结果有问题。观察标本性状，没有问题。于是我重新检测了这个标本，第二次检测结果是13.500ng/ml，越来越觉得匪夷所思，于是换试剂批号进行了第三次、第四次、第五次检测，分别是11.200、7.200、19.900ng/ml。同一个标本五次检验结果差距很大，难道是试剂问题？于是，取两个高值和低值的其他标本，重复检测五次，发现这两个标本cTnI结果重复性却很好。

带着疑惑，我和仪器工程师联系，工程师也高度重视，把该标本拿到其他医院，用其他检测方法检测，发现结果竟然在参考区间内。两家结果完全不一样，肯定有一家有问题。我查了该患者的其他检测报告，凝血功能、NT-pro-BNP、生化常规及血常规都没有问题，于是我又联系床位医生，了解该患者的情况。患者有反复胸痛症状，高血压史，心电图没有心肌损伤的特征波性出现。冠脉造影：左前降支有狭窄约 30%～40%，心肌桥。心脏彩超：左房扩大，功能减退。结合临床症状、辅助检查及高血压史，医生排除心肌梗死、肺栓塞、心力衰竭等引起的心肌损伤。医生怀疑是 cTnI 检测结果有问题。

综合医生的反馈、另一检测平台的检测结果，以及我自己的实验结果，怀疑该患者体内可能有什么干扰因素，干扰这个实验。我们跟试剂厂家沟通这个问题，希望厂家能给我们技术支持。厂家应用工程师，带来异嗜性抗体阻滞剂，先处理这个患者标本，然后再上机检测，很神奇，这个结果竟然正常了。至此，疑团终于解开了——异嗜性抗体（heterophil antibody，HA）引起的假阳性。我们把这个结果反馈给临床医生，医生最后诊断：冠状动脉粥样硬化性心脏病、冠状动脉痉挛，引起的心肌缺血，导致患者反复胸痛。

正如穆银玉专家所说：检验结果与临床不符，在临床中偶尔会碰到。遇到这种情况，有的临床医生可能不经过了解，就主观认为是检验科问题，将责任推卸给检验科，更不会与检验一起寻找问题的可能原因，比如标本采集运输、患者检查前是否有用药史、实验室检测误差、是否处于窗口期、患者自身某些固有干扰因素等。我们知道存在于临床标本中的干扰物质有很多，有外源性（如标本溶血、细菌污染、标本保存不当），内源性（如 RF、HA、自身抗体、生物素、溶菌酶等）。本案例就是由 HA 引起，日常工作并不多见却更容易被大家忽视的一个干扰因素。

HA 是由已知的或未知的抗原物质刺激人体产生的一类具有足够滴度、能与多个物种的免疫球蛋白发生相对弱的结合的多重特异性的免疫球蛋白。这种抗体可以与许多动物免疫球蛋白的片段结合，干扰实验，使测定结果与临床不符，导致错误结果出现。HA 的产生通常是由于人类直接接触到动物污染的食品、或接种来源于动物血清或组织的疫苗产品、或输血后产生。据研究证实，在健康人群中，约 3%～15% 体内含 HA。HA 可与许多动物免疫球蛋白的 Fc 和 Fab 表位结合，而不与抗原结合位点结合，但其亲和力较弱。这就是 HA 干扰很多实验的机制。

因此，日常工作中如果遇到这种检验结果与临床不符的情况，我们可以朝这个方向考虑，要及时与临床积极沟通，找到可能的原因，避免误诊、漏诊，提高诊疗水平及服务质量，更好地为患者服务。

（章丽巧）

52 心肌标志物的改变咋就不如医生所想

【案例经过】

患者，女性，79岁。主诉：冠状动脉介入手术（PCI）术后3年，5天前无明显诱因出现胸痛不适，位于心前区，疼痛放射至左肩，持续数小时，多于咳嗽时发生，休息后稍有缓解，伴出汗，发作时自服麝香通心滴丸，症状可缓解。5天来，胸痛反复发作，发作时多伴明显咳嗽，咳白色泡沫痰，含服甘草片解痉止咳后疼痛较前加剧，性质同前，持续时间延长至整天，疼痛加剧。今日再发心前区疼痛不适，放射至左后肩背部，含服速效救心丸后缓解，遂来浙江中医药大学附属第一医院就诊，拟"冠心病PCI术后"收治入院。

入院急查肌钙蛋白I（hs-cTnI）0.009μg/L，B型利钠肽（NT-pro-BNP）297.3pg/ml。入院后第2天、第3天复查心肌酶谱、肌钙蛋白I均在参考区间内（表52-1）。

表52-1　心肌酶学检验结果

检验时间	AST/(U·L⁻¹)（参考区间13～35U/L）	CK/(U·L⁻¹)（参考区间26～140U/L）	CK-MB/(U·L⁻¹)（参考区间<25）	LDH/(U·L⁻¹)（参考区间109～245U/L）	hscTnI/(μg·L⁻¹)（参考区间0～0.026μg/L）
04-29 17:30	12	41	10.2	172	0.013
04-29 21:45	11	56	6	152	0.014
04-30 05:40	11	38	14	188	0.009
05-02 05:30	15	24	9.5	148	0.004
05-02 21:45	19	26	5.8	153	0.007
05-05 09:50	16	70	10.8	157	0.626
05-09 05:30	17	23	15.7	171	0.035

心电图：完全左束支传导阻滞。24h 动态心电图：①窦性心律；②房性期前收缩 33 次；③室性期前收缩 42 次；④短阵房性心动过速 1 阵；⑤窦性心率震荡：阳性。

心脏 B 超：主动脉硬化，主动脉瓣钙化致主动脉瓣轻度狭窄伴轻度关闭不全，二尖瓣瓣环局部钙化，左房扩大，室间隔偏厚，二尖瓣轻中度反流，三尖瓣中度反流，肺动脉高压（轻中度），左室舒张功能减退，左室收缩功能测定正常。

并于 2016-05-03 行选择性冠状动脉造影，术中见：左冠状动脉主干（LM）远端分叉前 50% 狭窄；左前降支（LAD）近中段钙化病变 60% 狭窄；左旋支（LCX）全程病变，严重扭曲，局部 60% 狭窄；右冠状动脉全程病变。右冠状动脉支架内近中段以远全闭塞，可见从左冠来源的侧支循环。

【沟通体会】

心肌酶学检查对急性冠脉综合征（acute coronary syndrome, ACS）的诊断、现代冠心病（coronary artery disease, CHD）治疗手段的选择有着不可替代的重要作用，但对于非 ACS 的冠脉病变诊断价值明显下降，误诊、漏诊率都明显上升，对其中较重的一类——三支病变也存在心肌酶正常的情况。此病例中医生多次复查心肌酶都显示正常，曾怀疑检验结果的准确性，检验科也将血样进行多次复查，最后通过冠状动脉造影才将疾病诊断明确。

我们试想对于此种疾病是否有其他的检验指标可以联合心肌酶学检查提高检验指标的诊断价值呢？在通过查看患者 4 月 30 日的一次凝血结果时给了我启发。hs-cTnI 作为心肌损伤的血清标志物在急性心肌梗死的诊断中因其敏感性高、特异性强、在血液中出现的早，持续时间长等诸多优点近些年倍受人们关注。严重三支病变患者由于冠脉严重病变及冠脉内血栓形成导致冠脉不完全闭塞，引起一过性心肌严重缺血或梗死所致微小心肌损伤（minor myocardial damage，MMD），并最终使 cTnI 升高。此例患者考虑为冠心病，严重三支病变，但心肌酶学检查始终不高，且 cTnI 也未见异常。

有研究表明，高凝状态和血栓形成是冠心病的一个重要发病机制，所以可以说机体内的凝血情况与早期冠心病的发生、发展间存在着密切的联系。笔者发现患者的纤维蛋白原、D- 二聚体和部分凝血酶原时间均显著升高（表 52-2），考虑患者可能由于严重三支病变伴有冠脉不完全闭塞，导致微血栓形成。另一方面，各种炎症因子与冠心病有着密切的联系，许多的炎症标志物如高敏 C 反应蛋白（hs-CRP）的水平与心血管疾病有着密切的联系，与冠心病患者动脉弹性呈明显相关，说明 hs-CRP 极有可能参与冠心病的进展过程。

表 52-2 其他检验结果

检验时间	PT/s（参考区间：11 ~ 14s）	APTT/s（参考区间：25 ~ 36s）	FBG/(g·L⁻¹)（参考区间：2.00 ~ 4.00g/L）	TT/s（参考区间：14 ~ 21s）	DD/(mg·L⁻¹)（参考区间:0 ~ 0.55mg/L）	hs-CRP/(mg·L⁻¹)（参考区间：0 ~ 8.0mg/L）
04-30	17	47.9	7.44	12	1.40	86.53

正如俞颖专家所说：心肌酶学检查对 ACS 的诊断、现代 CHD 治疗手段的选择有着重要的意义。但一些三支病变的患者可能会出现心肌酶正常的情况，比较少见。检验科一方面要把好检验前、中、后各个环节的质量关，保证检验结果的及时、准确；另一方面当出现一些令临床医生疑惑的检测结果时，及时和临床沟通，一起找出问题的原因，更好地为临床服务。

（姚轶敏 胡正军）

53 险些被毁了的"急性冠脉综合征"金标准

【案例经过】

2018 年 7 月 11 日，时近 21 点，夜班还是跟往常一样忙碌，急诊室送来某患者（男，88 岁）的急诊标本：生化、血气分析、血常规、肌钙蛋白、NT-pro-BNP。夜班同志很快进行了标本处理，上机分析。30min 之后，各类仪器均出具了结果，审核报告时可难住了我们的同事。该患者的结果见表 53-1。

表 53-1　患者的部分生化检测结果

项目	单位	结果	参考区间
B 型利钠肽（NT-pro-BNP）	pg/ml	52	1 ~ 100
肌钙蛋白 I（hs-cTnI）	μg/L	14.30	0 ~ 0.04
肌酸激酶（CK）	U/L	59	38 ~ 174
肌酸激酶 MB 同工酶（CK-MB）	U/L	14	0 ~ 25
乳酸脱氢酶（LDH）	U/L	197	109 ~ 245
天冬氨酸转氨酶（AST）	U/L	22	10 ~ 42

　　心肌酶谱和 NT-pro-BNP 都正常，而心肌肌钙蛋白 I 却有明显升高。这个增高同样也引起了夜班同事的注意，立即复查，排除标本原因，复查结果为 14.60μg/L，重复性良好。考虑到心肌肌钙蛋白对于心肌损伤有很高的敏感性和特异性，优于其他心肌标志物，同事先将报告审核，并跟急诊科医生沟通后建议复查。

【沟通体会】

　　沟通后得知：该患者的心电图并无明显异常改变。但为了排除急性冠脉综合征（ACS），该患者被急诊室留观，并于 7h 后，次日晨 5 时再次送检心肌肌钙蛋白，结果还是增高，为 14.06μg/L。患者以"发热咳嗽 3 天，发现 hs-cTnI 升高半天"入住心内科病房。患者有高血压病史及脑梗死病史，属于 ACS 高危人群，经患者同意，在鄂东医疗集团市中心医院行"冠脉造影术"，术中显示：左主干（LM）未见明显狭窄，左前降支中段（LAD）中段约 50% 狭窄，左回旋支（LCX）少量斑块，管腔约 30% 狭窄，右冠状动脉（RCA）未见明显狭窄。根据造影情况，不需行 PCI 术。

　　在急性冠脉综合征（ACS）的诊断上，冠脉造影可以说是"金标准"。该患者的冠脉造影结果和心肌肌钙蛋白的结果明显不一致。临床医生对检验科的结果提出质疑。因为 2007 年，欧洲心脏病协会 / 美国心脏病学会 / 美国心脏协会 / 世界心脏联合会（ESC/ACC/AHA/WHF）心肌梗死定义更新联合工作组共同制定了"心肌梗死全球统一定义"，在急性心肌梗死的诊断标准中提到，当临床上发现心肌缺血伴有心肌坏死的证据时，只要检测到心肌坏死标志物（尤其是肌钙蛋白）升高，至少有一次超出正常人群的第99百分位值，即可诊断为心肌梗死。那么是我们的肌钙蛋白的结果出了问题吗？

我们立即进行原因查找，分别将患者血清送去不同方法的两家医疗机构做检测，使用的仪器品牌分别为 Abbott i2000 和星童 pylon 3D。Abbott i2000 的回报结果为：0.002μg/L，星童 pylon 3D 的回报结果为 < 0.03μg/L。而我们实验室心肌肌钙蛋白 I 检测方法为微粒子化学发光，使用的仪器品牌为 beckman DXI800。综合考虑，最可能是实验室的 beckman DXI800 仪器肌钙蛋白 I 检测出现了假阳性。

正如夏骏专家所说：审核检验结果时我们必须关注结果的可靠性和合理性。对检测系统和检测方法的了解能够帮助我们发现异常情况。特别使用抗体检测时，抗体的设计、患者血清内潜在的干扰都会影响结果，造成结果假性偏高或偏低。如：①样本内嗜异性抗体干扰。嗜异性抗体的来源可能与接触相关抗原有关，也可能与外源性感染有关系。②存在患者体内的其他潜在的干扰，他们也可能会引起免疫测定结果的错误。已经在文献记录中的一些例子包括类风湿因子、内源性碱性磷酸酶、纤维蛋白，以及一些可以结合碱性磷酸酶的蛋白质等。

因此在解释结果时，需参照该患者的整体临床情况，包括症状、病史、临床检查、心电图，以及由其他测试所得的数据和其他相应信息来综合判断，必要时正如本案例如述，采用另外的检测系统检测。

（左　芳　许江燕　俞　颖）

54　另有隐情的心肌酶

【案例经过】

2018 年 4 月 21 日下午准备发报告时，有一份心内科患者检查结果引起了我的注意。各项指标见表 54-1。

表 54-1 患者部分生化指标的检测结果

检测指标	单位	结果	参考区间	检测指标	单位	结果	参区区间
CHOL	mmol/L	7.93	< 5.20	LP（a）	mg/L	654	0 ~ 300
LDL-C	mmol/L	3.90	0 ~ 3.12	GLU	mmol/L	12.65	3.90 ~ 6.10
ApoB	g/L	1.23	0.66 ~ 1.33	HBDH	U/L	233	72 ~ 182
LDH	U/L	303	109 ~ 245	CK	U/L	1 143	0 ~ 190
cTnI	ng/L	31	0 ~ 0.1	CK-MB	U/L	32	0 ~ 25

检验结果可以发现患者的 CHOL、LDL-C、LP（a）、GLU 均有升高，CK 明显增高，这是什么原因呢？

【沟通体会】

联系主管医生后一起讨论这个病例。老年男性患者诊断为 2 型糖尿病、高脂血症。3 年前曾做过心脏介入手术。入院以来，血压 130/70mmHg，心率 60 次 /min，心电图报告有下壁缺血性表现。心脏超声显示左房扩大，升主动脉硬化。24h 动态心电图报告显示平均心率 55 次 /min，最慢 38 次 /min。这些临床表现似乎与心肌酶检验结果不相符。

临床医生也感到很奇怪，感觉患者还有其他隐情。而且患者一直面部水肿，但尿蛋白（-），肾功能也未见异常。说到这里我建议查一下内分泌激素及抗体，观察异常。次日甲状腺功能结果见表 54-2。

表 54-2 该患者甲状腺功能检测结果

检测指标	单位	结果	参考区间	检测指标	单位	结果	参考区间
T_3	nmol/L	0.9	0.88 ~ 2.44	FT_3	pmol/L	1.6	2.63 ~ 5.70
T_4	nmol/L	24	62.68 ~ 150.80	FT_4	pmol/L	2.5	9.01 ~ 19.05
TSH	μIU/L	50.0	0.35 ~ 4.94				

甲状腺超声显示：弥漫性甲状腺肿，甲状腺多发结节，补充诊断为甲减性心脏病。心肌酶结果异常可能与甲状腺功能减退有关。

进一步查阅了文献证实甲状腺功能减退在 65 岁以上老年人群中患病率并不高，约 2%～5%，因为临床症状不典型，容易与老年患者器官功能减退伴发的症状相混淆，对诊断造成困难。甲状腺功能减退常常合并心、脑动脉硬化、老年性痴呆、慢性胃炎等多系统疾病，病程较长者可出现冠心病、心力衰竭、血脂紊乱等并发症，准确、及时做出诊断更加困难，常导致治疗偏差，甚至进入误区。尽管临床诊断甲状腺功能减退并不困难，但很多临床医师，对既往有冠心病的老年人往往很少考虑到甲状腺的问题。本病例心绞痛症状不典型，且合并有糖尿病等多项冠心病高危因素，心电图提示 ST 段改变，CK 增高，且曾行冠脉支架置入术，极易误诊为支架内再狭窄或支架内亚急性血栓形成导致的急性冠脉综合征。该患者入院后，因常规抗栓、扩冠等治疗效果欠佳，多次心电图及心肌酶谱检查均无急性冠脉综合征的演变规律，才考虑甲状腺疾病。

甲状腺功能减退患者心肌酶谱增高目前机制不详，可能与肌肉酸痛、心肌细胞假性肥大、细胞间质黏液性水肿、变性坏死等有关，但主要是 CK 增高，而 CK-MB 及肌钙蛋白等特异性标志物并不增高，且 CK 增高多为持续性，无急性心肌梗死的变化规律。此外，由于甲状腺功能检查不是心内科的常规检查，也是导致临床未能及时、准确诊断甲状腺功能减退的客观因素之一。

因此对于不明原因的体重增加、水肿、心悸、胸闷、心包积液、心肌酶增高、高脂血症、异常的神经及精神症状等，应避免先入为主、思维定式的思维模式，对于冠心病高危患者，无论既往是否有介入诊疗病史，不能单凭一次心电图或心肌酶谱的变化就轻易诊断急性冠脉综合征，需动态观察、全面分析。

（张 巍 许 怡）

55 揭开 cTnI 的"假阳性"

【案例经过】

某患者，女，45 岁，因乳腺癌入院择期手术治疗，其间发现有尿蛋白及凝血功能有异常，同时在贝克曼化学发光仪 DXI800（贝克曼公司全自动发光分析仪）上检测 cTnI 结果为 10.2ng/ml（参考区间：0 ～ 0.1ng/ml），再次采血仍然 10.1ng/ml，心电图没有异常，临床冠脉造影后发现未见心肌损伤等现象。

临床医生提出疑问，再次抽血复查并更换仪器（ACCESS2，贝克曼公司全自动发光分析仪），cTnI 结果为 7.2ng/ml，但是换成罗氏 cobas601 测定 cTnT 是 0.01ng/ml（阴性）。

【沟通体会】

检验人员高度怀疑样本本身的干扰。经过与临床医生沟通，患者确有小动物的接触史。

贝克曼 cTnI 测定试剂盒（化学发光法）使用特异针对人心肌肌钙蛋白 I 的单克隆抗体。该标本后经用异嗜性抗体阻断剂与原标本进行 10 倍稀释（1 份阻断剂 +9 份标本）后发现确实是异嗜性抗体干扰，未加阻断剂 cTnI 结果为 10.8ng/ml，加阻断剂后 cTnI 结果为 0.06ng/ml。

厂家试剂说明书有关检测方法局限性中提到，对于使用抗体的测定而言，存在被患者样本内嗜异性抗体所干扰的可能性。经常与动物有接触或者使用过免疫球蛋白或免疫球蛋白碎片进行免疫治疗或诊断步骤的患者，可能会产生抗体，比如人抗小鼠抗体（HAMA），该抗体会干扰免疫测定。此外其他的嗜异性抗体，比如人抗山羊抗体，可能会存在于患者样本内，以及已经在其他文献中报道过的类风湿因子、纤维蛋白，以及一些可以结合碱性磷酸酶的蛋白质等也可能会干扰测定，必要时需对被怀疑带有此类干扰患者的结果进行仔细的核查。

多种病理学可能在无明显缺血性心脏疾病条件下，引起肌钙蛋白升高。这些病症包括但不限于急性和慢性创伤、电复律、高血压、心律失常、肺动脉栓塞、严重的哮喘、败血症、中风、非心脏手术、药物毒性（多柔比星、氟尿嘧啶、曲妥珠单抗、蛇毒）、终末期肾脏病等。但是这些病因很少会显示心肌梗死典型的升高或下降模式，此时就突出了连续监测的重要性，所以建议临床连续监测 cTnI 结果，观察有无显著改变，从而判断有无心肌损伤。

正如夏骏专家所说：对于免疫发光方法检测项目来说，当我们遇到与临床不符的检测结果时，在排除样本前处理的因素之后，要想到患者血清可能存在对检测系统的干扰情况。嗜异性抗体的干扰是常见的影响因素。虽然试剂盒成分有一定量的阻断剂，但患者体内此抗体含量较高时仍会产生干扰。这些抗体会跟免疫检验中使用的动物抗体结合，在双位点免疫分析中，能够非特异性桥联捕捉抗体和示踪抗体而导致假阳性。

嗜异性抗体的来源可能与接触相关抗原有关，也可能与外源性感染有关系，例如经常与动物有接触，或使用过免疫球蛋白或免疫球蛋白碎片进行免疫治疗或诊断步骤的患者。因此，在碰到这种结果后，可以询问患者相关生活史或病史来帮助分析出现异常结果的可能原因。

为了得到准确的结果，可以采用加阻断剂后检测或者更换检测系统的方法。

（刘向祎）

[1] JEREMIAS A, GIBSON CM. Narrative Review:alternative causes for elevated cardiac troponin levels when acute coronary syndromes are excluded[J]. Ann Intern Med, 2005, 142:786-791.

[2] Thygesen K, Alpert JS, White HD, et al. Joint ESC/ACCF/AHA/WHA Task Force for the redefinition of myocardial infarction. Universal definition of myocardial infarction[J]. Eur Heart J, 2007,28(20):2525-2538.

[3] KRICKA L. Interferences in immunoassays –still a threat[J]. Clin Chem, 2000, 46:1037-1038.

[4] BJERNER J, NUSTAD K, NORUM LF, et al. Immunometric assay interference: incidence and prevention[J]. Clin Chem, 2002, 48:613-621.

[5] LUM G, SOLARZ D, FARNEY L. False positive cardiac troponin results in patients without acute myocardial infarction[J]. Labmedicine, 2006, 37(9):546-550.

56　大于 CK 的 CK-MB

【案例经过】

　　风湿科查房，一份生化检测报告单显示 CK 的检测结果是 70U/L（参考区间：55～170U/L），而 CK-MB 的检测结果为 290U/L（参考区间：0～25U/L），CK-MB 检测结果远比 CK 值高许多，为何呢？

【沟通体会】

　　检验医师告诉临床医生请看我们的检验备注栏，标有 CK-MB 活性高于正常或异常增高，可能存在其他同工酶的干扰，建议检测 CK-MB 质量来确认。

　　接着和临床医生详细解释了一下有关 CK 和 CK-MB 的检测方法，目前我们医院常规检测的是 CK-MB 活性，其具体检测方法为免疫抑制法，即在试剂中加入抑制 M 亚基的多克隆抗体，抑制 M 亚基，检测 B 亚基的活性。因为正常人血清中 CK-BB 含量极微，忽略不计，则 CK-MB 活性为测得的 B 亚基活性乘 2。事实上，测得的 CK-MB= 真实 CK-MB+2CK-BB，若 CK-BB 不能忽略不计，则 CK-MB+2CK-BB ＞ CK-MB+CK-BB+CK-MM=CK，即检测出的 CK-MB ＞ CK。

　　通过以上检验方法学的解释，临床医生也明白了造成检验结果异常的原因，并按照我们的提示检测了 CK-MB 质量，检测结果均无异常。

　　这个病例提示我们，通过检验医师与临床沟通，能有效地解决临床医师的困惑。至此，我们不妨来回顾一下有关 CK 及 CK-MB 的知识。

　　1. CK 可分为胞浆型和线粒体型。胞浆型则根据 M、B 亚基的不同，分为 CK-MM、CK-MB、CK-BB 三种。其中 MM 型主要存在于各种肌肉细胞中，BB 型主要存在于脑细胞中，MB 型主要存在于心肌细胞中。CK-MB 对急性心梗的敏感性高于 CK，其阳性检出率高达 100%，且具有较高的特异性。CK-MB 一般在发病后 3～8h 升高，9～30h 达高峰，48～72h 恢复正常。且其高峰出现时间与预后有一定关系，高峰出现早者预后较好。升高见于：急性心肌梗死、心绞痛、心包炎、慢性房颤；其他骨骼肌疾病时也会升高，但 CK-MB/CK 常小于 6%，可供鉴别。

2. 理论上 CK-MB 的活性是不可能大于 CK 活性的。但是临床工作中却时常会出现 CK-MB 活性大于 CK 活性的情况，这与同工酶的检测方法有关。目前常用的检测 CK-MB 的活性方法是免疫抑制法，出现 CK-MB > CK 的情况就是由这种方法的检测原理造成的。当血清中存在不能忽略不计的 CK-BB，其 CK-BB 中 B 亚基活性同 CK-MB 中 B 亚基一起被检测后乘 2，检测活性结果自然明显高于真实值，甚至出现 CK-MB 活性大于 CK 总活性的可能。或如恶性肿瘤，肝硬化等可能存在巨 CK，巨 CK 中的 M 活性不受抗 CK-M 单体的抗体抑制，其巨 CK-MB 中 M 亚基和 B 亚基一起被检测后乘 2，检测活性结果自然明显高于真实值。

正如夏骏专家所说：发出一份有价值的检验报告需要综合分析，特别是遇到异常情况。例如临床上遇到 CK-MB 活性高于总 CK，或比例异常增高，与临床不符时，要考虑到可能存在其他同工酶的干扰，这时应该主动和临床联系做好解释，并建议检测 CK-MB 质量浓度。由于采用特异性检测抗体，CK-MB 质量浓度的特异性明显优于 CK-MB 活性测定，且 CK-MB 质量的测定对于急性冠状动脉综合征或急性心肌梗死在灵敏度和特异度上都接近肌钙蛋白。

如果需要进一步了解患者体内 CK 不同同工酶情况，可以做 CK 同工酶电泳鉴定分析是否存在较多 CK-BB 或巨 CK。

（何小魁）

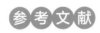

参 考 文 献

[1] 何易刚 .CK-MB 检测值高于总 CK 检测值的原因浅析 [J]. 当代医学，2014，20(31)：10-11.

[2] 彭兰，张娥，万芳，等 ."CK-MB" 测定的干扰现象及实验对策 [J]. 中国实验诊断学，2011，15(12)：2160-2161.

57 "疑惑 CK-MB" 的刨根究底

【案例经过】

患者杨某，男性，50 岁，2018 年 4 月 1 日晚在工地工作时被约 5 吨重摆动模具撞击下腹部，10min 后出现昏迷，约 3 ~ 5min 清醒，被急诊 120 送至当地医院，予以输血、骨盆固定等处理后转入苏州大学附属第二医院，完善常规检查及 CT 后提示：①腹盆部挤压伤；②左侧髋臼骨折；③右侧髋臼及右侧耻骨上、下支多发骨折；④股动静脉损伤；⑤右下肢骨筋膜室综合征；⑥肺挫伤；⑦肾囊肿。前后两次心肌酶谱结果见表 57-1。

表 57-1　心肌酶谱结果

检测日期	CK/(U·L⁻¹) （参考区间： 55 ~ 170U/L）	CK-MB/(U·L⁻¹) （参考区间： 0 ~ 21U/L）	LDH/(U·L⁻¹) （参考区间： 313 ~ 618U/L）	AST/(U·L⁻¹) （参考区间 17 ~ 59U/L）
2018-04-02	> 32 000	560	2 957	653
2018-04-03	> 32 000	214	4 531	843

【沟通体会】

从以上结果来看好像并没有多大问题，问题出在哪儿呢？CK-MB，对，就是 CK-MB。我们收到标本后离心、上机检测，发现 CK 及 CK-MB 均显示 No Result，查看仪器报警，显示底物耗尽，回顾昨晚结果 CK > 32 000U/L，CK-MB 560U/L，均高于线性，于是对这次的标本直接采用 5 倍稀释，问题来了，稀释后发现 CK-MB 为 214U/L，没有超过仪器线性，为什么原液测不出，显示底物耗尽呢？而且 CK、LDH 值都在上升，为什么唯独 CK-MB 下降过半呢？难道没有乘上稀释倍数，查看仪器后发现这是乘上稀释倍数后的结果，难道稀释倍数太大导致结果不准确？于是改成 1∶1 重新稀释，结果仍显示 No Result。"怎么会这样？为什么结果会如此不稳定？"我的好奇心也被吊了起来，于是采用逐渐增大稀释倍数的方法逐一检测，想看看最后结果究竟如何？结果出来后让我大跌眼镜，随着稀释倍数的逐渐增大，其值却一路向下，且不成比例，最大 300 多，最小不到 100。这下我糊涂了，稀释的不准？该报哪个值？为了排除稀释手法的不准确，我决定换人重新稀释后再做，结果竟然一样，为什么？为了得到 CK-MB 的真实值，我决定采用电化学法检测其质量，得到结果 287.2ng/ml，从此结果上来看，此人 CK-MB（活性）的真实值应该是 200 多。由于方法学不同，两者的结果会有差异，一般活性大于质量，但同一方法不同稀释倍数为什么结果会相差如此之大呢？我电话联系了厂家技术支持，得到答复是 CK-MB 若超过线性，由于方法学的问题不建议采用稀释法，直接报 > 300U/L（线性范围上限），同时建议测其质量或同工酶电泳。这个答复并没有让我满意，因为并不是所有的 CK-MB 大于线性后稀释都会出现这样的结果（这是目前碰到的第二例，前一例也是骨折患者）。我并没有采纳厂家技术支持的建议报 > 300U/L，而是综合考虑报了接近质量的值，同时联系临床把前因后果说了一遍，建议他要获取 CK-MB 的真实值，在患者病情没有稳定的情况下，可暂时改测 CK-MB 质量，医生及时采纳了我们的建议。到此事情好像已经结束，但为什么会出现此现象？以后遇到这样的现象该如何处理？

要解释以上现象，得从其生物化学特性及检测原理说起，CK 是由 M和 B 两类亚基组成的二聚体。在细胞质内存在 3 种同工酶，即 CK-BB、CK-MB、CK-MM。免疫抑制法测定的是 CK-MB 的活性，是建立在忽略CK-BB 的基础上，用抗 CK-M 抗体将 M 亚基完全抑制，所以 CK-MM 就会失去活性，而 CK-MB 活性也会失去一半，这样测出来的活性实际只有CK-MB 的一半，所以 CK-MB 的活性应该为测定的 2 倍。

如果骨骼肌受损，大量的 CK-MM 释放到血中，而试剂中抗 CK-M 抗体不能完全将 M 亚基完全抑制时，此时 CK-MB 活性 =2×[CK-MB+CK-MM（未被完全抑制的 M 亚基）]，如果采用稀释法进行检测，随着稀释倍数的增加，CK-MM 也逐渐被稀释，当其浓度稀释到抗 CK-M 抗体能完全将M 亚基完全抑制时，此时测出来的活性才是真正意义上的 CK-MB 活性。而此患者是由于受重物撞击导致多处骨折、挫伤，其血清中可能存在过量的M 亚基，所以出现上述现象。

医学是一门不断发展的学科，书本上的知识是局限的，需要我们工作中不断学习和探究，遇到问题要有刨根问底的精神，多查资料，多角度、多视野地看待工作中出现的问题，异常结果一定要结合临床，才能对工作中出现的问题进行合理解释。

检验人不能只做一个机械化操作工，除要掌握各检测项目原理外，还要注重临床信息的获取。

正如朱雪明专家所说：临床生物化学检验中，不同的方法有着不同的原理，不同的影响因素，就像本案例中 CK-MB 的检测就存在质量法和免疫抑制法。作为检验人员，要充分了解各种检测方法的局限性，不要只会操作，要不断学习和探究，同时加强与临床的沟通，对于疑问及时分析和解答，并给出合理的建议。

（孙兰云　朱雪明）

58 不同步的肌钙蛋白与 CK-MB

【案例经过】

2018 年 5 月 27 日上午 10 点，正是一天中的最忙时刻。突然，科主任急匆匆赶来，说接到心内科某医生的投诉电话：某位患者当天急诊检验结果肌钙蛋白（cTnI）显著升高（大于 81ng/ml），而肌酸激酶（CK）（239U/L）和肌酸激酶同工酶（CK-MB）（25U/L）正常，高度怀疑检验结果的准确性。

【沟通体会】

首先，我们确认标本性状良好、复查前后结果一致（肌钙蛋白和 CK-MB）后，确认不存在偶然误差导致的假阳性或假阴性。紧接着，回顾查阅历次的肌钙蛋白、CK、CK-MB 等检测项目（表 58-1），结果发现了端倪：本次（9 月 17 日）CK、CK-MB 结果虽然正常，但之前曾升高过，我在第一时间想到不同指标半衰期不同，由此造成的结果不一致（肌钙蛋白升高，而 CK-MB 正常）。

表 58-1 患者的历次心肌标志物的检测结果

时间	cTnI/(ng·ml⁻¹) （参考值 < 0.05ng/ml)	CK/(U·L⁻¹) （参考区间： 40 ~ 200U/L)	CK-MB/(U·L⁻¹) （参考区间： 0 ~ 25U/L)	AST/(U·L⁻¹) （参考区间： 13 ~ 40U/L)	LDH/(U·L⁻¹) （参考区间： 120 ~ 200U/L)
9 月 9 日	0.01	449	18	29	247
9 月 15 日	16.81	827	98	121	401
9 月 16 日	65.93	452	47	114	514
9 月 17 日	> 81	239	25	72	445
9 月 18 日	> 81	196	17	60	441
9 月 19 日	> 81	161	16	70	436
9 月 20 日	> 81	162	6	61	420
9 月 21 日	70.23	145	14	46	383
9 月 23 日	34.19	90	8	28	303
9 月 25 日	15.46	87	13	25	268
9 月 27 日	9.70	113	11	30	304
9 月 29 日	5.26	78	15	25	248
10 月 1 日	2.90	86	20	24	236

通过查阅文献：不同心肌标志物在发生心肌损伤时的开始升高时间、高峰时间、恢复时间各不相同（表 58-2）。其中肌钙蛋白的恢复时间长达一周以上，而 CK-MB 在 2 ~ 3 天后即可恢复正常，即肌钙蛋白有更宽的诊断窗口。

表 58-2 不同心肌标志物的开始升高时间、高峰时间、恢复时间

检测指标	开始升高时间	高峰时间	恢复时间
cTnI	3 ~ 6h	10 ~ 24h	5 ~ 10d
CK	4 ~ 10h	12 ~ 36h	72 ~ 96h
CK-MB	3 ~ 6h	12 ~ 24h	48 ~ 72h
LDH	12 ~ 24h	48 ~ 72h	6 ~ 10d

为深入剖析该案例，我请主管医生授权调阅了患者病历，发现该患者因昏厥原因待查入院，为排除冠心病，于 9 月 14 日进行了冠脉造影，该过程发现了冠脉堵塞明显，遂予以经皮冠状动脉介入治疗（percutaneous coronary intervention，PCI），PCI 术后心肌损伤导致了类似急性心肌梗死（AMI）所致的心肌酶谱改变。至此，我已胸有成竹，把肌钙蛋白（cTnI）显著升高而 CK 和 CK-MB 正常的前因后果给该医生予以了详尽解释，医生表示认同。

紧接着我们持续随访了该患者，最终在 4 天后（9 月 21 日）发现 cTnI 低于检测上限（81ng/ml），见图 58-1，这进一步验证了我们的观点。

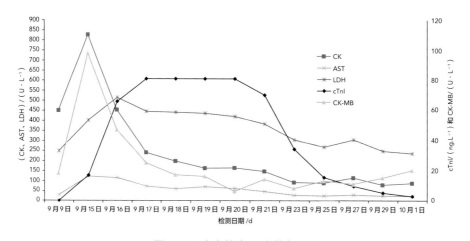

图 58-1　患者的心肌酶谱变化图

正如魏任雄专家所说：心肌梗死是临床上致命性胸痛的主要原因之一。心肌标志物在缺血性心脏病的诊断中占据重要地位，在急性心肌梗死（AMI）的诊断中更是必不可少。目前临床应用的心肌标志物众多，包括肌钙蛋白 T 或 I、肌红蛋白、肌酸激酶同工酶、B 型钠尿肽、超敏 C 反应蛋白等。但由于专业差别，临床和检验人员掌握的信息并不对等，对某些指标的解读仍存在差异。

检验领域中，有一个重要的术语叫"诊断窗口"，由于不同标志物的定位和半衰期等的差异，对同一疾病的诊断时间、灵敏度、特异度等有所不同，这点与免疫学诊断中的"窗口期"有异曲同工之处。本案例中，临床医生根据单次的检测结果（肌钙蛋白显著升高而 CK-MB 正常）来质疑检验科的检测结果，其实是忽略了检测指标的半衰期。这同样对检验科工作人员也提高了要求，不能只关注本专业（生化或免疫）检验指标的临床应用，需要以疾病为本来通盘理解目前在用的所有检验指标，由此可以及时地与临床医生沟通，避免因处理不及时导致临床对检验失去信任等误会。

（高国生 魏任雄）

[1] 许志有，董战玲. 血清cTnI和CK-MB在重症肺炎患儿心肌损伤早期诊断中的价值[J]. 现代预防医学，2011，38(24)：5073-5074.

[2] 王博雅，刘鹏. 肌钙蛋白诊断老年急性冠脉综合征的意义[J]. 中国心血管病研究，2013，11(3)：233-236.

59 吓坏实习生的 CK-MB

【案例经过】

转眼流火 7 月又到了，各大院校的实习生也陆续来到了毕业前的最后一站——医院实习。按照惯例，实习生来检验科，静脉采血是基本功之一，而这最初的练习对象就是自己的同学（"结对互抽"）。实习生小丁也不例外，她先在老师的指导下完成了同校同学小董的静脉血采集，而她自己也顺利被小董抽了一满试管血（之所以抽的比较满，就是想趁机做一下体检，譬如生化全套、肿瘤标志物全套等）。

检测结果很快出来了，貌似一切正常，咦，不对呀！怎么有一个指标上了表示偏高的红色箭头（表 59-1）？细看原来是心肌标志物之一的CK-MB。说实话，单一的 CK-MB 这么高的，而且还发生在一个年轻的正常女孩身上，这在临床上并不常见，那背后的真相到底是什么呢？

表 59-1　生化检验结果

项目名称	结果	参考区间	项目名称	结果	参考区间
TBIL/(μmol·L⁻¹)	6.6	3.0 ~ 20.3	ALP/(U·L⁻¹)	70	50 ~ 135
DBIL/(μmol·L⁻¹)	2.8	1.7 ~ 6.8	GGT/(U·L⁻¹)	14	7 ~ 45
TP/(g·L⁻¹)	72.8	65.0 ~ 85.0	CK/(U·L⁻¹)	199	40 ~ 200
ALB/(g·L⁻¹)	45.0	40.0 ~ 55.0	CK-MB/(U·L⁻¹)	323	0 ~ 25
AST/(U·L⁻¹)	11	13 ~ 35			
ALT/(U·L⁻¹)	9	7 ~ 40			

【沟通体会】

　　CK 同工酶有 3 种：CK-BB、CK-MB、CK-MM。CK-MB 主要存在于心肌中，CK-BB 则主要存在于平滑肌、神经与脑组织中。一般情况下正常人血清中 CK 的存在形式主要是 CK-MM，只有少量 CK-MB 不超过总活性的 5%，心肌梗死发生时最高值也不超过 38%。

　　目前大多数基层医院实验室测定 CK-MB 仍采用免疫抑制法检测其活性浓度，该法虽简单便捷，但存在诸多局限性。通过抑制 M 亚基测 B 亚基活性，结果乘 2 即得到 CK-MB 活性，其前提是 CK-BB 活性忽略不计。当血清中出现巨 CK 或 CK-BB 时，由于它们不受抗 M 亚基抗体抑制，其活性将百分之百测出，再乘上系数 2，就可能出现 CK-MB 等于或高于总 CK 的"不合理现象"。还有就是严重溶血标本，破坏的红细胞也可造成 CM-MB 检测结果假性升高。这其中，巨 CK 在临床患者中并不多见，仅少见于一些肿瘤患者、肝硬化患者。

　　那么本案例中的年轻女性，会是哪种情况呢？为此我让她进一步检测了心肌肌钙蛋白、肝胆胰脾和乳腺生殖系统 B 超、胸部低剂量 CT，并换了另一家医院重新采血复测 CK-MB，所有的检查结果都证实她是健康的，但CK-MB 仍是高于 CK。通过仔细查阅文献，终于找到了线索，原来在健康人血中可以检出巨 CK1。我把这个重要的发现解释给小丁听，她也如释重负。

　　文献报道巨 CK1 发生率为 4% ~ 13.8%，在妇女、老年人中多见。曾有报道在肌炎患者、低血钾性肌病的妇女血清中也发现巨 CK1。许多文献认为巨 CK1 与自身免疫性疾病无明显联系，发现巨 CK1 的患者血清中免疫球蛋白及其组分并无明显改变，甚至在健康人血中也可检出 CK1。

巨 CK2 是一种低聚的线粒体 CK，又称 CK-Mt，存在于细胞线粒体膜上，当线粒体崩解时，线粒体的小碎片进入血液，故 CK-Mt 成低聚状态。一般认为巨 CK2 不会在健康人血中出现，它与恶性肿瘤有密切关系，可作为肿瘤的非特异标志物之一。

正如魏任雄专家所说：本案例中的女孩正是由于巨 CK1 的出现干扰了 CK-MB 的检测（免疫抑制法），实际上可有多种方法可对其予以鉴别：①琼脂糖凝胶电泳；②巨 CK 的活化能测定；③热失活试验；④用单克隆抗体直接检测 CK-MB 或用双位点单克隆抗体酶标法测定 CK-MB，以确定真正 CK-MB 含量（质量测定）。其中以 CK-MB 质量浓度检测最为普及和可靠。

（高国生 魏任雄）

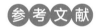

[1] 王爱华，顾鹏飞，樊笑霞 . 巨分子酶在常规检验中的"干扰"及其鉴别方法 [J]. 上海医学检验杂志，2002，17(5)：274-276.

[2] 汤冬玲，李栋，田嵩 . 血清 CK-MB 活性假性增高原因探讨及对策 [J]. 现代检验医学杂志，2013，28(4)：89-90，93.

60 莫以常理论大小

【案例经过】

2018 年 2 月 19 日，肝病科医生打电话到检验科，询问一个患者的 CK-MB 检验结果偏高，高于 CK，患者无明显心肌症状，心电图检查基本正常，而且 CK-MB 高于 CK 也不符合常理，怀疑结果出现了问题。当天的生化岗位同事第一反应就是检测有误，虽然复查后结果与前次类似，仍然改了结果，让 CK > CK-MB。笔者当时就在旁边，见闻了事情的全过程，心中不由升起了疑团："真的是我们的检验结果出了问题吗？"

【沟通体会】

待工作忙完后，我在生化仪上查了那位肝病科患者的结果，CK 132U/L（参考区间：40~200U/L），CK-MB 146U/L（参考区间：0~25U/L），两次检测结果接近，两个项目当日的质控均在控，试剂无过期，目测标本无溶血。由此相信我们的检测结果应该是准确的，但这样的结果解释不通呀，CK-MB 只是 CK 同工酶中的一种，此外还有 CK-MM 和 CK-BB，CK-MB 结果不应该高于总 CK。一定是哪个我们不了解的地方出了问题，咨询了几个同事，都表示不清楚。于是自己着手查资料，才知道这种情况确实存在：

目前临床上很多医院仍应用免疫抑制法测定 CK-MB，其原理是用特异性的抗 CK-M 亚基的抗体完全抑制 CK-MM 和 CK-MB 中的 M 亚基活性，然后测定 CK-B 的活性，结果乘 2 即为 MB 的活性。而当脑损伤时 CK-BB 大量释放入血、巨 CK1 的良性存在、恶性肿瘤、肝硬化、巨 CK2 的存在、标本溶血，以及 CK-MB 试剂及仪器因素等原因，都可引起 CK-MB 的假性增高。

此时我觉得应该了解一下患者的大致情况，得知患者 O 型血，肝硬化转肝癌晚期，有文献报道，CK-MB > CK 的病例 95% 是 O 型或 B 型血的癌症患者。由此推断，很可能是因肝癌而产生的巨 CK2，影响了 CK-MB 的检测结果，并且巨 CK2 的出现显示病情严重，提示高死亡率。

又同主治医生讨论了患者的病情和检测结果，医生那边基本认同了我们的结果和对结果的解释：①免疫抑制法测定 CK-MB 可作为一项初筛试验，在排除急性心肌梗死（AMI）后，如果 CK-MB 超过总 CK30% 以上，一般要注意鉴别 CK-MB 的假性升高（假阳性），同时要警惕巨 CK 的存在，应联系患者临床实际情况做出判断，如条件允许，可进一步做电泳法鉴定 CK 同工酶，或用免疫法测定 CK-MB 质量（CK-MB mass），以明确病因及诊断。②在实际测定 CK 及 CK-MB 反应中，尽量不使用溶血标本。③结合临床分析无法解释的检验结果，更易找到问题的答案。

正如胡正军专家所说：对于不合常理的检测结果，在确定检测过程无误、结果准确的情况下，应重视特殊群体、特殊病情对结果的影响。当 CK-MB/ 总 CK 超过 30% 或 50% 以上，应首先考虑血清中是否有巨 CK 或 CK-BB 的存在。

（金　群）

61 真相大白，CK 异常高的真正原因是……

【案例经过】

2017 年 11 月 5 日，门诊一患者，送来心肌酶六项，CK 项目检测结果做不出来，报警显示"D"（说明 OD 值超过设定范围），查看反应曲线，发现还没到读点时间，就没有看到反应曲线。如图 61-1。

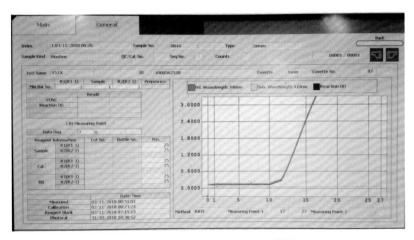

图 61-1 患者 CK 的反应监测曲线

心肌酶六项中其他结果均增高，然后查看了历史结果，发现 2017 年 8 月 7 日，CK 24 920U/L（参考区间：40 ~ 200U/L）；9 月 17 日，CK 15 445U/L，都是危急值。

于是，笔者判断属于底物耗尽问题。用蒸馏水稀释 10 倍上机，CK1 286U/L，报警"F"（提示结果超过线性），查看反应曲线，发现斜率很大。

接着，笔者在原来基础上稀释了 5 倍，CK 276U/L，没有特殊报警，查看反应曲线，斜率平缓，属于正常曲线，最终经过换算，CK 13 800U/L，发送报告并通报危急值。

【沟通体会】

笔者与临床沟通，得知患者，男，8 岁，诊断为小腿软组织疾患。CK

主要存在于骨骼肌和心肌中，CK 存在于需要大量能量供应的组织。因为患者肌肉组织出现严重损伤，所以会导致 CK 异常高。

经过查看资料发现肌肉组织不同时期，临床表现不一样。①早期：伤后 24～48h，局部组织缺血，急性无菌性反应剧烈，大量组织渗出水肿为主要病理改变。②中期：损伤 48h 后，出血停止，急性炎症消退，局部淤血，肉芽组织正在形成，组织正在修复。此期可持续 1～2 周。③后期：损伤基本恢复，肿胀、压痛等局部征象已经基本消失。那么，根据检验结果提示和几次检验时间来看，该患者是属于后期，但是 CK 项目结果还是异常高。

这引起了笔者的疑问，于是电话咨询患者的临床情况，原来患者肌肉组织出现新旧交替损伤，真相大白了，终于知道 CK 异常高的真正原因。

正如赵可伟专家所说：从检验工作方面分析，值得注意的是为了避免底物耗尽带来的误差。笔者建议：①在审核报告时，要综合考虑整张报告单各个项目的结果，对有疑问或者矛盾的项目结果，查看反应曲线进行评估；②可以根据设置好的底物耗尽相关参数，查看仪器自动报警信息和代号，寻找解决方法；③及时与临床医生沟通，结合患者的情况评估检测报告是否存在偏差。

（苏　镜　赵可伟）

62　拨云见日，CK-MB/CK 倒置的原因探究

【案例经过】

2018 年 09 月 23 日，一急诊患者，女，78 岁，生化检测结果显示，肝功能中的 TBIL、DBIL、ALT、AST 均有不同程度的增高，肾功能中的 UA 也轻度增高，但是令人困惑的是该患者心肌酶谱的结果，见表 62-1。

表 62-1　患者的心肌酶谱检测结果

检测指标	中文全称	结果 /(U·L^{-1})	参考区间 /(U·L^{-1})
LDH	乳酸脱氢酶	1 935	109～245

续表

检测指标	中文全称	结果 /(U·L⁻¹)	参考区间 /(U·L⁻¹)
AST	天冬氨酸转氨酶	123	0 ~ 40
CK	肌酸激酶	99	26 ~ 174
CK-MB	肌酸激酶同工酶	279	0 ~ 24

患者的心肌酶谱结果中，CK-MB 的测量值大幅增高，且超过了 CK 的测量值。理论上，CK-MB 为肌酸激酶的同工酶（CK-MM、CK-BB、CK-MB）中的一种，其结果不应该高于总 CK。查看当天质控结果，各项目均在控；为排除标本轻微溶血造成的干扰，随即电告急诊科护士重新采集标本检测，结果与初次相差无几。不同寻常的结果使我困惑，也激发了我的好奇心。是肿瘤引起，还是该患者血清中可能存在巨 CK？结果不符常理。

【沟通体会】

与急诊科医生充分沟通，得知该患者的影像学检查结果显示：肝内多发低密度灶，建议增强检查。临床上肿瘤待排，明确诊断有赖于进一步辅助检查。后续进一步跟踪 2018-09-28 该患者其他检查结果，血常规中性粒细胞比例增高，达 80%（50.0% ~ 70.0%），生化检查肝功能异常，肿瘤标志物五项结果，部分项目明显异常，见表 62-2。影像学增强 CT 检查提示：①肝脏弥漫性异常密度灶，考虑肝癌；②肝硬化；③肾囊肿；④两侧胸腔积液。临床医生考虑肝癌 / 肺癌肝转移（肺部有肿块，未做肺穿刺，性质未定）。目前该患者已转至肿瘤中心接受专科治疗。

表 62-2 杜某某肿瘤标志物五项检测结果

检测指标	中文全称	检测结果	参考区间	单位
NSE	神经元特异性烯醇化酶	560.02	0.50 ~ 10.00	μg/L
CYFRA21-1	细胞角蛋白 19 片段	218.40	0 ~ 7.00	μg/L
CA72-4	糖类抗原 72-4	1.60	0 ~ 6.00	kU/L
CA242	糖类抗原 242	23.62	0 ~ 15.00	kU/L
CA50	糖类抗原 50	100.80	0 ~ 25.00	kU/L
SCCA	鳞状细胞癌相关	0.48	0.01 ~ 2.50	μg/L

查阅文献，在临床生化检测中，CK 测试大多采用 DGKC 法，ADP 和肌酸磷酸在 CK 催化下，生成 ATP 与肌酸，ATP 在己糖激酶的催化下，生成葡萄糖 -6- 磷酸，该物质在葡萄糖 -6- 磷酸脱氢酶的催化下与 $NADP^+$ 反应生成 NADPH，NADPH 在 340nm 处有特异吸收峰，通过测定 NADPH 的生成速率来计算 CK 的活性。

而对于 CK-MB 则是事先用抗人 CK-MM 抗体封闭亚基，再测定 B 亚基的活性，其结果乘 2 就是 CK-MB 的活性。鉴于方法学的原因，CK-MB 可能会出现假阳性，甚至 CK-MB 活性超过总 CK 活性。

经与临床密切联系，深入分析该患者的情况，CK-MB 增高的原因似乎有迹可循了。结合该患者的具体情况，我们认为有以下原因造成了该患者 CK-MB 测定值的假性增高：①该患者考虑肝癌 / 肺癌肝转移、肝硬化。当存在恶性肿瘤、肝硬化等疾病时，血清中则可能有巨 CK 存在，其 M 亚基不能被抗人 CK-MM 抗体封闭，其活性累加于 B 亚基，造成 CK-MB 假性增高。②该患者为 O 型血癌症患者。CK-MB 的假性增高还见于一些 O 型血或 B 型血癌症患者，原因可能是其免疫系统紊乱，其中的一些免疫球蛋白充当了辅酶的作用。

通过此案例我们总结经验，在平时的检验工作中，如遇可疑结果，应逐项从分析前、分析中和分析后干扰因素进行分析，并及时联系临床，充分了解患者病情，寻求合理解释，切不可盲目审核发放报告。确保实验室出具的每一份数据都有理可依，有据可循，为临床疾病的诊断提供更准确可靠的信息，以便更好地服务于临床和病患。

正如俞颖专家所说：当遇到疑难检验结果时，检验人员应该及时与临床沟通，共同探讨，切不可简单地回答："我们的质控均在控，检测结果已经过复查"等。同时检验人员自身应加强专业知识的学习和积淀，增强与临床医生沟通交流，积极发挥检验医学在临床疾病诊疗及预后评估中的作用，为临床及患者提供优质的服务。

（汪淑芬　王宽宽）

参 考 文 献

[1] 庞丹凤，冯献光，林芝锋，等 .CK-MB/CK 比值倒置 56 例 CK-MB 质量检测结果分析 [J]. 临床合理用药杂志，2012，5(10)：59-60.

[2] 陈建芸，石玉玲，李林海，等 .CK-MB/CK 比值倒置 22 例 CK-MB 质量检测结果分

析 [J]. 实用医学杂志，2009，25(18)：3148-3149.

[3] 王玉肖，田红彪 . 巨 CK 引起 CK-MB 大于总 CK 一例分析 [J]. 世界最新医学信息文摘，2015，15(80)：155.

63 又见横纹肌溶解综合征

【案例经过】

"CK 38 819U/L"，这样的结果，在临床生化室的检验日常中，并不罕见，但出现在这位患者的血清生化结果中，多少有点让人产生疑问。患者，男，56 岁，因"发热伴恶心呕吐 4 天，少尿 1 天"入院。该患者 4d 前受凉后出现发热，体温最高 39℃，伴寒战，无明显咳嗽咳痰，无腹痛、腹泻，无尿频尿急。自服对乙酰氨基酚、感冒灵颗粒，体温下降，数小时后再次感发热，体温未测，再次口服对乙酰氨基酚，后渐出现恶心呕吐，呕吐物为胃内容物。无呕血、黑便，纳差，家人将其送至当地医院，查肝肾功能明显异常（检测结果未显示），予以对症治疗。1 天前患者自觉尿量减少，家属为求进一步治疗转入徐州医科大学附属医院急诊。急查生化显示：肌酸激酶（CK）38 819U/L（参考区间：30 ~ 170U/L）、肌红蛋白（MYO）> 3 000μg/L（参考区间：< 21μg/L）、肌酐（CREA）643μmol/L（参考区间：44 ~ 106μmol/L）、AST 502U/L（参考区间：0 ~ 40U/L）、ALT 122U/L（参考区间：4 ~ 40U/L）。

【沟通体会】

虽然 CK 和 MYO 未设置临床危急值报告，但如此高的结果，尤其是 CREA 的明显增高，还是引起了我的关注。从实验室分析数据上看，该患者考虑横纹肌溶解综合征（rhabdomyolysis，RM）是合理的，但该患者并没有过量运动、肌肉挤压伤、缺血等常见原因的临床描述。为了验证自己的判断，带着这份好奇心和求知欲，我主动走到病房，查看患者状况，并和主管医生进行了沟通。获知该患者临床诊断为 RM、急性肾损伤，可能诱因是口服对乙酰氨基酚（感冒药）。

RM 并非一个陌生的疾病，但以服用感冒药为诱因的却很稀奇。为此，我密切关注了该患者的病程和实验室主要指标的动态监测，见表 63-1，图 63-1 和图 63-2。从 CK、MYO、CREA、CysC 几个 RM 密切相关指标的动态变化上看，该患者诊断明确，治疗措施得当，预后效果好。

表 63-1　CK、MYO、CREA、CysC 检测结果

检测日期	CK/(U·L⁻¹)	MYO/(μg·L⁻¹)	CREA/(μmol·L⁻¹)	CysC/(mg·L⁻¹)
9 月 7 日	38 819	> 3 000	643	
9 月 8 日	17 519	2 012		
9 月 9 日	7 528	1 251	293	1.37
9 月 10 日	4 874	978	202	1.34
9 月 11 日	1 417	1 619	189	1.32
9 月 12 日		1 570	184	1.38
9 月 13 日		1 329	168	1.36
9 月 14 日	1 064	1 068	129	1.15
9 月 15 日	1 053	974	144	1.26
9 月 16 日	572	428	137	1.31
9 月 17 日		318	162	1.60
9 月 18 日	249	197	209	1.65
9 月 21 日		77	166	1.39
9 月 26 日		86	108	1.04

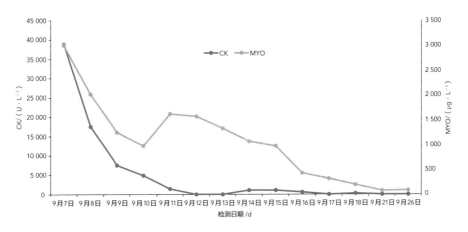

图 63-1　CK 和 MYO 的动态变化

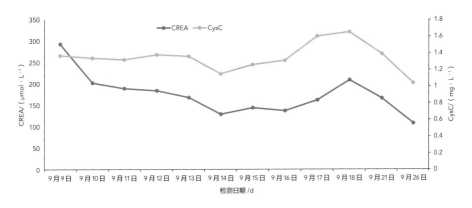

图 63-2　CREA 和 CysC 的动态变化

接下来，有必要了解一下 RM。RM 是指各种原因引起的横纹肌（骨骼肌）细胞受损、溶解，从而使细胞膜的完整性发生改变，肌细胞内容物（包括钾、磷酸盐、肌红蛋白、肌酸激酶）释放进入细胞外液及血液循环，并可致死的一组临床综合征。包括非创伤性和创伤性两大类，前者常见的危险因素有：①药物和毒性物质。他汀类、复方磺胺甲噁唑、大环内酯类、喹诺酮类、皮质激素等药物均对横纹肌有直接损害作用；中枢神经系统抑制药、可卡因、安非他命、麦角酰二乙胺等药物对横纹肌有间接损害作用。②酗酒。③肌肉过度活动。④体温过高。⑤感染。⑥结缔组织病。⑦代谢性或内分泌性疾病。⑧遗传性疾病。后者是严重创伤后的一种危重并发症，比较常见的原因包括电休克和挤压伤。

RM 的局部症状和体征包括肌肉疼痛、无力、肿胀及肌肉触痛，创伤性 RM 可见肌肉损伤；全身症状和体征包括棕色尿（常作为首发表现）、发热、全身不适、恶心、呕吐、精神错乱、精神激动、谵妄、少尿或无尿。早期并可表现为电解质紊乱，晚期可发生急性肾功能衰竭和弥散性血管内凝血等。

早期识别 RM 并对其并发症做出及时处理是治疗成功的关键。实验室检查是诊断 RM 的重要依据。包括：① CK。诊断 RM 最重要也是最敏感的指标，血清 CK 水平在肌肉损伤后 2～12h 开始升高，1～3d 达高峰，3～5d 后逐渐下降。CK 水平并不直接反映病情的严重程度。② MYO。肌损伤后肌细胞坏死，MYO 释放入血造成肌红蛋白血症。③肌红蛋白尿。诊断 RM 的一个重要依据，但尿肌红蛋白阴性不能排除 RM。④电解质紊乱。在 RM 早期可有血钾、血磷进行性增高，血清钙降低。⑤肾功能变化。肌肉损害释放的大量肌酸在血液中转变为肌酐，故 RM 时肌酐的增高多大于尿素的增高。

本案例中，令我奇怪的是，整个病程中，只做了一次尿液分析，显示尿潜血实验（BLD）呈强阳性（++++），尿红细胞少许。随后，并没有做动态观察。或许是沟通不到位，或许是临床更认同血清 MYO 的定量检测。总之，通过本案例的分析，我充分意识到临床与检验专业壁垒的存在，以及二者进行及时有效的沟通对于疾病诊治的重要性。对于检验医师而言，架起检验与临床的桥梁任重道远。在这条路上，我们还有很多事情要做。

（李洪春　陈　欣）

64　B 型钠尿肽升高原因竟然是这样

【案例经过】

B 型钠尿肽（BNP）是检验科新开展的项目，2018 年 3 月 24 日审核报告单时发现了一名消化内科的患者检测结果达到 230.51pg/ml（参考区间：0.55～30pg/ml），难道是有心脏的并发症吗？询问临床医生患者的诊断治疗情况，证实患有肝硬化，并没有心肌缺血及高血压的症状，那 BNP 升高的原因是什么呢？

【沟通体会】

继续追踪了这名肝硬化患者，发现 BNP 随着肝功能恢复程度下降，见表 64-1。

表 64-1 患者部分生化检测结果的动态变化

时间	BNP/(pg·ml⁻¹)	ALT/(U·L⁻¹)	AST/(U·L⁻¹)	TBIL/(μmol·L⁻¹)
04-03	230.51	540	230	76.55
04-10	173.42	305	94	50.61
04-15	116.80	167	62.70	37.44
04-20	50.47	76.49	49.03	31.20

BNP 由左心室分泌，由前体蛋白（pro-BNP）转变而来，可裂解为有活性 BNP 和无活性的 NT-pro-BNP。BNP 可以产生利钠、利尿作用，可调节血容量、血压和电解质平衡；也可调节肾素 - 血管紧张素系统，促使血管舒张和平滑肌松弛，提高肾小球滤过率，从而有效防止过量水钠潴留。BNP 检测方法是电化学发光法，受常见的干扰因素影响很小，而且不存在日内和日间质控的波动，因此检测的过程是可靠的。POCT 荧光免疫法灵敏度能够达到 95% 以上，在所有被研究的心衰患者中特异度达 93%。

肝硬化患者血浆 BNP 水平有不同程度的升高，和肝硬化病情轻重关系较密切。BNP 升高提示肝硬化患者存在心室负荷和室壁张力的异常，肝功能不全灭活减少及门体分流引起内毒素、NO、炎症因子对心肌细胞损伤；低蛋白血症致心肌水肿、变性；肾素 - 血管紧张素 - 醛固酮系统过度激活导致心肌纤维化；水钠潴留，长期高血容量状态，心室超负荷致心室扩张、心肌细胞肥大。

BNP 分子量小，体内半衰期短（22min），糖皮质激素、甲状腺素、利尿剂、β- 受体阻滞剂、肾上腺素拮抗剂等可以影响血浆 BNP 的浓度。BNP 不论用哪种系统测定只能用 EDTA 抗凝血浆，标本采集后应冰浴送检、4℃ 离心、上机后 0.5h 完成检测。BNP 检测如果肝素抗凝血浆和血清，结果比前者高 10% 左右。

NT-pro-BNP 的分子量大，分子结构是由氨基末端 76 个氨基酸组成的直链结构，不具有生物学活性，其唯一的清除途径是通过肾脏的肾小球滤过，因此肾功能的影响对循环中 NT-pro-BNP 水平要远远大于 BNP。国外有文献报道 NT-pro-BNP 与肾小球滤过率相关。体内半衰期长（120min）、体外稳定，国内外文献报道，在 EDTA 抗凝血浆中室温可以稳定 3d、4℃稳定6 天、−20℃可以稳定 10d 以上，且还可以使用血清测定，由于其清除慢、半衰期长，所以在血浆内的浓度较 BNP 高 2 ~ 10 倍，在心衰患者血液中的浓度较 BNP 高数倍，与 BNP 相比更有利于实验室检测。检测 NT-pro-BNP的电化学发光法检测现行范围宽、精密度高，BNP 检测的几种方法学之间，高通量全自动的免疫发光技术的精密度优于 POCT 法，因此推荐有条件的医院选择免疫发光技术检测 BNP/NT-pro-BNP，POCT 法的检测可作为急诊、重症监护室的初筛，但要做好 POCT 法的参考区间、cut-off 值，做好质量控制和与检验中心的比对，偏倚应控制在 20% 以内。

（许 怡 郭 云 张 巍）

65 淘气的纤维蛋白原

【案例经过】

2017 年大年初二下午，作为医护工作者的我和平常工作一样，检测、审核报告。其中有份报告：一位急诊室的患者，心肌肌钙蛋白（cTnI）：9.25ng/ml（参考区间：< 0.04ng/ml）。此时，这份报告并没有引起我的注意，被直接审核了。

当天的夜班也是我，晚上 20：00 左右，我发现下午急诊这位患者又送来一管心肌肌钙蛋白标本，检测结果为 0.02ng/ml。因为我审核标本，按要求和习惯会查看患者的历史结果，所以发现该患者下午检测 cTnI 的结果为 9.25ng/ml，而晚上重新抽血检测的结果为 0.02ng/ml。这立刻引起了我的注意，把该患者下午的标本找出来，重新离心再检测 cTnI 的结果居然是 0.02ng/ml。我开始紧张起来，立刻拿起电话，给急诊室医生打电话。

【沟通体会】

急诊室的医生电话里说："我们等你的电话等了很久了，因为该患者的心肌酶谱、心电图均无异常，而且患者没有 AMI 的临床表现，唯独你们检验科的 cTnI 异常增高。"医生表示，当出现 cTnI 结果增高时，临床又不敢不重视，纠结了半天，于是晚上再次抽血复查。

我如实汇报：该患者晚上的 cTnI 的结果是 0.02ng/ml，下午结果为 9.25ng/ml 的标本重新检测，结果也是 0.02ng/ml。通过与临床医生沟通得知：患者状态良好，未发现任何不适，生命各项体征平稳，临床表现、心肌酶谱、心电图结果均不支持存在心肌梗死和其他心脏病变的可能。判断该患者第一次的肌钙蛋白结果为假阳性，明天将进行原因排查，给临床答复。

第二天一大早，我立即汇报给我们科主任，并及时将情况反馈给仪器工程师。仪器工程师对仪器进行全面维护保养：检查冲洗模块，清洁冲洗转盘，清洁样品针，更换排废泵管，进行系统检测等。经检查未发现仪器异常。因此我们怀疑可能是其他原因造成的肌钙蛋白假阳性。

目前市场上多达 15 家不同厂商经营肌钙蛋白的检测市场，所应用的检测原理各不相同，直接造成了检测限、灵敏度、功能灵敏度，以及测定浓度 -CV 曲线等方法学特性评价指标的差异。本实验室使用的是美国 Beckman Coulter DXI 800 全自动化学发光仪，肌钙蛋白检测的原理为双位点酶免法（夹心法）。

免疫学检测常见的干扰有自身抗体和溶血：①患者体内存在的类风湿因子（RF）能显著干扰基于抗原抗体反应过程的许多免疫学检测方法，对于肌钙蛋白的检测也不例外；②溶血是红细胞破坏的过程，导致了血红蛋白，以及细胞碎片、蛋白质等释放到周围血液中，给 cTnT 和 cTnI 的检测带来显著干扰。检查标本：无溶血，患者 RF 阴性。因此排除了由于 RF 和溶血造成假阳性结果。

后来请教了 Beckman 总部的工程师，了解到还有一种假阳性的可能原因：在血液还未凝固时分离血清，此时血液没有完全凝固，离出的"血清"并非是完全的血清，其中仍残留部分纤维蛋白原，易形成干扰，造成假阳性。而在本案例中，将标本重新离心之后再检测，之前阳性的结果变为正常。因此，基本可以确定是由于非完全凝固离心造成了 cTnI 的假阳性。

此刻真相大白，终于给了临床一个确切、合理的解释，并向临床医生致歉。同时，我们必须从这件事中吸取深刻教训，在此后的工作中，我们需要更加严谨，严格把控标本前处理的质量关。

正如俞颖专家所说：cTnI 在心肌梗死的诊断中非常重要，一旦检验科出现了 cTnI 假阳性结果可能会给临床造成重大误诊，引起不必要的医疗纠纷。因此重视阳性标本的审核，降低假阳性率，提高结果准确性非常重要。审核标本的过程中需要小心谨慎：首先，核查标本状态；其次，检查仪器、试剂、室内质控；再次，确定患者是否存在类风湿因子等自身抗体；最后，也是最重要的是结合临床，关注临床诊断，出现疑问多和临床医生交流，以更好地服务临床。

（左　芳　李丽萍　胡正军）

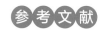

[1] 徐志康，陈李菲，朱惠君，等 . DXI800 化学发光仪测定 cTnI 出现假阳性结果的分析和处理 [J]. 医疗卫生装备，2015，36(4)：86-88.

[2] 葛亮，陈云峰，梁鑫，等 . 离心时间对心肌肌钙蛋白 I 检测结果的影响 [J]. 检验医学与临床，2010，7(9)：833-834.

[3] 范华杰，沈茜 . 血清 / 血浆心肌肌钙蛋白定量测定的影响因素 [J]. 检验医学，2007(6)：745-749.

第四篇

关于泌尿系统

因 TAT 而乱了的方寸

【案例经过】

李某，男性，6 年前，因"感冒"至四川大学华西医院就诊，诊断为慢性肾功能不全（尿毒症期）、多囊肾、多囊肝。于 2012 年 11 月起先后行右颈内静脉置管术、左前臂动静脉内瘘术和行中心静脉穿刺术 +cuff 管置入术，进行维持性规律血透（每周二、周五）至今。透析前行肝肾功能检测，以便评估透析效果，实时调整透析方案。2018 年 5 月 6 日该患者透析前于 15：39 送检一红管无抗凝剂、无分离胶的血液标本，科室检验人员 16：10 离心录入上机检测，多次检测后，18：06 审核结果，其部分生化检测结果见表 66-1。

表 66-1　李某部分生化检测结果

检测指标	结果	单位	参考区间
丙氨酸转氨酶（ALT）	6	U/L	< 50
天冬氨酸转氨酶（AST）	23	U/L	< 40
总蛋白（TP）	41.3	g/L	65.0 ~ 85.0
白蛋白（ALB）	23.0	g/L	40.0 ~ 55.0
尿素（UREA）	34.60	mmol/L	3.38 ~ 8.57
肌酐（CREA）	943.0	μmol/L	53.0 ~ 140.0
胱抑素 C（CysC）	6.01	mg/L	0.51 ~ 1.09
尿酸（UA）	382.0	μmol/L	240.0 ~ 490.0
钠（Na^+）	143.6	mmol/L	137.0 ~ 147.0
钾（K^+）	9.94	mmol/L	3.50 ~ 5.30
氯（Cl^-）	104.5	mmol/L	99.0 ~ 110.0
碳酸氢根（HCO_3^-）	18.2	mmol/L	18.0 ~ 28.0
钙（Ca）	2.09	mmol/L	2.10 ~ 2.70

续表

检测指标	结果	单位	参考区间
镁（Mg）	0.78	mmol/L	0.67 ~ 1.04
无机磷（P）	1.02	mmol/L	0.81 ~ 1.45

立即查看该患者的历史透析前生化数据，显示：K^+ 6.21mmol/L、6.36mmol/L、6.62mmol/L，此次 K^+ 9.94mmol/L 与近期的历史数据差别较大。

【沟通体会】

血钾 9.94mmol/L 已经达到华西医院危急值管理要求，遂立即联系临床主管医生（危急值报告），如此高的血钾可能会危及患者的生命。通过了解患者病情，得知患者正在排队准备透析，神志清醒，无任何与高血钾相关的临床症状，抽血前也未输液和服用相关药物等。可见 K^+ 结果与临床症状明显不符合，虽然仪器状态、试剂均正常，操作也无误，但仍然对该结果持怀疑态度，问题到底出在哪个环节。

询问检测人员对收到标本后的处理情况，方得知，由于当时标本血块未凝固，37℃水浴 30min，离心后上机检测，仪器报警"标本针吸样有问题"。查看标本呈"胶冻状"，想着会耽误报告检测周转时间（turn-around time，TAT），心里很着急，于是就用小木签把标本搅拌混匀和反复颠倒，以为可加速血细胞凝固收缩，缩短血清析出时间。至此，高度怀疑是因为刚才的搅拌和反复颠倒混匀，引起红细胞内钾的释放，造成血清钾假性增高。到此，再次与主管医生沟通，鉴于患者马上透析，需要尽快得到生化结果，以方便临床医生确定透析方案，遂建议使用肝素锂抗凝管重新采血，立即送检。重新采血后复查电解质结果分别为血 K^+ 6.34mmol/L、Na^+ 140.05mmol/L、Cl^- 103.3mmol/L、Ca^{2+} 2.11mmol/L、P 1.05mmol/L、Mg^{2+} 0.81mmol/L。复查结果除血 K^+ 差别较大以外，其余结果基本一致，也证实第一次高钾是由于检验人员标本预处理不规范致标本微溶血，促使血清钾假性异常增高。

按照《全国临床检验操作规程》（第 3 版），常规生化项目要求使用不添加任何抗凝剂的血液标本分离血清进行检测。近年来随着医疗条件的改善，血液透析患者越来越多，进行血液透析前后均需要进行血液生化检测，临床需要既快又准确的检测结果来了解患者的病情和透析效果。血液透析患者由于肾脏损害，体内钾、代谢废物等物质无法正常排出体外，患者本身容易出现高血钾状态。患者在透析过程中，会使用低分子肝素对透析管进行抗凝处理，在透析结束后，也常采用肝素封闭透析管防止管路被血液凝固堵塞，从而使透析患者的血液处于肝素化状态，增加了血液凝固的时间，离心后血清常呈"胶冻状"，阻碍了标本的及时检测。另外，由于检测人员刚入职不久，工作经验不足，因为 TAT，而人为地将分析标本反复搅拌、颠倒混匀，再水浴离心。虽然这样能保证 TAT，但也会使得标本不同程度的溶血，造成红细胞内钾的释放，致检测结果异常偏高。为此，我们主动与临床沟通达成协议，对于长期维持血液透析患者，可采用肝素锂抗凝血标本进行电解质检测，与《全国规范化操作规程》（第 3 版）中的急诊标本同等对待。

在日常工作中，常遇到标本由于多次颠倒混匀或反复离心等问题造成标本不同程度溶血，对血清钾的检测结果影响较大，应引起检验人员的重视。

（曾素根　卢兴兵　杨舒羽）

67　起伏的肌酐

【案例经过】

作为一名检验新人，2018 年 8 月 31 日签发报告时见到这样一个生化报告，肌酐 389μmol/L。系统中历史回顾提示上一次结果 715μmol/L。两者之间只有 4 天时间，为什么变化如此之大？患者信息：男，22 岁，肾内科患者。如此年轻小伙子，肌酐水平为什么这么高呢，这个结果能不能审核呢？为此，查看患者入院以来所有的生化报告，显示先持续增高，到824μmol/L 时，结果一路下降（图 67-1）。什么原因导致的呢？

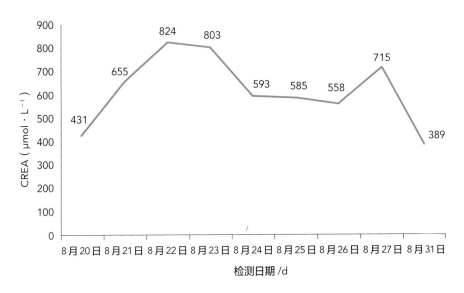

图 67-1　患者肌酐检测结果的动态变化

【沟通体会】

假如是资深检验人，看到这些可能就没有疑问，直接把报告签发出了。可是，作为一个规培生，刚接触审核，这个报告不敢发，心里有疑问一定得解决了才行。继而查看电子病历，显示患者诊断"急性肾衰竭"，入院时处于急性少尿期，肌酐持续增高，并且可以诊断为尿毒症。那怎么降下来的呢？病例上提到一句"给予血液透析治疗"。于是与临床医生进行沟通，医生表示患者急性肾衰竭，入院后给予透析，代替肾脏工作，且尿量维持正常水平后给予停止透析保守观察，直至患者肌酐水平恢复正常。至此，了解患者肌酐水平变化如此之快的原因，安心地发出报告。后续继续监测显示患者肌酐水平持续降低，至肌酐水平 141μmol/L 时，透析停止，后继续复查肌酐，直至维持正常后出院。

此案例提醒我们，遇到问题时要及时查找原因，必要时要与临床进行沟通。有时临床医生工作繁忙，不便于及时面对面沟通，但这不代表沟通无法执行。比如该案例笔者通过阅读患者入院记录及病程记录了解相关信息，把问题解决就算是一次沟通，并且能在短时间内解决问题，发出准确的报告。同时该案例让笔者对检验工作有了进一步认识，作为检验工作者，我们检测的不仅仅是一份标本的结果，更是临床医生做出决策的重要指征，检验工作的重要性直接凸显。

（胡忠嫣　徐　娜　李洪春）

68　尿常规的秘密

【案例经过】

作为检验科的传统项目：三大常规（血常规，尿常规和粪便常规）在自动化程度如此高的时代依然扮演着极其重要的作用。其中，尿液常规的内容也逐渐丰富起来，徐州医科大学附属医院检验科尿液分析采用干化学方法和沉渣法检测尿液，极大地提高了检测的灵敏度、特异度和准确度。

患者，男，11 岁，就诊于徐州医科大学附属医院门诊小儿科，根据患儿病情，医生开具了血常规、尿常规申请单，采的是肘静脉血和随机尿。检测结果显示血常规无明显异常，尿常规化验单见表 68-1。

表 68-1　第一次随机尿液检测结果

检验项目	结果	参考区间	单位	检验项目	结果	参考区间	单位
UBG	+	−		RBC	6.1	0 ~ 25.00	个 /μl
GLU	−			EC	28.3	0 ~ 40.00	个 /μl
SG	1.025	1.015 ~ 1.025		BACT	44		个 /μl
NIT	−			CAST	0.00	0 ~ 3.00	/LP
LEU	±	−		病理管型	0		/LP
BIL	−	−		电导率	13.3	5.0 ~ 38.0	mS/cm
PRO	4+	−		RBC 形态	未提示		
KET	±	−		结晶标记	−		
pH	6.5	5.4 ~ 8.4		小圆 EC	+		
BLD	−	−		类酵母细胞	−		
WBC	44.9	0 ~ 20.00	个 /μl				

一个 11 岁的儿童的尿蛋白居然有 4+ 之高，实在是让人不得其解，若考虑生理性的蛋白尿，也不会如此之高。难道是肾脏的疾病？由于门诊患者我们无从查知他的临床资料，所以我们暂时没有将结果审核，等待患者或者家属前来查询沟通。

【沟通体会】

患儿的家属来查询结果，经过沟通我们得知：患儿就诊于门诊小儿科，因感冒入院，继往无重大病史，日常无明显的不适，今晨送检的尿液标本是患者的随机尿，送检时间超过规定时间（从家里带来）。为了检查结果的准确性，我们建议该患者明日清晨留取晨尿（结果见表 68-2），以及 1h 后的尿液标本（检测结果见表 68-3），然后送检。

表 68-2　第二次晨尿检测结果

检验项目	结果	参考区间	单位	检验项目	结果	参考区间	单位
UBG	–	–		RBC	0.40	0 ~ 25.00	个 /μl
GLU	–	–		EC	4.1	0 ~ 40.00	个 /μl
SG	1.013	1.015 ~ 1.025		BACT	15		个 /μl
NIT	–	–		CAST	0.00	0 ~ 3.00	/LP
LEU	–	–		病理管型	0		/LP
BIL	–	–		电导率	4.5	5.0 ~ 38.0	mS/cm
PRO	–	–		RBC 形态	未提示		
KET	–	–		结晶标记	–		
pH	6.0	5.4 ~ 8.4		小圆 EC	–		
BLD	–	–		类酵母细胞	–		
WBC	13.1	0 ~ 20.00	个 /μl				

表 68-3　第二次 1h 后尿液检测结果

检验项目	结果	参考区间	单位	检验项目	结果	参考区间	单位
UBG	+	−		RBC	11.40	0 ~ 25.00	个 /μl
GLU	±	−		EC	45.00	0 ~ 40.00	个 /μl
SG	1.030	1.015 ~ 1.025		BACT	77		个 /μl
NIT	−	−		颗粒管型	1+	0 ~ 3.00	/LP
LEU	±	−		电导率	12.6	5.0 ~ 38.0	mS/cm
BIL	−	−		RBC 形态	未提示		
PRO	4+	−		结晶标记	−		
KET	±	−		小圆 EC	+		
pH	6.5	5.4 ~ 8.4		类酵母细胞	−		
BLD							
WBC	60.00	0 ~ 20.00	个 /μl				

第二日检查结果，晨尿各项检查指标正常，1h 尿液检测结果与昨日随机尿检测结果相吻合，尤其是尿蛋白均高达 4+，由于患者是初次检查，我们与临床医生沟通后建议患者入院做进一步治疗检查。第三日，患者再次送晨尿与 1h 尿液进行常规检查，与第二日结果吻合。

正如李洪春专家所说：学校到医院，转而进入实习生活，除了常规的标本接收、预处理及机器的操作，学会将书本知识应用到日常工作是我们实习的第一要义。本案例中，从尿液常规分析中看出疑惑，该患者是体位性蛋白尿，也可能是其他原因，还有待进一步检查。作为一名合格的检验人，认真对待每一份检测，是职业要求，更是自己专业知识灵活应用的表现。

（张　典　顾　兵）

参 考 文 献

罗钢，姜红．生理性蛋白尿与病理性蛋白尿的界定 [J]．中国实用儿科杂志，2016，31(11)：812-815.

69 "神医"不相信自己的"能力"

【案例经过】

这是一例检验与临床通过微信群交流和沟通的案例。

2017 年 11 月 7 日 09：31，泌尿外科 S 医生在"检验与临床交流群"中晒出该病区李姓患者两份血生化检验报告单：其中一份为 09：16 刚刚审核通过的报告（医生通过 LIS 及时关注），尿素 9.86mmol/L，肌酐 124μmol/L；另一份是昨日下午急诊 16：00 发出的干生化报告，尿素 38.94mmol/L，肌酐 1 084μmol/L。两次报告时间前后不足 17h，可尿素、肌酐检测报告结果天地之差，令人难以接受。

泌尿科医生喊话检验科主任："主任，这个结果可靠吗？""这患者好的也太快了！"

其他临床医生也纷纷跟帖："哈哈，神医啊！""一天不到直接从尿毒症变正常人啦！""下次碰到尿毒症患者直接送泌尿外科吧！"

面对如此质问和调侃，检验科主任回帖："正在查找原因，谢谢！"明显底气不足，战战兢兢。

主任通过察看 LIS，生化今日质控在控，患者的标本外观无明显异常，从其他检测结果的对比上看，基本排除护士采血时标本被稀释的可能。立即吩咐生化室同事将昨日和今日的患者标本同时复查。随后，通过 HIS 调阅患者病历：患者，男，68 岁，因"前列腺增生，排尿困难 5 年，近期加重，排尿成点滴状，伴下腹腹痛不适"入院。彩超示双肾积水，膀胱过度充盈，急诊肾功能（干生化法）尿素 38.94mmol/L，肌酐 1 084μmol/L。初步诊断：①前列腺增生症；②急性尿潴留；③双肾积水；④梗阻性肾病？

患者入院后，值班医生即行导尿术解除患者尿潴留，并保留导尿管。

看完病历，复查也有了结果：两份标本尿素、肌酐仍是相差甚远（表69-1）。

表 69-1　患者 11 月 6、7 日二份标本血清肌酐复查结果

复查标本	尿素 /(mmol·L^{-1})	肌酐 /(μmol·L^{-1})
11 月 6 日标本	35.43	1 028
11 月 7 日标本	9.82	119

回头看看"检验与临床交流群"，对方等得有点不耐烦了，冷嘲热讽仍在继续。

检验科主任大脑在疾速思考：难道患者真的遇到了"神医"，莫非是导尿，怎样才能证明医生自己就是"神医"呢？

【沟通体会】

有了，电话请教肾内科 Z 主任，一番叙述，表明来意。Z 主任不加思索，随口道来"可以，完全可以！急性尿潴留非肾功能不良患者，只要及时解除尿潴留，并保持排尿顺畅，就可以迅速排出体内肌酐等有毒物质。""我们曾遇过这样的患者，前一天肌酐数百或一千多，及时处理，次日尿毒症就解除了！"一番沟通，使检验科主任顿时有了底气。

时针已过 11：30，再不回贴，就对不起群中的那帮"看客"了："S 医生，昨天和今天的标本都复查了，结果仍存巨大差异，基本排除实验室误差或差错，请从临床角度再找找原因""检验科对此两份标本的结果负责，如仍存怀疑，请到检验科取回标本，送往其他实验室复查。当然，检验科有责任与临床科室进一步查找原因，谢谢。"。

泌尿外科 S 医生回贴了："主任，只是对结果心存疑惑，检验科认为无误，我们就可以向患者交代了，如果结果有误，和患者提前谈话，以后就不好解释，容易导致医患纠纷，辛苦主任了。"不愧是医生，考虑的就是周全。

肾内科 Z 主任也来跟贴了："S 医生，急性尿潴留患者如果处理及时，导出或排出尿液，血液肌酐是可以迅速恢复正常的，这和肾性尿毒症有本质区别，当然患者如果拖延就诊或临床延误处理，是有可能造成肾功能不同程度损伤，甚至肾衰。但从目前情况看，你们处理的非常及时，效果显著（点赞）"。

检验科主任发贴："感谢 S 医生理解，感谢 Z 主任支持！患者情况还需

进一步观察，建议明日继续送检肾功能，谢谢！"。

时针已经过了 12：00，"检验与临床交流群"已经没了之前的喧闹，群员已经下班，正在匆匆赶往回家的路上。

下午上班，生化室组长拿来了患者李某的肾功能报告，请示如何签发。检验科主任在报告单下方的空白处签发"复查患者今日和昨日血样肌酐，结果仍存巨大差异，排除实验室误差，请结合临床分析和查找原因，并持续观察。"。

之后的持续观察（图 69-1）。

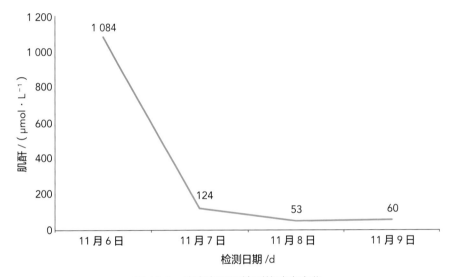

图 69-1　该患者肌酐检测的动态变化

同一患者 17h 内两次肌酐检验，结果报告相差巨大，临床医生直接喊话检验科主任"一天不到直接从尿毒症变正常人""结果可靠吗""好的也太快了吧""神医"。不相信自己的"能力"，更多的是对检验结果的质疑。

如何证实检验无"过错"，消除"神医"在公开场合给检验科带来的"负面影响"是检验科主任急于走出的窘境。一是"打铁先得自身硬"，排除实验室误差，检查当日室内质控结果在控，复查两份标本结果无误，基本排除实验室误差。二是及时掌握患者病情及其相关知识：患者因前列腺增生症致急性尿潴留数天，可能并未造成肾功能损伤，入院后给予及时导尿排除潴留，也许是患者"一天不到直接从尿毒症变正常人"的根本原因，与肾内科 Z 主任的交流也证实存在这种可能性。后经查阅，国内有类似案例报告。

建立"检验与临床交流群"，及时"曝光"检验人的"过错"，可以推动检验质量持续改进。另外，群内临床学科对检验结果的解释可以弥补检验人员临床经验不足的缺陷。

（夏寿扬）

参考文献

李景春，吴子喻. 急性尿潴留致急性肾功能不全 1 例报告 [J]. 山东医药，2010，50(9)：3.

70 一份肌酐检测引发的骚动

【案例经过】

2017 年 3 月 25 日，患者，男，54 岁，上午 10 点在本市一家区级医院，检测血清肌酐 300μmol/L，14 点在浙江省宁波市医疗中心李惠利医院检验科，AU5400 检测血清肌酐为 349μmol/L。患者 16：00 来取报告，看到这两个结果，觉得相差较大，怀疑浙江省宁波市医疗中心李惠利医院检测结果有问题，当时就质问当班人员。于是生化值班人员将该标本在浙江省宁波市医疗中心李惠利医院检验科另外两个检测系统进行检测，罗氏 MODULAR P800 检测肌酐为 345μmol/L，强生干式 350 检测肌酐为 346μmol/L，三台仪器检测的结果一致性较好。值班人员就不同系统检测同一标本，检测结果可能存在一定差异，但在临床检测可接受范围之内，给患者作了解释。当日 17：30 又到本市另一家市级医院检测，血清肌酐 300μmol/L。

【沟通体会】

首先，检验科内部检测系统质量保证自查。3 月 27 日，我们查看检测日 3 月 25 日，三台生化仪的室内质控均在控；再查看 2016 年第二次肌酐省室间质评结果，肌酐 5 个批次质控，几乎打靶。这说明，我们检测系统没有问题，检测结果可靠。

接下来，我们要分析肌酐结果差异的可能原因。我们知道影响检测结果的因素有很多，包括分析前因素、分析中检测因素、个体生物学变异、系统误差、食物、药物干扰等。检验科生化组长，主要从两个因素做了详细分析：①个体内生物学变异。指在稳定机体状态下，排除已知可能影响因素（比如用药、禁食、运动等），以及除外已知节律性变化（比如昼夜、季节变化），依然存在着随机变异。血肌酐水平比较稳定，日内生理变动幅度在10%以内。肌酐个体内生物学变异CV_i为6%，AU5400检测肌酐结果349μmol/L；根据正态分布，$\bar{x} \pm 2s$，349μmol/L表示有95%的概率，肌酐的总误差为靶值±10%，如果靶值为349μmol/L，患者的肌酐数值可以落在314μmol/L到384μmol/L之间，这不是单纯的数值，而是数值相应的概率所对应的范围。②系统误差。不同检测系统，检测同一个标本会存在系统误差。系统误差可来源于方法误差、仪器误差、试剂误差及操作误差等。《临床生物化学检验常规项目分析质量指标》（WS/T 403—2012）中规定肌酐允许总误差为15%。不同实验室不同检测系统进行比对时，一般会用偏差表示系统误差。检验科检测血清肌酐349μmol/L，其他医院检测肌酐300μmol/L，两个系统偏差14%，也符合中华人民共和国卫生行业标准。

综上所述，我们知道，两家医院的结果都在可接受范围内。但是我们要跟患者沟通专业知识，并不是一件容易的事情，毕竟学有专攻，患者可能不会理解，一直跟我们纠缠，这就需要我们多一点耐心，多一点同情心。但对于大多数患者，只要有理有据地跟他们沟通，最终也是能接受的。

通过此案例，我们更加深刻地认识到，平时认真做好质量保证的重要性，室内质控不仅是我们发放报告的依据，也是我们发生医疗纠纷时，保护我们的一个重要的证据。室间质评，可以提供我们实验室检测准确性的证据。我们在做好质量保证的同时，还要跟临床、患者做好沟通，能及时将明显异常结果向临床报告，和临床、患者进行积极的交流，相信这样的沟通方式能够更好地为患者服务。

（穆银玉 张 恩 谢服役）

参考文献

府伟灵，徐克前．临床生物化学检验 [M]．5 版．北京：人民卫生出版社，2012.

71 是谁在估算肾小球滤过率？

【案例经过】

其一：2018-06-12 08：30，患者梁某，男，53 岁，直接找到我，拿出检验报告单两张，提出"你们检验科有肾小球滤过率项目吗？"我看到他的省城上级医院检验报告单上有"肌酐"和"肾小球滤过率（EPI-CR）"项目，而另一张浙江省台州市路桥区第二人民医院检验科的报告缺后者。我在 LIS 中查到用肌酐估算的肾小球滤过率项目结果与上级医院一致，打勾报出给他（平时不打勾报出）。

其二：2018-06-13，针对"估算肾小球滤过率（eGFR）是否在报告单直接报出？"展开临床咨询调查。临床医生反馈该项目应该给出临床，方便查阅，不必手工计算。检验报告单计算公式采用 CDK-EPI-Asian（肌酐酶法）与临床采用的 MDRD 简化公式手工计算，验证了几例有慢性肾功能缺陷的患者，比较符合。

其三：2018-06-22 22：56，病区周医生发现她的患者叶某，男，83 岁，肌酐 152μmol/L，eGFR 为 50ml/min，与我们报告 38ml/$(min \times 1.73m^2)$ 结果相差很大，微信发计算器截图如图 71-1。她感觉 50ml/min 符合临床，患者诊断为肺炎，体重 68.5kg，身高 > 170cm。于 2018-06-23 请上次参与验证公式的苏医生计算叶某某的 eGFR 为 38ml/$(min \times 1.73m^2)$，微信发计算器截图如图 71-2，结果与我们报告一致。咨询周医生和苏医生用的计算器，均来源于丁香园"用药助手 APP"（8.2.5 版 20180605），而我们实验室用 CDK-EPI-Asian 公式。

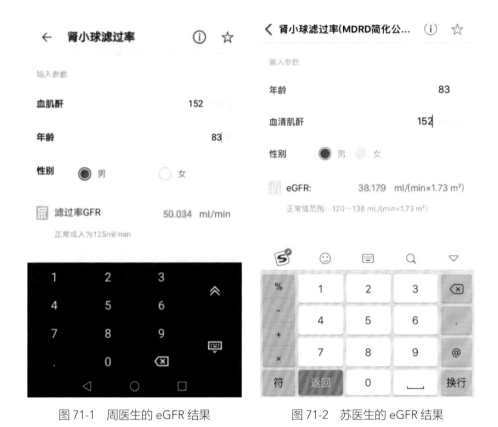

图 71-1　周医生的 eGFR 结果　　　　图 71-2　苏医生的 eGFR 结果

鉴于上述情况，我们收集文献资料，分析患者叶某上述 3 种 eGFR 计算结果的可能影响因素。

周医生采用"肾小球滤过率"计算器为中国人改良的简化 MDRD 公式：$eGFR=186 \times CRE^{-1.154} \times age^{-0.203}$[$\times 0.742$（女）]$\times 1.233$，式中 CRE（肌酐）单位为 mg/dl，基于参考区间 0.72 ~ 1.48mg/dl（64 ~ 131μmol/L）的苦味酸法。我们实验室参考区间 30 ~ 105μmol/L 的酶法肌酐不适合该公式，会致计算结果偏高，属于错误采用。

苏医生采用"肾小球滤过率"（简化 MDRD 公式）计算器为 IMDS-MDRD 公式：$eGFR=175 \times CRE^{-1.154} \times age^{-0.203}$[$\times 0.742$（女）]（未简化中国化版本），CRE 单位为 mg/dl，若直接用 μmol/L 计算，式中"175×"修改为"30 849.2×"，该公式基于苦味酸法，因未中国化会使计算结果偏低，而用酶法肌酐值又使计算结果偏高，在 eGFR 低值部分两相抵消，结果与实验室公式计算结果较符合，但在 eGFR 高值部分（正常人）会更低些，属于歪打正着，不建议采用。

我们实验室酶法测定肌酐值，采用亚洲人 EPI-Asian 公式，更适合临床：

男性　eGFR[ml/(min・1.73m^2)]= eGFR$_{CKD-EPI}$ × 1.057

女性　eGFR[ml/(min・1.73m^2)]= eGFR$_{CKD-EPI}$ × 1.049

eGFR$_{CKD-EPI}$ 的 CKD-EPI CRE 计算公式：

$$eGFR=a \times \left(\frac{CRE}{b}\right)^c \times 0.993^{age}$$

a：黑人，女性 166，男性 163；白人或其他人种，女性 144，男性 141

b：女性 0.7，男性 0.9

c：女性 CRE ≤ 0.7，a=−0.329；CRE > 0.7，a=−1.209

男性 CRE ≤ 0.9，a=−0.411；CRE > 0.9，a=−1.209

以上公式，age：年龄 / 岁；CRE：血清肌酐浓度水平 /（mg・dl^{-1}）；单位换算：肌酐分子量 113.1，则 1mg/dl=88.42μmol/L，1μmol/L=0.01131mg/dl。

另外，我们查询了患者叶某某多年数据，75 岁时有尿蛋白 ++，其他年龄的肌酐分别用上述 3 种公式计算 eGFR 见表 71-1，可看出改良简化 MDRD 公式计算 eGFR 因肌酐检测方法不同，比其他两个公式要高，CDK-EPI-Asian 公式结果较合理。

表 71-1　叶某某近几年肌酐 3 种公式计算 eGFR

年龄	酶法肌酐 / (μmol・L^{-1})	eGFR/(ml・min^{-1}・1.73m^{-2})		
		改良简化 MDRD	IMDS-MDRD	CDK-EPI-Asian
77 岁	87	97	74	78
79 岁	106	77	58	60
80 岁	112	72	55	56
83 岁	152	50	38	38

【沟通体会】

肾小球滤过率（glomerular filtration rate，GFR）是指单位时间（通常为 1min）内两肾生成滤液的量，正常成人为 90 ~ 125ml/min。eGFR 是采用统计学方法估算 GFR。因变量是以金标准方法（往往是某种外源性物质的血浆清除率，比如放射性标记的碘钛酸盐或者 DTPA）测得的 GFR，自变量是血肌酐外加一些人口学特征，比如年龄、性别、种族，然后拟合出一个公式，利用自变量预测因变量。肾小球滤过率计算公式经过多年发展有许多种，且各具特点。贾珂珂等对 6 种 eGFR 公式 [Cockcroft-Gault（C-G）公式、简化肾脏病膳食改善（MDRD）公式、MDRD- 中国人公式、同位素稀释质谱法（isotope dilution mass spectrometry，IDMS）-MDRD 公式、慢性肾脏病流行病合作组（CKD-EPI）公式和 EPI- 亚洲人（EPIAsian）公式] 进行了应用评估：eGFR 公式计算结果有明显差异。如果用溯源至 IDMS 的酶法检测血清肌酐，可选用 CKD-EPI 公式、IDMS-MDRD 公式来评价中国北方健康人群的 eGFR；如果用苦味酸速率法检测血清肌酐，可选用 MDRD- 中国人公式来评价中国北方健康人群的 eGFR。

相对于 MDRD 公式，CKD-EPI 的优势在于纳入了 GFR 正常或接近正常的被试者，因此在 GFR 正常或接近正常的人群中，预测的准确性较好。而对于 GFR 较低的人群，CKD-EPI 与 MDRD 表现是相仿的。因此，现在 CKD-EPI 公式应用日益广泛。

从 2016 年开始，我们实验室在 LIS 工作站中基于 CKD-EPI-Asian 公式设立了 eGFR 观察项目，因多种原因未正式报告给临床。在患者梁某某所持上级医院报告中 eGFR 值，采用 CKD-EPI 公式计算，经确认肌酐为酶法检测，符合我们实验室 eGFR 值，触动了我们去评估 eGFR 观察项目，并决定报告给临床。全院采用统一、合适的 eGFR 计算公式，有助于解决医生手工估算乱像，指导临床正确利用 eGFR 为患者服务，合理控制药物剂量，防止隐患发生。当然 eGFR 为估算值，有很多局限性，临床有时有必要直接测定 GFR（mGFR）。

手机 APP "用药助手" 的医学计算公式、一些分享的 EXCEL 电子表格公式、文献提到的公式会有适用条件和瑕疵，注意分辨公式的来源、是否存在错误、肌酐的检测方法、计量单位的转换等，不能盲目使用。另外，从此案例，我们发现苏医生的计算公式似乎正确，但在充分收集并分析文献资料的基础上，给予了否定。重点提示，酶法检测肌酐计算 eGFR，对于成人不建议用 "用药助手"（8.2.5 版 20180605）中的医学计算公式。

（漆爱民）

参考文献

[1] 全国 eGFR 课题协作组 . MDRD 方程在我国慢性肾脏病患者中的改良和评估 [J]. 中华肾脏病杂志，2006，22(10)：589-595.

[2] 王寅，王蓓莉，郭玮，等 . 肾小球滤过率计算公式的发展和比较 [J]. 检验医学，2015，30(7)：668-673.

[3] 贾珂珂，杨硕，乔蕊，等 . 6 种基于血肌酐的肾小球滤过率估算公式在健康人群中的应用评估 [J]. 检验医学，2013，28(12)：1077-1082.

[4] STEVENS LA, CLAYBON MA, SCHMID CH, et al. Evaluation of the chronic kidney disease epidemiology collaboration equation for estimating the glomerular filtration rate in multiple ethnicities[J]. Kidney Int, 2011, 79(5): 555-562.

72 不被采纳的胱抑素 C 增高

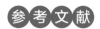

【案例经过】

2018 年 2 月 6 日下午 15 点 30 分，一名老年男性，75 岁，因血尿 2 小时入鄂东医疗集团市中心医院急诊科。急查血常规、CRP、尿常规、电解质、肾功能和胱抑素 C，主要阳性指标：血液白细胞总数 $15.6 \times 10^9/L$，CRP 256.3mg/L，尿液镜下红细胞 +++，肾功能和电解质未示明显异常，但是胱抑素 C（Cystatin C，CysC）高达 2.52mg/L。患者 B 超示肾脏和膀胱均正常。最终诊断为尿路感染，给予左氧氟沙星治疗，1 周后复查。

【沟通体会】

从医生最终的诊断上看，CysC 增高的实验室数据并未被采纳，为何呢？ CysC 不是肾损伤的早期敏感指标吗？询问主治医生，得知该患者有既往高血压病史 20 余年，类风湿性关节炎 10 年，长期给予降压药和非甾体抗炎药治疗，目前血压控制在 140/80mmHg 左右；最近一次类风湿因子检测是 3 个月前，结果为 35IU/ml。

陈素芸等人曾评估过血清高浓度类风湿因子（rheumatoid factor，RF）对 CysC 检测的干扰，利用抗原抗体反应原理，去除血清中的高浓度 RF，然后测定处理前后的血清 CysC，发现去除 RF 后的血清 CysC 值明显下降，提出高浓度 RF 会干扰 CysC 检测，导致 CysC 假性升高。国外 Al-Turkmani MR 等人研究发现 RF 小于等于 1 000IU/ml 不影响日立 917 生化分析仪上采用颗粒增强透射免疫比浊法测定 CysC 的结果。基于患者的疾病史，我们怀疑该患者的 RF 会是高滴度的，而高滴度的 RF 干扰了实验室 CysC 的测定。于是，找出该患者的保存标本，测了一下 RF，结果发现 RF 竟高达 1 805IU/ml。

电话联系该患者的主治医生，并告知患者的 RF 含量，建议患者再诊时，应针对高滴度的 RF 修改治疗方案或做进一步检查。后续中，该患者到骨科就诊，进行美洛昔康和甲氨蝶呤治疗，1 周后复查发现 RF 仍有 1 500IU/ml，治疗 1 个月后，RF 降至 85IU/ml，RF 和 CysC 动态结果见表 72-1。采用日立 7600 全自动生化分析仪及 Roche 试剂检测肌酐（creatinine，CREA），北京九强试剂检测 CysC 及上海申索试剂测定 CRP，IMMAGE800 特定蛋白仪及配套试剂测定 RF，采用 SYSMEX-XE2100 血液分析仪及配套试剂测定血常规。如表 72-1 所示，1 周后 RF 仍然大于 1 000IU/ml，此时 CysC 仍然处于高水平。1 个月后 RF 降到 85IU/ml，此时 CysC 已回落到正常水平。由此可见此患者 CycC 异常升高是由于高浓度 RF 干扰导致。

表 72-1　本例患者相关项目动态监测

项目	2月6日	2月13日	3月7日	参考区间
白细胞 /（×10^9·L^{-1}）	15.6	9.5	8.5	4.0 ~ 10.0
CREA/（μmol·L^{-1}）	45	46	50	45 ~ 104
尿红细胞	+++	−	−	阴性
CRP/（mg·L^{-1}）	256.3	105.9	13.6	0 ~ 10.0
RF/（IU·L^{-1}）	1 805	1 500	85	< 20
CysC/（mg·L^{-1}）	2.52	2.45	1.38	0.60 ~ 1.50

有文献报道 RF 是一种病理性球蛋白，主要为 19s 的 IgM，也有 7s 的 IgG、IgA 或者 IgE，常以单一型或混合型同时存在。RF 与天然 IgG 结合的能力较差，最易与人和动物的变性 IgG 或免疫复合物中的 IgG 结合。所有

类型的 RF 靶抗原均为 IgG，其结合部位一般认为在 IgG 的 Fc 段。人体内 IgG 分子由于某些原因常相互聚集，产生抗原多价性，这也促进了 RF 与 IgG 分子或抗原抗体复合物的结合。实验室人员可以通过对样本连续稀释，分析稀释系数与浓度梯度改变的线性关系等方法，简单鉴别 RF 的干扰。

正如俞颖专家所说：RF 对生化检测系统的干扰是由 RF 与检测系统中抗体（主要是 IgG 的 Fc 段）的非特异性结合引起，但这种非特异性的结合并不是绝对的。因此，并不是每一例 RF 大于 1 000IU/L 的患者的 CysC 结果都会受到干扰。所以，RF 对检测系统的干扰存在偶然性，不同检测系统试剂中使用的抗体有一定的差异，同一标本对一种检测系统有干扰，但对另一种检测系统不一定存在干扰，因此可以使用不同厂商的检测系统复查。例如，此患者我们可以拿到其他医院采用颗粒增强散射比浊法测定 CysC，也可以更换其他厂商的 CysC 试剂进行检测；也可以将 RF 抗原或经热变性的动物 IgG 添加到血清标本中使其充分反应，离心沉淀去除 RF 抗原抗体复合物；也可加入还原剂预处理标本，使 RF 巯基裂解。去除 RF 干扰后，再进行 CysC 测定。当血清 RF 浓度较高时，而 CREA 正常，那么 CysC 可能存在假性增高，此时的肾脏功能需结合临床其他结果（例如超声、血肌酐、肌酐清除率、微球蛋白等）进行综合判断。

RF 是临床常见的自身抗体，也是常见干扰物之一；除了 CysC，还对许多项目如甲状腺激素、糖类抗原 199、肌钙蛋白 I、乙型肝炎表面抗原等测定存在干扰。

（左　芳　胡正军）

参 考 文 献

[1] 陈素芸，王瑜伟. 血清高类风湿因子对胱抑素 C 检测的干扰 [J]. 中国社区医师，2017，33（3）：105-106，109.

[2] Al-Turkmani MR, Law T, Kellogg MD. Performance evaluation of a particle-enhanced turbidimetric cystatin C assay on the Hitachi 917 analyzer[J]. Clin Chim Acta. 2008,98(1-2):75-77.

[3] 王惠欣. 免疫测定中内源性蛋白质的相关问题探讨 [J]. 黑龙江医药,2010,23(6):970-972.

[4] 黄佳芝，徐萍，刘宇嘉. 类风湿因子干扰免疫比浊法测定胱抑素 C 的原因（1 例）[J]. 医疗装备,2017, 30(17):58-59.

73 肌酐的"异常"降低

【案例经过】

2016 年 5 月 26 日，我正在审核一位门诊患者的生化报告时，发现她的肌酐结果比历史记录低了很多。患者女性，68 岁，慢性肾病患者，同时患有糖尿病，长期门诊随访肌酐和血糖水平。本次生化结果和历史记录见表 73-1。采用日立 7600 全自动生化分析仪及 Roche 试剂检测肌酐（creatinine，CREA）、尿素和血糖，采用中瀚盛泰试剂测定胱抑素 C（CysC）。患者 CREA 132μmol/L 明显低于历史记录，考虑到此患者为长期随访肾病患者，肌酐不应该出现突然的降低，故电话联系该患者，患者告知最近在服用羟苯磺酸钙用于治疗糖尿病视网膜病变。

表 73-1 相关项目的动态监测

	5 月 26 日	4 月 20 日	3 月 15 日	参考区间
血肌酐 /（μmol·L^{-1}）	132	267	272	45 ~ 92
血尿素 /（mmol·L^{-1}）	16.88	17.55	17.15	2.90 ~ 8.20
空腹血糖 /（mmol·L^{-1}）	8.92	9.03	8.89	3.90 ~ 6.10
尿蛋白质定性	++	++	++	阴性

于是，我们建议她停药一周后复查肌酐，6 月 1 日患者来检测生化发现 CREA 272μmol/L，尿素（UREA）17.02mmol/L，CysC 2.32mg/L；将 5 月 26 日标本再拿来做 CysC 发现结果为 2.28mg/L。由此可见，羟苯磺酸钙对酶法检测肌酐产生了严重的负干扰，对 CysC 基本无影响。因此，建议服用羟苯磺酸钙的患者停药 1 周后再复查肌酐，或者检测与肌酐相关的平行指标 CysC 和尿素。

【沟通体会】

羟苯磺酸钙是一种微血管保护药，主要用于糖尿病肾病、慢性肾功能不全、慢性动静脉功能不全等多个方面的治疗。羟苯磺酸钙可以通过调节微血管壁的生理功能，减少阻力，降低血浆黏度和血小板的高聚集性，从而防止血栓形成；能提高红细胞柔韧性，能间接增加淋巴的引流而减轻水肿；可抑制血管活性物质（如组胺、5-羟色胺、透明质酸酶和前列腺素等）对微血管引起的高通透作用，改善基底膜胶原的生物合成。

引起血清中的肌酐浓度变化的因素有怀孕、糖尿病、治疗药物、急性肾功能衰竭、慢性肾功能衰竭等，所以它作为肾功能的关键指标在多种疾病的诊断及疾病发展过程的判定具有重要意义。目前肌酐检测的主要方法为肌氨酸氧化酶法和苦味酸法。酶法具有操作简便、特异性强、线性范围宽、抗干扰能力强等优点。王敏等观察慢性肾脏病 3 到 5 期患者服用羟苯磺酸钙后采用肌氨酸氧化酶法检测血肌酐结果偏差水平，发现患者使用羟苯磺酸钙治疗后，酶法测定血肌酐会出现结果假性偏低，常被认为是药物治疗的结果，而导致对患者肾功能评价有误。肾病患者停药 1 周后，肌酐又回复到原水平。梁亚楠等研究证实服用羟苯磺酸钙前后，患者采用 ^{99m}Tc-亚锡喷替酸（DTPA）肾动态显像（放射性核素法）测定的肾小球滤过率未见明显改变，故羟苯磺酸钙在短期内对肾功能无明显改善，出现明显降低的肌酐结果，考虑主要应该存在肾外干扰因素。

余久如等和李毅等报道羟苯磺酸钙干扰酶法检测的肌酐结果，但不干扰苦味酸法检测的肌酐结果。服用羟苯磺酸钙后，在未经任何其他治疗情况下第二天采集的标本的肌酐酶法结果会大幅下降，而用苦味酸法复查结果与第一天的结果相近。通过患者体内和体外干扰实验，根据 EP7-A2 探讨羟苯磺酸钙对酶法检测肌酐的干扰，提出了干扰实验的一些参考依据，包括分析物的准确度要求（总允许误差）、偏倚、不精密度、生理学变异，以及临床专家的意见等。发现羟苯磺酸钙对酶法肌酐测定有严重负干扰，特别是小于 200μmol/L 的肌酐结果的负干扰作用最大，原因可能与羟苯磺酸钙与肌酐结果呈二元线性方程，而且羟苯磺酸钙的还原性消耗了肌氨酸氧化酶法反应过程中参与 Trinder 反应的 H_2O_2，抑制了生色酚的氧化显色。

目前临床实验室肌酐测定的主要方法是化学法和酶法两大类，化学法以苦味酸法为代表，酶法大多采用肌氨酸氧化酶法。肌氨酸氧化酶法和苦味酸法的干扰因素研究的较多，前者不受胆红素、乳糜、溶血、酮体及高浓度氨的影响，但受维生素 C、葡萄糖、酚磺乙胺、儿茶酚胺的影响；后者受维生素 C、丙酮酸、丙酮、乙酰乙酸、葡萄糖、蛋白质及胍乙酸内酰胺等的干扰。肌氨酸氧化酶法即酶法是国内肌酐测定最广泛的方法，鉴于羟苯磺酸钙对酶法血清肌酐检测的干扰，导致肾功能不全患者用药后肌酐酶法结果显著降低，建议服用羟苯磺酸钙患者的肌酐结果在临床评价时需加以高度警惕，如果同期尿素和胱抑素 C 等其他指标降低不明显，应在有条件时选用其他测定原理的肌酐测定法进行复核，例如苦味酸法或者干片法，以便对患者肾功能做出客观评价。

通过干扰实验、剂量效应实验和羟苯磺酸钙对不同浓度肌酐酶法检测的干扰效应来确定羟苯磺酸钙对酶法检测肌酐的影响。酶法检测血清肌酐，剂量效应实验说明羟苯磺酸钙对肌酐的干扰呈二元线性；羟苯磺酸钙对不同浓度肌酐检测的干扰效应实验说明羟苯磺酸钙对小于 200μmol/L 浓度的血清肌酐的负干扰作用较大。

羟苯磺酸钙对酶法测定肌酐存在负干扰，在临床工作中应对药物干扰检验结果这一现象有足够重视。此外，羟苯磺酸钙主要对低浓度的肌酐的检测引起较大的干扰效应，随着肌酐浓度的增大，其干扰效应趋于稳定。对于服用羟苯磺酸钙治疗的患者，可建议停药 1 周后再检测肌酐，或者检测与肌酐相关的平行指标 CysC，中性粒细胞明胶酶相关载脂蛋白和尿素等。或可通过放射性同位素法或基于 CysC 计算 eGFR，用于观察患者 GFR 的变化。

（赵　莹）

[1] 王敏，张德伟. 羟苯磺酸钙致血肌酐结果假性偏低临床观察 [J]. 中国现代医生，2018，56(5)：79-81.

[2] 梁亚楠. 羟苯磺酸钙对血肌酐检测方法及肾功能影响的比较分析 [D]. 天津：天津医科大学，2016.

[3] 余久如，潘桂红，鞠萍. 羟苯磺酸钙对肌氨酸氧化酶法检测肌酐的干扰 [J]. 中华检验医学杂志，2013，36(2)：161-164.

[4] 李毅，郝陈浩，吴杰，等. 羟苯磺酸钙对肌酐测定的干扰研究 [C]// 中国中西医结合学会. 第一次全国中西医结合检验医学学术会议暨中国中西医结合学会检验医学专业委员会成立大会论文汇编. 北京：中国中西医结合学会，2015：232-235.

74　尿干化学里的微量白蛋白

【案例经过】

2018 年江苏省泰州市人民医院的职工体检项目中，增加了尿常规的检查，体检过后，肾内科的主任来抱怨："你们这个尿常规怎么回事，搞了个体检，医院多少人都有微量白蛋白尿（microalbuminuria，MAU），再查查尿微量白蛋白 / 肌酐比值（urinary albumin to creatinine ratio，UACR）大部分又都正常，你们这不折腾人么。"

【沟通体会】

询问临检组的专业主管，了解到近年来尿干化学的检测项目越来越多，从几年前的 7 联到现在的 11 联、甚至 14 联，尿微量白蛋白（mALB）就是近年来新增的项目；但是，目前针对这些新项目的商品化室内质控几乎没有，室间质评也不包含此项目，所以结果的可靠性很难保证。从肾内科主任那儿也了解到，他们平时也对该项目有疑惑，经常与生化仪检测的 mALB、UACR 结果不符。所以，他们遇到尿常规 mALB 高的人，如果有高危因素，比如高血压、糖尿病等患者，往往建议他们做 UACR 及 24h 尿蛋白；如果是体检的健康年轻人，就建议他们过一段时间再复查。但这次体检人数很多，又都是一帮学医的，不少同事还很较真，非要问出个所以然来，搞得肾内科主任不胜其烦。

那么，这个尿干化学的 mALB 到底准确性如何呢？通过查阅文献发现，总体来说，干化学试纸法筛查 MAU 的特异度与灵敏度不很理想。郑宏图等以特定蛋白仪定量检测 mALB 为标准（贝克曼 Array 系列，mALB 检测结果 > 20mg/L 为阳性），干化学法检测 mALB 灵敏度较低，为 64.9%，但特异度高达 93.8%。张岩等研究表明，相对于定量法（Immage-800 全自动特定蛋白分析仪）mALB 检测结果 > 13.3mg/L 为阳性，mALB 快速筛查方法的检测灵敏度为 89.9%，特异度仅为 61.3%。两个研究结果差异较大，而且使用的仪器、方法与我们的并不一样，参考价值不大。我们决定自己做比对，考虑到临床指南一般采用 UACR 作为判断 MAU 的标准，因此我们选择利用尿干化学纸片法检测 453 例住院患者首次晨尿中的 mALB 与生化分析仪检测计算的 UACR 进行比较，以 UACR ≥ 30mg/g 为标准，评价尿液干化学法筛查 MAU 的临床价值。结果显示：两种方法检测结果的相关系数只有 0.32；以 UACR 结果为标准时，干化学纸片筛查法灵敏度为 91.6%（76/83），特异度为 29.5%（109/370）；阳性预测值为 22.6%（76/337），阴性预测值为 94.0%（109/116）。由此可见，尿液干化学法筛查微量白蛋白尿灵敏度较高，具有一定的筛查价值，但特异度较差，临床应用时要慎重。

把我们的比对结果和肾内科等临床科室进行了通报和沟通，最后得到了临床的理解，同时也达成共识：目前，尿常规的 MAU 筛查结果应用要谨慎，对于 MAU 的高危人群要选择 UACR 等方法进行检查，以免误导患者，带来不必要的麻烦。

正如周成林专家所说：同一项目在一个实验室采用不同方法，造成结果不一致而引发的抱怨，不少医院都或多或少地存在这种问题。从检验科来说，我们在选择不同的方法/系统检测同一项目时，必须进行必要的比对，这在 ISO15189 以及检验科规范化管理条例中都有明确的规定；推而广之，筛查方法与决定方法、定性方法与定量方法之间也要进行比对，结果一致当然很好，不一致时我们要在检验报告上有所提示，在标本采集手册（或者检验手册）中详细说明，同时要通过与临床的沟通协调会等方式和临床取得充分的沟通，确保临床对这些不同方法的选用及检测结果之间存在的不一致有必要的认识。

本案例中遇到的临检检查的尿干化学 mALB 与生化检查的 UACR/mALB，因为分属于不同的专业组，两者之间的一致性容易被忽视。同时，也提醒我们在项目的开展、方法的选择、组套的设置等问题上，应该多从临床医生、患者的角度，多从疾病诊治本身的角度去思考。现在临床专科越分越细，医生对自己专科相关的检查理解很深刻，但某些项目的运用、临床解释，并不是所有的医生都清楚，我们做检验的不能想当然认为医生就应该懂，必须要重视项目的临床推广和沟通。

（彭海林　周成林）

参考文献

[1] 郑宏图，黄玉平，孙嘉 . 尿微量白蛋白干化学检测方法的应用评价 [J]. 中国实验诊断学，2010，14(11)：1857-1858.

[2] 张岩，谭延国，谢夏武 . 尿液微量白蛋白快速筛查方法的应用评估 [J]. 中华检验医学

杂志，2012，35(7)：647-649.

[3] 《中华高血压杂志》编辑委员会，中国医师协会高血压专业委员会，中国医师协会内分泌代谢科医师分会. 高血压与糖尿病患者微量白蛋白尿的筛查干预中国专家共识 [J]. 中华高血压杂志，2012，20(5)：423-428.

75 多重角色的 N 端脑钠肽前体

【案例经过】

病例 1：肾内科患者 1，女，34 岁。生化检查结果见表 75-1。

表 75-1　患者 1 生化检测结果

项目	结果	单位	参考区间
尿素（UREA）	18.10	mmol/L	2.95 ~ 7.70
肌酐（CREA）	781.0	μmol/L	37.0 ~ 110.0
估算肾小球滤过率（eGFR）	5.29	ml/(min·1.73m²)	56 ~ 122
胱抑素 C 测定（CysC）	4.47	mg/L	0.51 ~ 1.09
尿酸（UA）	429.0	μmol/L	160.0 ~ 380.0
N 端脑钠肽前体(NT-pro-BNP)	7 156	pg/ml	0 ~ 153

病例 2：肾内科患者 2，男，52 岁。生化检测结果见表 75-2。

表 75-2　患者 2 生化检测结果

项目	结果	单位	参考区间
尿素（UREA）	11.90	mmol/L	2.95 ~ 7.70
肌酐（CREA）	600.0	μmol/L	37.0 ~ 110.0
估算肾小球滤过率（eGFR）	7.39	ml/(min·1.73m²)	56 ~ 122

续表

项目	结果	单位	参考区间
血清胱抑素 C 测定（CysC）	3.88	mg/L	0.51 ~ 1.09
尿酸（UA）	272.0	μmol/L	160.0 ~ 380.0
N 端脑钠肽前体（NT-pro-BNP）	5 032	pg/ml	0 ~ 227

由表 75-1 和表 75-2 结果可知，两位患者 NT-pro-BNP 均达到危急值（四川大学华西医院制定的 NT-pro-BNP 危急值为 > 5 000pg/ml）。

【沟通体会】

众所周知，NT-pro-BNP 与心力衰竭密切相关，在实验室一直作为急诊项目，而 NT-pro-BNP 唯一的清除途径是肾小球滤过，影响因素有性别、年龄、肥胖、肾功能等。两位患者均来自肾内科，从生化检查结果可以看出，尿素、肌酐、肾小球滤过率均远高于参考区间，提示肾功能严重受损，由此可见，NT-pro-BNP 的极度增高与肾脏的失代偿确实有关。

那么，对于肾功能不全的患者，我们如何判断 NT-pro-BNP 升高只是由肾损伤所致还是提示心力衰竭可能呢？对于肾内科来说，NT-pro-BNP > 5 000pg/ml 作为危急值通知是否合理呢？带着问题我们来到肾内科病房，找到患者的主管医生进行交流沟通。从医生那里我们了解到，两位患者目前心肺功能尚可，精神状态良好，呼吸正常，也完全没有心衰的迹象。对于 NT-pro-BNP 升高的肾病患者，临床医生会对其进行一系列心功能检查，包括超声心动图、心电图、心脏彩超、X 片并结合患者的临床症状来判断是否存在心衰可能。对于肾内科来说，NT-pro-BNP 可用于肾损伤的辅助诊断，在严重肾损伤时，临床也确实会将 NT-pro-BNP 作为心功能检测的指标，但 NT-pro-BNP 升高也并不代表一定发生心力衰竭。而我们应该对肾功能不全患者进行更深入研究，大量数据分析肾病患者发生心力衰竭时 NT-pro-BNP 的升高程度，针对肾内科制定更加合理的个性化的危急值。

NT-pro-BNP 是一类由心室肌细胞分泌的多肽类神经激素，是失去生物活性的氨基酸片段，通过肾小球滤过。在心室压力超负荷以及容积增加时分泌增多，目前已成为国际公认的诊断心力衰竭的标志物。正常的肾功能在保证 NT-pro-BNP 正常运行时起着重要作用。当人体肾功能损害时，血浆中的 NT-pro-BNP 的量将随之发生变化，在慢性肾功能不全早期，NT-pro-

BNP 就已出现血浆浓度的升高，这一现象与心脏病变程度无直接相关。因此 NT-pro-BNP 不仅仅局限于心力衰竭的诊断，在肾脏疾病的预防和预后中也起着重要作用。除了有助于肾损伤的早期诊断外，对于终末期肾病患者，NT-pro-BNP 与残余肾功能呈负相关，可以有效评估患者肾脏功能。所以，对于 NT-pro-BNP 升高的患者，我们不能以偏概全，要根据患者的病史、体征、各项检查结果综合分析。

正如夏骏专家所说：实验室危急值是指能够提示患者生命处于危险 / 危急状态的检查数据 / 结果，此时临床应立即采取紧急适宜的抢救措施。危急值的报告制度是医疗质量管理办法的核心制度之一，非常重要。

实验室应该根据危急值定义、医院具体情况和权威文献制定出合适的危急值项目，项目的设置必须经过临床的认可，而且不同科室不同病种可以制定合理的危急值界限标准，这样才能真正起到危急值急报及时诊疗的作用，更加有利于患者的生命健康。

在危急值项目确定后需要明确实验室的检测、报告和记录流程，形成完整的制度或程序，并且需要定期对该制度进行评估。评估的内容包括危急值报告及时性、报告率、设置阈值和设置项目适宜性等，持续改进，以不断满足临床工作的需要。

目前已有相应的专家共识可供学习参考。

（杨舒羽　卢兴兵　李贵星）

路娜 .N- 末端前体脑钠肽在肾疾病中的应用 [J]. 实用医技杂志，2016，23(10)：1099-1100.

 这么好的"肾功"，还透析么？

【案例经过】

2018 年 7 月 29 日，我像往常一样跟着带教老师在徐州医科大学附属医院检验科生化室值班，经过早上的开机、检查试剂、质控等准备工作后，开始对患者标本进行检测。突然，带教老师指着一份检测结果（表 76-1），问我怎么看？乍看起来，这份检测结果并无明显的异常之处。

表 76-1　生化检验结果

检测指标	结果	参考区间	检测指标	结果	参考区间
ALT/$(U \cdot L^{-1})$	38	7 ~ 40	AST/$(U \cdot L^{-1})$	27	15 ~ 35
TP/$(g \cdot L^{-1})$	63.3	65 ~ 85	ALB/$(g \cdot L^{-1})$	31.2	34 ~ 55
ALP/$(U \cdot L^{-1})$	68	42 ~ 128	GGT/$(U \cdot L^{-1})$	19	7 ~ 45
TBIL/$(\mu mol \cdot L^{-1})$	12.7	0 ~ 22.0	DBIL/$(\mu mol \cdot L^{-1})$	2.9	0 ~ 6.0
TBA/$(\mu mol \cdot L^{-1})$	10.4	0 ~ 12.0	PA/$(g \cdot L^{-1})$	0.29	0.20 ~ 0.40
UREA/$(mmol \cdot L^{-1})$	8.01	1.70 ~ 8.30	CREA/$(\mu mol \cdot L^{-1})$	91	40 ~ 97
UA/$(\mu mol \cdot L^{-1})$	412	90 ~ 420	K^+/$(mmol \cdot L^{-1})$	5.70	3.5 ~ 5.3
Na^+/$(mmol \cdot L^{-1})$	133.9	137 ~ 147	Cl^-/$(mmol \cdot L^{-1})$	100.1	99 ~ 110
Ca/$(mmol \cdot L^{-1})$	2.03	2.10 ~ 2.70	HCO_3^-/$(mmol \cdot L^{-1})$	18.2	20.1 ~ 29.0

【沟通体会】

　　不解之间，问询老师，老师提醒到："审核报告，不能只看检测数据，要结合患者所住的科室和临床诊断，必要时，要查看患者的其他临床信息。"一语惊醒梦中人，查看住院信息提示：该患者，女性，54 岁，长期肾衰竭透析，临床诊断是慢性肾衰竭。

　　这下子问题来了，既然是透析的肾衰竭患者，肾功能（UREA、CREA）为何如此"正常"呢？立马找来标本，查看标本状态，标本没问题。排除仪器因素、室内质控等可能误差后，重新检测，仍是这个结果，于是联系临床。临床医生表示该结果不可能是患者的结果，若是这么好的肾功能状态，那还需要透析吗？事实也的确如此。于是，建议重抽血复测，临床医生说患者正在透析，答应等透析结束后，再抽血送检。再次送检的标本检测结果见表 76-2。

表 76-2　生化检验结果

检测指标	结果	参考区间	检测指标	结果	参考区间
ALT/(U·L^{-1})	5	7 ~ 40	AST/(U·L^{-1})	30	15 ~ 35
TP/(g·L^{-1})	61.7	65 ~ 85	ALB/(g·L^{-1})	30.6	34 ~ 55
ALP/(U·L^{-1})	71	42 ~ 128	GGT/(U·L^{-1})	22	7 ~ 45
TBIL/(μmol·L^{-1})	10.7	0 ~ 22.0	DBIL/(μmol·L^{-1})	3.4	0 ~ 6.0
TBA/(μmol·L^{-1})	8.4	0 ~ 12.0	PA/(g·L^{-1})	0.23	0.20 ~ 0.40
UREA/(mmol·L^{-1})	19.5	1.70 ~ 8.30	CREA/(μmol·L^{-1})	224	40 ~ 97
UA/(μmol·L^{-1})	382	90 ~ 420	K$^+$/(mmol·L^{-1})	3.71	3.5 ~ 5.3
Na$^+$/(mmol·L^{-1})	128.9	137 ~ 147	Cl$^-$/(mmol/L)	98.4	99 ~ 110
Ca/(mmol·L^{-1})	1.99	2.10 ~ 2.70	HCO$_3^-$/(mmol·L^{-1})	20.2	20.1 ~ 29.0

　　由于患者已经进行完透析，临床医生表示此标本检测结果与患者的透后状态相符。但为何出现表 76-1 中的透析前检测结果？于是走进病房，在透析室经多方询问了解，证实该患者不是通过静脉采血，而是在透析室通过透析管路留取的标本。但透析医生明确表示，在留取血液标本时，并未进行透析。只是先接通透析管道，再经由生理盐水充盈的血液流入管道留取血液标本（从现场操作来看，排除标本被稀释）。但后期对透析液的检测并未发现可影响结果的其他因素存在，患者出现这种情况的原因不明，无法解释。

　　正如李洪春专家所说：这是一个偶发事件，通过透析管路留取的标本，偶有出现测得值和患者明显不相符的现象。建议临床医生严格按照静脉采血标准进行采血，即使在透析前，也杜绝从透析管路中留取标本，避免此类情况的再次发生。

（冯路璐　孙宁娜）

77 关于痛风分型诊断，你知道多少？

【案例经过】

自从科室开展了痛风分型诊断分析，门诊患者检测越来越多了，前不久发现一例特殊病例，现在跟大家分享一下，第一次检测结果见表77-1。

表77-1　患者第一次检测结果

项目	结果	单位	参考范围
血肌酐（CREA）	76.26	μmol/L	57.00 ～ 97.00
血尿酸（UA）	578	μmol/L	95 ～ 400
尿肌酐（uCREA）	5 000	μmol/L	2 200 ～ 5 475
尿尿酸（uUA）	11 500	μmol/L	3 540 ～ 24 600
24h 尿总量	4 000	ml	
尿酸清除率（Cua）	24.03	ml/min	
肌酐清除率（Ccr）	418.89	ml/min	88.00 ～ 176.00
尿酸清除率 / 肌酐清除率（Cua/Ccr）	5.74	%	
尿尿酸 / 尿肌酐（uUA/uCREA）	0.43	%	

临床上最为常见的痛风的分型主要有两种，一种是尿酸生成过多型，另一种是尿酸排泄减少型，那么在治疗痛风前首先就要区分痛风的分型。常用分型指标见表77-2。

表77-2　痛风分型的常用指标

指标	参考区间	生成过多型	排泄减少型	代谢混合型
尿酸清除率（Cua）	6.6 ～ 12.6ml/min	> 12.6ml/min	< 6.6ml/min	
尿酸清除率与肌酐清除率比值（Cua/Ccr）		> 12%	< 7%	7% ～ 12%
尿尿酸与尿肌酐比值（uUa/uCrea）		> 1.0	< 0.5	0.5 ～ 1.0

根据表 77-2 判断方法，如果按照 Cua 方法，初步判断应该是属生成过多型，按照 Cua/Ccr 方法，初步判断应该是属于尿酸代谢混合，按照 uUa/uCrea 方法，初步判断应该是尿酸排泄减少型。两种方法判断结果不一致，这样的结果是不能发放的，怎么办？

【沟通体会】

笔者电话跟患者沟通，患者述说做检查之前吃了海鲜等食物，24h 尿留取只是记录了尿量，送来的却是一次随机尿，原因基本找到了。笔者通知患者另外留取 24h 尿标本和重新抽血。检测结果见表 77-3。

表 77-3　患者再次留取尿液的检测结果

项目	结果	单位	参考范围
血肌酐（CREA）	79.07	μmol/L	57.00 ～ 97.00
血尿酸（UA）	504	μmol/L	95 ～ 400
尿肌酐（uCREA）	5 333	μmol/L	2 200 ～ 5 475
尿尿酸（uUA）	1 300	μmol/L	3 540 ～ 24 600
24h 尿总量	4 300	ml	
尿酸清除率（Cua）	7.7	ml/min	
肌酐清除率（Ccr）	201.40	ml/min	88.00 ～ 176.00
尿酸清除率 / 肌酐清除率（Cua/Ccr）	3.82	%	
尿尿酸 / 尿肌酐（uUA/uCrea）	0.24	%	

根据第二次检测结果，按表 77-2 两种方法，初步判断属于尿酸排泄减少型。可见，严格按照指导留取尿标本是准确结果的前提条件。留取痛风分型标本的注意事项包括：①确定该患者是否有必要作此项检查。凡已有肾功能减退或有结石引起的尿路梗阻、大量肾盂积水、尿潴留、排尿不畅等的痛风患者，痛风分型均受影响，故无必要做此项检查。②留取 24h 尿液方法要正确。第一天早 7 点将膀胱排空，尿液弃去，此后将连续 24h 的尿液收集到盛尿容器内。在结束收集尿液的第二天早 7 点将再次排空膀胱的尿液收集于容器内，充分混匀全部尿液，如只送部分尿液，则应事先将

24h 尿量精确测量（精确到毫升）后记录在化验单上，取出 10~20ml 送检。③留尿前几天起，即应停用影响尿酸排泄的药物，避免高嘌呤饮食；留尿前一天及留尿当天，避免剧烈活动、大量出汗等。④留尿当日应正常饮食。⑤及时送检，以免尿液久置后变质，影响检查结果。⑥收集尿液的容器应完好无损，盖子应密封不漏，以免在送标本过程中尿液外溢。⑦如在留尿过程中尿液被其他物质混入、污染，则应重新留尿。⑧最好同时抽血化验血尿酸、血肌酐。

正如赵可伟专家所说：痛风是一种很常见的疾病，痛风的治疗也要对症治疗，痛风的治疗的方法有很多，只有选择对了痛风的治疗方法效果会更好。值得注意的是，Cua/Ccr 可指导痛风治疗药物的选择，降尿酸药物一般可分为三种：排尿酸药（苯溴马隆）、抑制尿酸生成药（别嘌醇、非布司他）和尿酸分解药（普瑞凯希）。根据 24h 尿尿酸的痛风分型诊断，排泄减少型应以苯溴马隆治疗为主，而生成过多型或混合型应以别嘌呤醇或非布司他加以治疗。通过开展以 Cua/Ccr 判断痛风分型，有利于正确选择降尿酸药物，更能够达到降低血尿酸的目的。

（苏　镜　赵可伟）

参 考 文 献

[1] 葛均波，徐永健，王辰 . 内科学 [M]. 9 版 . 北京：人民卫生出版社，2018.

[2] 李昌臣，林清华，郝莉，等 . 尿酸清除率 / 肌酐清除率之比在原发性痛风临床分型及治疗中的应用价值 [J]. 中华内分泌代谢杂志，1993，9(3)：180-181.

78 "离不开"的烦恼

【案例经过】

"这个标本离心了 3 次都没有血清析出。"

"这个标本的血清看不出有凝集，但仪器老是报警有凝块。"

"这个标本都放 37℃水浴 30 分钟了，血清还跟胶冻状一样。"

在临床检验工作中，这样的事故，应该经常偶遇吧。你们是怎么处理的呢？作为在读研究生的我，初次相遇，傻傻弄不清，今天分享一下我亲历的事情。

"老师，这位患者的生化检测快到发报告时间了，可血清还是不能分离出来，看血凝块，压的不是很实在，也水浴了，还是不行。"

"查一下该患者有没有做其他检测，并了解一下他的病史信息。"

患者，男，33 岁，一月前于当地医院拔牙，查血常规发现红细胞减少、血红蛋白降低，自述头晕、乏力。3 天前因头晕乏力加重，为求进一步治疗，遂来徐州医科大学附属医院就诊。确实查了血常规，检测结果见表 78-1。

表 78-1　患者血常规检测结果

检测指标	结果	单位	参考范围
红细胞计数（RBC）	1.79	$\times 10^{12}/L$	4.30 ~ 5.88
血红蛋白（Hb）	56	g/L	130 ~ 175
血细胞比容（HCT）	0.182	L/L	0.40 ~ 0.50
平均红细胞体积（MCV）	101.7	fl	82.0 ~ 100.0
平均红细胞 Hb 含量（MCH）	31.3	pg	27.0 ~ 34.0
平均红细胞 Hb 浓度（MCHC）	308	g/L	316 ~ 354
血小板计数（PLT）	55	$\times 10^9/L$	100 ~ 300
白细胞计数（WBC）	8.60	$\times 10^9/L$	3.50 ~ 9.50
中性分叶核粒细胞百分率（NEUT%）	28.7	%	40.0 ~ 75.0
淋巴细胞百分率（LYMPH%）	62.5	%	20.0 ~ 50.0
嗜碱性细胞百分率（BA%）	0	%	0.0 ~ 1.0
单核细胞百分率（MONO%）	7.3	%	3.0 ~ 10.0
嗜酸性粒细胞百分率（EO%）	01.5	%	0.4 ~ 8.0

"找出血常规标本，用血浆做生化指标检测，但一定要考虑 EDTA 抗凝血浆对生化指标的干扰。也就是说，有些生化指标检测（如钾、钙）是不能用 EDTA 抗凝血浆。"

按着老师的提示，找出血常规标本，离心后检测除电解质之外的其他生化项目（ALP除外），并将生化管内少许的血清吸出，做了电解质和ALP的检测。生化检测结果见表78-2。

表78-2 患者生化检测结果

检测指标	结果	参考区间	检测指标	结果	参考区间
AST/($U \cdot L^{-1}$)	28	15 ~ 400	TG/($mmol \cdot L^{-1}$)	0.42	0.56 ~ 1.70
ALT/($U \cdot L^{-1}$)	38	9 ~ 50	HDL-C/($mmol \cdot L^{-1}$)	0.60	1.03 ~ 2.07
GGT/($U \cdot L^{-1}$)	34	10 ~ 60	LDL-C/($mmol \cdot L^{-1}$)	1.02	1.70 ~ 3.64
ALP/($U \cdot L^{-1}$)	98	42 ~ 128	LDH/($U \cdot L^{-1}$)	186	110 ~ 240
TP/($g \cdot L^{-1}$)	134.0	65.0 ~ 85.0	CK/($U \cdot L^{-1}$)	52	20 ~ 200
ALB/($g \cdot L^{-1}$)	22.0	65.0 ~ 85.0	CK-MB/($ng \cdot ml^{-1}$)	1.06	0 ~ 4.87
TBIL/($\mu mol \cdot L^{-1}$)	10.4	0 ~ 20.0	cTnT/($ng \cdot ml^{-1}$)	6.04	< 50.00
DBIL/($\mu mol \cdot L^{-1}$)	2.6	0 ~ 6.0	K^+/($mmol \cdot L^{-1}$)	3.70	3.50 ~ 5.30
CHE/($U \cdot L^{-1}$)	3 110	5 000 ~ 12 000	Na^+/($mmol \cdot L^{-1}$)	161.8	137.0 ~ 147.0
UREA/($mmol \cdot L^{-1}$)	3.80	1.70 ~ 8.30	Cl^-/($mmol \cdot L^{-1}$)	90.2	99.0 ~ 110.0
CREA/($\mu mol \cdot L^{-1}$)	80	40 ~ 97	Mg/($mmol \cdot L^{-1}$)	0.86	0.62 ~ 1.20
UA/($\mu mol \cdot L^{-1}$)	390	90 ~ 420	Ca/($mmol \cdot L^{-1}$)	2.22	2.10 ~ 2.70
CysC/($mg \cdot L^{-1}$)	1.42	056 ~ 1.15	P/($mmol \cdot L^{-1}$)	1.40	0.82 ~ 1.60
CHOL/($mmol \cdot L^{-1}$)	2.06	3.10 ~ 5.70			

生化检测显示该患者存在明显的蛋白质代谢紊乱，表现为：总蛋白明显增高，白蛋白明显降低，球蛋白显著增多。全血标本离心不良现象并不少见，原因也各有不同，然而一直没有明确的解释。根据经验，此患者样本无法离心大抵是因为球蛋白过高，导致血液高黏滞状态引起的。然而这仅仅是推测，具体原因还需与临床沟通后才能具体分析。

【沟通体会】

为了进一步了解患者病情，我找到了管床医生，从医生那儿得知，患者骨髓细胞学图文报告显示有明显的淋巴细胞增生；浆细胞检测显示 $CD38^+$、$CD138^+$、$CD56^+$，为异常表型单克隆浆细胞；血清免疫球蛋白和血轻链测定结果见表 78-3，结合患者有贫血，多发性骨髓瘤基本确诊。

表 78-3　患者血清免疫球蛋白检测结果

检测项目	结果	参考范围 /(g·L⁻¹)
免疫球蛋白 G（IgG）	118.00	8.00 ~ 17.00
免疫球蛋白 A（IgA）	0.08	1.00 ~ 4.90
免疫球蛋白 M（IgM）	0.042	0.500 ~ 3.200
免疫球蛋白 κ 轻链	0.046	5.740 ~ 12.800
免疫球蛋白 λ 轻链	179.00	2.690 ~ 6.380

我们知道，离心机的主要原理是通过转子高速旋转产生强大的离心力，加快混合液中不同比重成分（固相或液相）的沉降速度，把样本中不同沉降系数和浮力密度的物质分离开。免疫球蛋白属于血浆成分，有人猜测，当免疫球蛋白存在过多时，可能会使血液中其他有形成分的沉降系数和浮力密度产生变化，或使细胞等其他物质黏附于其表面，导致固相与液相不能分离。此外，该患者有明显的贫血，红细胞减少使固相比例下降或许是样本不能离心的次要原因。

然而，并非所有多发性骨髓瘤患者血液样本都不能离心，具体是何种类型的免疫球蛋白增多及其增加量的多少，目前尚未有相关统计学分析。

沟通中，建议临床用肝素锂抗凝管采血复查电解质，高钠离子浓度得到了恢复。

正如李洪春专家所说：离心是大部分标本检测的必经环节，标本离心不良的现象也偶有发生，原因各异。有些疾病导致的标本离心不良，需要具体归纳总结，并通过研究来证实。若能第一时间搞清楚标本离心不良的原因，不仅可以给临床及时的信息反馈，还能指导检验科接下来制订应对措施。然而，目前尚未相关研究证实标本离心不良的具体原因，工作人员大多也是根据经验，对样本稀释重做（不可避免的增加了基质效应对检测结果的影响），或是直接通知临床重新抽样送检。其实开展相关工作并不繁琐，只需要在日常工作中，将异常标本收集记录，加以统计分析，就能为以后此类工作提供初步指导，说不定还是一个很好的研究方向呢。

（李 可 孙宁娜）

79 "黏稠"的血液

【案例经过】

2018 年 1 月 19 日，一位 68 岁男性患者以高血压来浙江医院心内科门诊就诊。来检验科采血时，抽血人员发现血液流速慢，血常规结果显示血红蛋白 88g/L，血小板 39×10^9/L，为中度贫血。查看标本发现有可疑凝块，涂片镜检红细胞缗钱状排列易见。当日患者做甲状腺功能时仪器多次报警，提示有凝块，但检查标本时发现血清中并无凝块，而是处于高度黏稠状态（离心后血清呈果冻状）。发现以上异常情况后，分析该患者可能存在高球蛋白（表 79-1）。

表 79-1 患者部分生化检测结果

项目	结果	单位	参考区间
总蛋白（TP）	112.94	g/L	66.0 ～ 83.0
白蛋白（ALB）	26.52	g/L	35.0 ～ 52.0
球蛋白（GLB）	86.42	g/L	20.0 ～ 40.0
白球比（A/G）	0.31		1.20 ～ 2.40
谷氨酰转肽酶（GGT）	69.9	U/L	11 ～ 50
碱性磷酸酶（ALP）	185.2	U/L	45 ～ 125
尿素（UREA）	4.25	mmol/L	2.8 ～ 7.2
肌酐（CREA）	55.0	μmol/L	59 ～ 104
钾（K^+）	4.32	mmol/L	3.50 ～ 5.30
钠（Na^+）	136.6	mmol/L	136.0 ～ 146.0
氯（Cl^-）	95.1	mmol/L	101.0 ～ 109.0

查看生化结果显示白球比例 0.31 倒置，为球蛋白异常增高。初步推测该患者可能患有多发性骨髓瘤（multiple myeloma，MM）。随即联系主诊医生，建议给患者加做血清免疫球蛋白。检测结果显示：IgM 高达 96.40g/L，κ 链 99.9g/L，λ 链 11.88g/L，以 κ 轻链为主。于是，我们再次联系主诊医生，让患者尽快来医院做进一步检查。

【沟通体会】

因是外地患者，联系时已回家。第二天患者及家属来检验科，我们询问了病情，有贫血貌，近半年来感觉乏力，视物模糊等症状，遂带其去血液科就诊。血液科主任了解了患者病情及我们提供的检验结果后，高度怀疑该患者为华氏巨球蛋白血症（Waldenstrom macroglobulinemia，WM），并马上收治血液科病房进一步检查和治疗。入院后做了全面实验室检查，结果显示：①尿 κ 链、微量白蛋白、α1 微球蛋白显著增高；②凝血功能 PT 14.9s、APTT 50.4s；③ 24h 尿蛋白总量 427.35mg/L；④ NT-proBNP 4 884pg/ml；⑤血沉 105mm/h；⑥大便隐血阳性；⑦血清蛋白电泳提示 M 蛋白阳性，异常条带位于 γ 球蛋白区；⑧血清免疫固定电泳检测到双克隆免疫球蛋白 IgM-κ，IgM-λ；⑨ MYD88 阳性。

骨髓活检提示骨髓增生极度活跃，异常淋巴细胞增生，片状及灶性分布，胞体小或中等大，胞核较不规则，核染色质粗，诊断为淋巴瘤，建议加做免疫组化分型；骨髓涂片检测三系增生，浆细胞易见，成熟红细胞缗钱状排列骨髓象。影像学示：骨盆轻度退行性改变，升主动脉增宽及全心增大，肝脾大。

至此，明确诊断该患者为 WM。对患者进行了系统的抗肿瘤治疗。两周后，患者血液指标明显改善，生化结果：血清总蛋白下降到 69.44g/L，白蛋白 25.55g/L，球蛋白 43.89g/L，白球比例 0.58，免疫球蛋白 IgM 也从初诊时的 96.40g/L 下降到 13.17g/L，κ 轻链降到 35.37g/L，λ 轻链 6.34g/L，乏力症状也有所改善。患者要求出院。

华氏巨球蛋白血症（WM）病程进展缓慢，临床表现多种多样，且并发症多，误诊率较高。对于老年患者出现贫血、感染，尤其出现神经系统症状和视力障碍症状、眼底改变时，应做血常规、血沉、蛋白定量测定；如有异常，特别是总蛋白、球蛋白高时，应继续做血清蛋白电泳、免疫固定电泳、骨髓细胞免疫表型及细胞形态学检查。同时需与多发性骨髓瘤

（MM）和 IgM 型骨髓瘤作鉴别诊断：① WM 以小淋巴细胞、浆细胞样淋巴细胞、成熟浆细胞增生为主；骨髓中淋巴细胞样浆细胞浸润，表现为正细胞正色素性贫血；无骨质破坏；血清相对黏度 > 4；② MM 患者的骨髓中以原始、幼稚浆细胞增生为主，多表达 CD56，MM 继发浆细胞白血病多表达 CD28；③ IgM 型骨髓瘤细胞形态学为浆细胞形态，免疫表型为高表达 CD38、CD138，而 CD19、CD20、CD45 阴性，常伴溶骨性损害等，良性单克隆 IgM 型蛋白病不出现淋巴结、肝脾大，骨髓象正常，巨球蛋白含量稳定；④原发性浆细胞白血病多表达 CD20，骨髓增生显著活跃，浆细胞系统明显活跃，较 MM 显著，畸形浆细胞明显增多。

由血液高凝状态导致检验仪器报警的事例临床实验室并不少见。如果检验人员在首次检测血常规结果时，以为是抽血不顺等原因导致的血液凝块，而并未进行血涂片观察，则有可能导致误判。检验人员比较有责任心，结合临床经验，根据血液比较黏稠这个情况考虑到有可能是高蛋白血症引起，进而进一步建议做免疫球蛋白、轻链等指标协助医生明确诊断。所以，检验医师适当地掌握一些临床知识，并能够合理地分析检验结果，主动跟临床医师和患者进行主动沟通，可以更好地协助临床对患者进行诊治。

（叶雄伟）

80 高单克隆免疫球蛋白可引起无机磷假性升高

【案例经过】

2018 年 9 月 2 日，一如往常般开心地上班，但在审核报告单时，碰到难题了，一位在神经内科住院的老年"帕金森综合征"男性患者（68 岁）生化报告单显示血无机磷 2.40mmol/L，其余电解质检测结果都正常，肾功能也正常（表 80-1）。联想到近来无机磷这个项目容易受到交叉污染，我找到该患者的生化标本进行了单项目复查（为防止干扰因素的存在，同时进行了 5 倍稀释后检测），结果仍偏高，查看反应曲线，并未发现明显异常之处，那到底是什么原因导致了血无机磷升高呢？

表 80-1　患者生化检验结果

检测指标	结果	参考区间	检测指标	结果	参考区间
TBIL/(μmol·L⁻¹)	5.5	3.0 ~ 20.3	CHOL/(mmol·L⁻¹)	2.62	< 5.20
DBIL/(μmol·L⁻¹)	3.3	1.7 ~ 6.8	HDL-C/(mmol·L⁻¹)	0.86	> 1.04
TP/(g·L⁻¹)	84.8	65.0 ~ 85.0	LDL-C/(mmol·L⁻¹)	1.54	< 3.12
ALB/(g·L⁻¹)	30.7	40.0 ~ 55.0	TG/(mmol·L⁻¹)	0.58	< 1.70
GLB/(g·L⁻¹)	54.1	20.0 ~ 40.0	SA/(mg·dl⁻¹)	87.7	45.6 ~ 75.4
AST/(U·L⁻¹)	19	13 ~ 35	K⁺/(mmol·L⁻¹)	4.06	3.50 ~ 5.30
ALT/(U·L⁻¹)	12	7 ~ 40	Na⁺/(mmol·L⁻¹)	138.4	137.0 ~ 147.0
ALP/(U·L⁻¹)	85	50 ~ 135	Cl⁻/(mmol·L⁻¹)	100.6	99.0 ~ 110.0
CREA/(μmol·L⁻¹)	83.9	57.0 ~ 111.0	Ca²⁺/(mmol·L⁻¹)	2.19	2.11 ~ 2.52
UREA/(mmol·L⁻¹)	8.30	3.60 ~ 9.50	P/(mmol·L⁻¹)	2.40	0.85 ~ 1.51
UA/(μmol·L⁻¹)	425	150.0 ~ 440.0	hs-CRP(mg/dl)	2.85	0 ~ 8.00
GLU/(mmol·L⁻¹)	4.28	3.89 ~ 6.11	GSP/(mmol·L⁻¹)	3.80	0.60 ~ 2.20

【沟通体会】

仔细查看整张报告单，发现生化项目中虽然大部分正常，但仍有几个项目（除了 P 外）的升高显得扎眼：球蛋白（GLB）很高，超敏 C 反应蛋白（hs-CRP）正常而唾液酸（SA）升高，血糖正常而果糖胺（GSP）升高。为确认病情，我联系了患者的主管医生，了解到该患者因"行走不稳、动作迟钝 7 年，加重 1 年余"入院，门诊查头颅 MR 示脑白质变性，考虑"帕金森综合征"收住在神经内科。我当即告诉医生该患者球蛋白这么高，而且果糖胺也升高，应该进一步检查排除有无血液系统疾病（比如多发性骨髓瘤）和糖代谢问题，当班医生立即与上级医生联系，并开出进一步检测申请。表 80-2 显示：血 IgA 超过 31.2g/L，κ 轻链升高，血 β2 微球蛋白超过参考区间上限约 2 倍。免疫固定电泳显示在 IgA 和 κ 轻链泳道内形成特异性反应沉淀带（IgA 阳性 κ 型，见图 80-1），但 HbA1c 正常（5.7%）。

表 80-2　患者进一步实验室检测结果

项目名称	结果	参考区间
血清 IgG/$(g \cdot L^{-1})$	4.06	5.65 ~ 17.65
血清 IgA/$(g \cdot L^{-1})$	31.2	0.85 ~ 3.85
血清 IgM/$(g \cdot L^{-1})$	0.12	0.45 ~ 2.50
尿本周蛋白	阴性	阴性
血 β2 微球蛋白 /$(\mu g \cdot L^{-1})$	3 729	0 ~ 1 900
血清 κ 轻链 /$(g \cdot L^{-1})$	7.79	1.70 ~ 3.70
血清 λ 轻链 /$(g \cdot L^{-1})$	0.41	0.90 ~ 2.10
糖化血红蛋白 /%	5.70	4.00 ~ 6.00

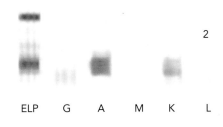

ELP　G　A　M　K　L

图 80-1　血清免疫固定电泳结果

至此，该患者的诊断方向出现了转变：高度怀疑多发性骨髓瘤（MM），马上转科至血液科，骨髓活检结果提示：骨髓象浆细胞系增生明显活跃（占35%），异常浆细胞比例增高，形态学考虑 MM（图 80-2）。

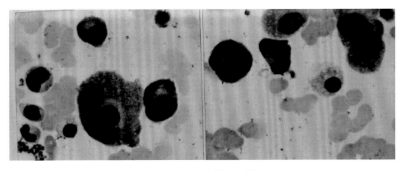

图 80-2　患者的骨髓象

回到那张生化报告单，血无机磷和果糖胺升高会不会和高单克隆免疫球蛋白（Ig）有关。经查阅文献，协和医院李鹏昌等认为高单克隆 Ig 与无机磷试剂中的缓冲液盐离子接触后，达到该 Ig 的等电点形成沉淀，检测时出现高吸光度而导致假阳性结果；FUJITAK 等认为 IgA-ALB 复合物是 IgA 型 MM 存在的主要形式，IgA-ALB 复合物可以被糖基化（单独的 IgA 并不会被糖基化），故对于 IgA 型 MM 有出现高浓度果糖胺的可能。

多发性骨髓瘤（MM）是一种克隆性浆细胞异常增殖的恶性疾病，是血液系统第 2 位常见恶性肿瘤，多发于老年人，目前仍无法治愈。依照异常增殖的免疫球蛋白类型 MM 可分为：IgG 型、IgA 型、IgD 型、IgM 型、IgE 型、轻链型、双克隆型，以及不分泌型，每一种又可以根据轻链类型分为 κ 型和 λ 型。依照临床症状：骨髓瘤相关器官功能损害的表现，即"CRAB 症状"（血钙增高、肾功能损害、贫血、骨病），以及淀粉样变性等靶器官损害相关表现。根据这些症状的有无分为活动性骨髓瘤和冒烟型骨髓瘤。本案例中的患者属于 IgA+κ 型 MM，虽然血钙正常、肾功能正常、无明显贫血（Hb 111g/L）、骨质无明显破坏（X 线片正常），但有比较明显的神经受损症状，仍属于有症状（即活动性）的 MM，故必须采用系统治疗，包括诱导、巩固治疗（含干细胞移植）及维持治疗等。

关于 MM 患者 M 蛋白在生化检测中的干扰，实际上临床（特别是国外）关注已久，甚至会引起交叉配血不和，但对于一些轻度干扰的报告单无论是临床或是检验科自身都重视不够，譬如本案例中的血无机磷，某些科室的临床医生对无机磷指标可以用忽视来概括；而检验科员工常因对疾病的一知半解，认为 MM 会引起骨破坏和肾损害，无机磷的升高有点理所当然，这必然会漏过某些假阳性或假阴性结果。实际上，对于 M 蛋白干扰生化指标是有对策的，比如稀释、沉淀、超滤对标本进行处理，或干化学检测等方法。如本案例中高单克隆 IgA 对无机磷测定的干扰，在使用稀释法无效的情况下，可以使用超滤法和蛋白沉淀法对标本进行处理后测定，以消除相应的干扰，这一点有必要把它写进项目标准操作规程（SOP）中，有助于提醒一些工作经验尚浅的检验医学领域同仁。

正如魏任雄专家所说：本案例再次给检验科员工提出更高的要求：不能只关注检验自身的一亩三分田，必须"以疾病为中心"加强业务学习，对与疾病相关的指标要整体解读，并与临床高度结合。除了血无机磷是因为单克隆 IgA 的干扰导致假阳性外，本案例中的果糖胺升高却是由于 IgA-ALB 复合物，那为什么超敏 C 反应蛋白正常而唾液酸（SA）升高？通过文献查阅，其实也是有据可查的：IgA 型 MM 与其他型别相比，症状重，病程发展快，感染发生率高，火焰状瘤细胞多见，火焰状瘤细胞因细胞膜不整导致 SA 更易脱落入血，故 IgA 型 MM 的 SA 水平较其他型和正常人增高明显。

（高国生 魏任雄）

参考文献

[1] 中国医师协会血液科医师分会，中华医学会血液学分会，中国医师协会多发性骨髓瘤专业委员会.中国多发性骨髓瘤诊治指南 (2015 年修订)[J].中华内科杂志，2015，54(12)：1066-1070.

[2] 李鹏昌，程歆琦，苏薇，等.高单克隆 IgG 对无机磷检测干扰的解除 [J].临床检验杂志，2016，34(6)：477-478.

[3] FUJITA K, CURTISSLK, SAKURABAYASHI I, et al. Identification and properties of glycated monoclonal IgA that affect the fructosamine assay[J]. Clin Chem, 2003, 49(5): 805-808.

[4] 于帅，于洋，汪德清.多发性骨髓瘤引起微柱凝胶抗球蛋白卡配血不合 1 例 [J].中国输血杂志，2013，26(8)：758-759.

[5] 刘南，夏建胜，陈伟伟.血清唾液酸在 IgA 型多发性骨髓瘤诊断和治疗中的临床意义 [J].白血病·淋巴瘤，2017，26(3)：173-176.

81 并不是所有的 MM 都这么文静

【案例经过】

众所周知，球蛋白升高，M 蛋白的出现是诊断多发性骨髓瘤（multiple myeloma，MM）的重要实验室依据。和大家分享一个病例，患者，男性，75 岁，2018 年 2 月 15 日因"全身疼痛伴纳差"入院，血液科初诊为多发性骨髓瘤。然而 16 日的这张报告单中 ALB 37.6g/L，TP 61.7g/L，未见球蛋白升高（表 81-1），那么 M 蛋白是否存在，临床为什么诊断为多发性骨髓瘤呢？

表 81-1　生化检验结果

检测指标	结果	参考区间	检测指标	结果	参考区间
AST/(U·L^{-1})	58	15 ~ 35	UREA/(mmol·L^{-1})	26.40	1.70 ~ 8.30
ALT/(U·L^{-1})	81	7 ~ 40	CREA/(μmol·L^{-1})	33	40 ~ 97
GGT/(U·L^{-1})	37	7 ~ 45	UA/(μmol·L^{-1})	757	90 ~ 420
ALP/(U·L^{-1})	125	42 ~ 128	CysC/(mg·L^{-1})	1.67	0.56 ~ 1.15
TP/(g·L^{-1})	61.7	65.0 ~ 85.0	K$^+$/(mmol·L^{-1})	2.93	3.50 ~ 5.30
ALB/(g·L^{-1})	37.6	40.0 ~ 55.0	Na$^+$/(mmol·L^{-1})	156.5	137.0 ~ 147.0
TBIL/(μmol·L^{-1})	9.2	0.0 ~ 20.0	Cl$^-$/(mmol·L^{-1})	112.4	99.0 ~ 110.0
DBIL/(μmol·L^{-1})	4.5	0.0 ~ 6.0	Mg/(mmol·L^{-1})	0.79	0.62 ~ 1.20
TBA/(μmol·L^{-1})	1.7	0.0 ~ 12.0	Ca/(mmol·L^{-1})	3.69	2.10 ~ 2.70
CHE/(U·L-1)	8 236	5 000 ~ 12 000	P/(mmol·L^{-1})	1.10	0.82 ~ 1.60
GLU/(mmol·L^{-1})	6.37	3.80 ~ 6.20	HCO$_3^-$/(mmol·L^{-1})	27.0	20.1 ~ 29.0

血常规检查结果：RBC 3.18×10^{12}/L、Hb 96g/L、WBC 7.63×10^9/L、WBC 4.54×10^9/L、PLT 139×10^9/L。提示轻度贫血，结合生化检验结果和临床症状，初步诊断为多发性骨髓瘤。依据有：①全身疼痛伴纳差；②查体轻度贫血貌；③实验室检测结果：轻度贫血，肌酐升高，高钙血症。然而，患者球蛋白未升高，2 月 17 日该患者血清免疫球蛋白（A、G、M）和轻链测定结果详见表 81-2。该结果显示血清免疫球蛋白和轻链未见升高，那么 M 蛋白呢？

表 81-2　血清免疫球蛋白（A，G，M）和轻链测定结果

检验项目	结果	参考范围
IgG/(g·L^{-1})	8.30	8.00 ~ 17.00
IgA/(g·L^{-1})	0.20	1.00 ~ 4.90
IgM/(g·L^{-1})	0.146	0.500 ~ 3.200
κ/(g·L^{-1})	7.450	5.740 ~ 12.800
λ/(g·L^{-1})	1.590	2.690 ~ 6.38

参照《中国多发性骨髓瘤诊治指南（2017 年修订）》、美国国立综合癌症网络（NCCN）及国际骨髓瘤工作组（IMWG），诊断无症状骨髓瘤（冒烟型骨髓瘤）和有症状骨髓瘤（活动性骨髓瘤）的标准，该患者影像 CT 显示骨质破坏符合"多发性骨髓瘤"的表现；24h 尿蛋白定量：0.73g/24h；尿轻链测定：κ 链 299.0mg/L，λ 链 7.39mg/L；免疫固定电泳和血清蛋白电泳：IgG 弱阳性，κ 弱阳性，M 蛋白弱阳性；骨髓细胞学检查示浆细胞明显增多，占 26%，可见幼稚、双核及多核浆细胞。至此，终于可以明确多发性骨髓瘤的诊断了。

【沟通体会】

MM 临床表现比较复杂，并缺乏特异性，由于其起病缓慢，症状隐匿，而骨髓瘤细胞增生程度、浸润部位及程度不同，导致各脏器受损程度各不相同，常会引起骨痛、病理性骨折、贫血、反复感染、乏力和肾功能不全等一系列临床症状。这个病例，血清总蛋白和球蛋白不增高，免疫球蛋白和轻链未提示异常，只是免疫固定电泳显示 IgG 弱阳性，κ 弱阳性，M 蛋白弱阳性，实验该室诊断指标并不明显，结合临床表现、电解质、肾功能、CT 检查，以及骨髓形态学检查最终确诊为多发性骨髓瘤。

有文献显示虽然血清免疫固定电泳的灵敏度较高，但 MM 诊断中如能结合骨髓细胞形态学检验结果，其诊断价值更高。而对于 M 蛋白增高但未达诊断标准，此时更应强调浆细胞的质量，即如果存在原、幼浆细胞和异常形态浆细胞，排除引起骨质破坏的其他疾病，仍可诊断为 MM。而恶性浆细胞在骨髓中常呈不均匀灶性分布，不能以一次骨髓穿刺涂片中骨髓瘤细胞比例高低为定论，需多次、多部位骨髓穿刺才能做出正确诊断。

作为检验人不仅要对该标本负责，更要对患者负责，在实际工作中多注意患者的诊断，一旦出现不符的情况，多问几个为什么。在完成检验工作的同时，多与临床沟通了解临床知识，使检验工作更加全面和完善。

正如李洪春专家所说：实验室诊断指标对疾病的诊断固然重要，但由于疾病的复杂性，并不是所有的实验指标变化都跟教科书上写的那样与疾病相符，就如同本案例中 MM 患者，蛋白代谢紊乱并不那么明显。当出现这种情况时，最好与临床医生沟通，结合患者的临床表现，以免忽视病情，延误诊断及治疗。

（王　超　徐　娜）

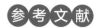
参考文献

[1] 王爱梅. 多发性骨髓瘤误诊 18 例分析 [J]. 医学信息（上旬刊），2011，25(4)：
    2454-2455.

[2] 崇慧峰，孙芸，王传发，等 . 免疫固定电泳和骨髓细胞形态学检查在多发性骨髓瘤
    临床分期中的价值比较 [J]. 检验医学，2015，30(7)：720-722.

82　印迹这么深，量咋就不高呢

【案例经过】

首先跟大家分享一个 43 岁男性患者血清蛋白电泳和免疫固定电泳的检测结果（表 82-1，图 82-1、图 82-2）。

表 82-1　患者免疫固定电泳结果

项目	结果	参考区间	项目	结果	单位	参考区间
IgG	阴性	阴性	ALB	50.7	%	60.0 ~ 71.0
IgA	阴性	阴性	α_1	2.4	%	1.4 ~ 2.9
IgM	阴性	阴性	α_2	6.9	%	7.0 ~ 11.0
κ	阴性	阴性	β	9.1	%	8.0 ~ 13.0
λ	阳性 +	阴性	γ	30.9	%	9.0 ~ 16.0

从图 82-1 和 82-2 中可以看到在 γ 区有明显条带和扫描峰，图 82-1 中更可以明显看出在 λ 链位置有非常深染的印迹，可奇怪的是 IgG、IgA、IgM 三个泳道内，都无明显的深染印迹，那升高的 γ 球蛋白去哪儿了呢？查看该患者的血清免疫球蛋白检测结果显示，血清 IgG、IgA、IgM 的含量不但没有升高，三者均有少许降低（表 82-2），kappa（κ）链也略降低，lamb（λ）链略有增高。细心的你也许也已经发现问题了：同一患者的血清，免疫固定电泳结果显示 λ 泳道明显深染印迹是怎么来的？为何免疫定量检测结果却不成比例的升高？

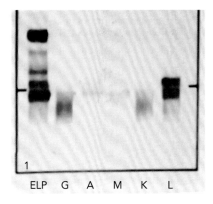

图 82-1　患者免疫固定电泳图

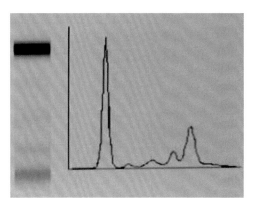

图 82-2　患者血清蛋白电泳图

表 82-2　患者血清免疫球蛋白及其轻链的检测结果

检测指标	结果	单位	参考区间
IgG（免疫球蛋白 G）	5.91	g/L	8.00 ～ 17.00
IgA（免疫球蛋白 A）	0.71	g/L	1.00 ～ 4.90
IgM（免疫球蛋白 M）	0.192	g/L	0.500 ～ 3.200
κ（免疫球蛋白 κ 轻链）	3.900	g/L	5.740 ～ 12.800
λ（免疫球蛋白 λ 轻链）	7.630	g/L	2.690 ～ 6.380

【沟通体会】

　　带着疑问，找到免疫室的老师交流，他们建议先排除一下免疫球蛋白及其轻链的检测误差。于是，找出做免疫固定电泳的这份标本，重新检测了免疫球蛋白，结果无明显差异，这也和免疫固定电泳中 IgG、IgA、IgM 没有明显深染条带相吻合。针对差异非常大的 λ 链，考虑是否会因 Hook 效应而引起的测量误差。于是，直接将标本稀释 10 倍检测，可显示"无结果"，于是又将标本进行了不同倍数的稀释，都显示"无结果"，只有原倍标本直接测量时，才显示检测结果，且结果与起初产生疑问的结果无明显差异。这就"怪事"了，这深染的 λ 印迹，是"何方神圣"呢？为什么稀释标本就检测不出 λ 链呢？导致这一"隐情"的原因又是什么呢？于我，还是一个未解之谜。对了，该患者尿液中的 λ 链，可是超级高的（表 82-3）。

表 82-3　患者尿液轻链的检测结果

项目	结果	单位	参考值
Kappa U（尿免疫球蛋白 κ 轻链）	21.2	mg/L	10.2 ～ 23.2
Lamb U（尿免疫球蛋白 λ 轻链）	9 130.00	mg/L	4.00 ～ 40.80

　　至此，我们再来看一下血清免疫球蛋白问题，血清蛋白电泳中深染且高峰的 γ 区带球蛋白，又是怎么回事呢？患者的病史资料显示：男，43 岁，体检发现脑部血肿，无咳嗽、咳痰，无发热、胸闷，无恶心、呕吐。查体：神志清，精神可，中度贫血貌，全身黏膜无瘀点、瘀斑，浅表淋巴结未触及，胸骨无压痛，心肺未受累，肝脾肋下未触及，双下肢无水肿。流式细胞术分析浆细胞示：CD45$^-$ CD19$^-$ CD38$^+$ CD138$^+$ CD27dim CD56$^-$ BCMA dim kappa$^-$ lamb$^+$ 32.7853%，为异常表型单克隆浆细胞。骨髓细胞学示：增生活跃，粒细胞系统明显降低，红细胞系统比例减少，成熟红细胞呈缗钱状排列，淋巴细胞比例降低，全片共见巨核细胞 0 个，血小板散在可见，骨髓小粒面积 > 50%，易见浆细胞；浆细胞明显升高，占 91%，可见幼稚、双核浆细胞。右跟骨 X 线：右跟骨骨皮质欠光整伴不均匀骨质密度增高。血常规及部分血生化检测结果如表 82-4。

表 82-4　血常规及血生化检测

检测指标	结果	单位	参考区间
白细胞计数（WBC）	5.5	×10^9/L	3.5 ～ 9.5
红细胞计数（RBC）	2.16	×10^{12}/L	4.30 ～ 5.80
血红蛋白（Hb）	68	g/L	130 ～ 175
血小板计数（PLT）	39	×10^9/L	125 ～ 350
前白蛋白（PA）	0.26	g/L	0.20 ～ 0.40
总蛋白（TP）	90.9	g/L	65.0 ～ 85.0
白蛋白（ALB）	53.5	g/L	40.0 ～ 55.0
尿素（UREA）	11.7	mmol/L	1.70 ～ 8.30
肌酐（CREA）	280	μmol/L	40 ～ 97
尿酸（UA）	512	μmol/L	90 ～ 420
钙（Ca）	2.44	mmol/L	2.10 ～ 2.70

以上资料可确诊该患者为多发性骨髓瘤（λ 轻链型）。不容忽视的是总蛋白升高明显，血清蛋白电泳中有深染且高峰的 γ 区带，但是 IgG、IgA、IgM 含量反而降低，而 IgE 在人体中含量极少，因此可推测该患者可能为临床少见的 IgD 型多发性骨髓瘤。由于徐州医科大学附属医院尚未开展 IgD 检测项目，向临床医生求证该患者已于其他医院确诊，确实为 IgD 型。

多发性骨髓瘤（multiple myeloma，MM）是由合成和分泌免疫球蛋白的浆细胞发生恶变，造成大量单克隆的恶性浆细胞增生所致。以 IgG 型常见，其次为 IgA 型，IgE 和 IgD 型罕见，目前也有 IgM 型的报道。常见的临床表现为骨痛、贫血、肾功能损害、血钙增高和感染等。

正如李洪春专家所说：从一个常规的电泳结果中就可以挖出这么有价值的一个案例，可见检验工作中需要时刻保持警惕，在纷繁复杂的检测结果中不错过任何一个有价值的细节，同时还要能够透过现象看本质，抽丝剥茧、步步为营、拨得云开见月明。

（史露宾　孙宁娜）

83　健身，悠着点

【案例经过】

忙碌的急诊夜班，一位很有肌肉感的青年男性，步履蹒跚地走到窗口采血。正当我惊讶于他强健的体格之时，1h 后出来的检测结果更让我惊讶不已。检测结果显示其肌酸激酶（CK）值高达十万多，心肌酶相关指标肌酸激酶同工酶（CK-MB）和肌钙蛋白 T（cTnT）也有显著增高（部分检测结果见表 83-1）。

表 83-1　患者部分生化结果的动态监测

项目	结果 1	结果 2	结果 3	单位	参考区间
钾（K^+）	4.80	4.18	4.29	mmol/L	3.60 ~ 5.00
丙氨酸转氨酶（ALT）	172	217	319	U/L	< 40

项目	结果 1	结果 2	结果 3	单位	参考区间
天冬氨酸转氨酶（AST）	906	1 306	2 022	U/L	< 40
尿素（UREA）	3.80	3.90	3.40	mmol/L	3.20 ~ 7.10
肌酐（CREA）	89	96	111	μmol/L	44 ~ 133
胱抑素 C（CysC）	0.71	0.71	0.83	μmol/L	0.51 ~ 1.09
尿酸（UA）	542.0	499.0	415.0	μmol/L	240.0 ~ 490.0
乳酸脱氢酶（LDH）	20 906	25 104	39 510	U/L	313 ~ 618
肌酸激酶（CK）	> 128 000	209 597	378 088	U/L	30 ~ 170
肌酸激酶同工酶（CK-MB）	> 300	> 300	246.40	ng/ml	0 ~ 4.87
肌钙蛋白 T（cTnT）	121.60	128.70	167.10	ng/L	< 50
尿隐血	阴性	3+			阴性
白细胞（WBC）	19.0	18.7	15.6	10^9/L	3.5 ~ 9.5

【沟通体会】

当拿到该患者的检验报告单之后，我的第一反应就是"这位患者是不是心肌梗死？"为此，我匆忙带着报告单走到楼下急诊室去询问值班医生该患者的相关情况，并查看心电图结果。从值班医生那里我得知：该男性患者，26 岁，既往体健，因健身后出现肌肉酸痛无力伴明显肿胀来医院就诊，尚未做心电图检查。当我把报告单递给医生，并稍作解释之后，值班医生告知，根据该患者有过度健身的诱因，并结合实验室检查，考虑很可能是运动性横纹肌溶解症，并表示会对该患者进行跟踪监测。于是，在晚间十点半、次日清晨七点嘱患者查血常规、尿常规、血液生化。患者两次检验部分项目结果见表 83-1（结果 2、3 分别代表晚间十点半、次日清晨七点的检验结果）。

动态观察该患者三次检测结果，肌酐（CREA）值虽然都在参考范围之内，但有一个明显的增高趋势，所以必须考虑该患者是否出现了急性肾损伤。同时该患者的 CK 值一直居高不下，CK-MB 也呈现明显增高，而 cTnT 的值增高幅度不大。从值班医生处得知该患者的心电图未提示明显异常，可以暂时排除心肌损伤疾病。

仔细阅读该患者的所有检测报告单，再次引起我高度重视的是晚间十点半该患者的尿常规检测显示尿隐血"+++"，尿隐血由阴转阳。这让我思考到该患者的肌红蛋白是不是很高，是否因为肌红蛋白的增高从而导致的一种酱油色尿，并出现尿隐血"+++"的结果。接着我找到该患者的三个时间段的标本补充检测肌红蛋白（MYO），其结果见于表83-2。

表83-2 患者补充检测 MYO 的结果

项目	结果 1	结果 2	结果 3	单位	参考区间
肌红蛋白（MYO）	> 3 000	> 3 000	> 3 000	μg/L	28.0 ~ 72.0

得到结果后，我匆忙地拿着该患者所有检测报告单去寻找急诊值班医生，根据病史、三次检验结果的动态监测、心电图检查查以及 MYO 的补充检测，从而证实了该患者确实是运动性横纹肌溶解症的诊断。收入住院，做进一步的治疗。

运动性横纹肌溶解症（exercise-induce rhabdomyolysis，EIR）是指剧烈运动后横纹肌损伤、肌纤维崩解断裂，导致肌红蛋白等肌细胞内容物释放入血引起的综合征。运动性横纹肌溶解症的患病人群以青壮年为主，多见于平常缺乏体育锻炼，身体素质较弱，或在身体不适情况下进行短时间、高强度的剧烈运动者。

通过该案例向广大喜爱健身运动的朋友们建议：在运动健身过程中要注意运动强度，避免过度运动。EIR 的预防应注意以下方面：①平时加强锻炼，提高适应能力。避免突然剧烈大运动量锻炼，尤其是平素运动较少、体质较弱的人在运动时间、强度等方面都要应循序渐进；②尽量避免在高温、炎热潮湿、阳光直射的天气和环境中进行高强度锻炼，如必须进行，应注意在锻炼前、中、后充分补充水、电解质及维生素等，少量多次饮水；③加强防范，了解在湿热环境下剧烈运动可能对机体产生的不良影响，一旦出现恶心、呕吐、晕厥、肌肉疼痛、乏力、异常尿色等症状应及时就诊，及早补液治疗，以防急性肾损伤发生。

健身，也得悠着点！

（孙 彬 陈 欣 李洪春）

84 给你的自由过了火

【案例经过】

在凝血岗上忙碌的工作之余，有一份凝血功能的检验报告单引起了我的注意，该份检验报告单见表 84-1。

表 84-1　患者凝血功能的检测结果

检验项目		结果	单位	参考区间
抗凝血酶Ⅲ活性	AT-Ⅲ	95	%	80 ~ 120
凝血酶原时间	PT	15.3	s	9.0 ~ 13.0
活化部分凝血活酶时间	APTT	34.8	s	25.0 ~ 31.3
纤维蛋白原	FIB	2.020	g/L	2.000 ~ 4.000
凝血酶时间	TT	19.4	s	10.0 ~ 21.0
D-二聚体(仪器法)	D-Di	0.79	μg/ml	0.00 ~ 0.50
纤维蛋白原降解产物	FDP	137.00	mg/L	< 5.00

众所周知，在凝血机制过程中，纤溶酶可降解纤维蛋白原产生 X 片段、Y 片段及 D、E 片段；降解纤维蛋白产生 X'、Y' 及 D-Di、E' 片段。我们将这些片段统称为纤维蛋白降解产物（FDP）。该凝血功能报告单显示 FDP 的数值显著增高，而 D-Di 仅有轻微增高，与我们所学的知识似乎不相符合，何故？

【沟通体会】

带着疑问我查询了 LIS 系统，看到了该患者的电子病例：女，27 岁，因"确诊银屑病 5 年，发现全血细胞减少 2 天"入院。患者于 5 年前确诊银屑病，长期规律服药，近半年自觉症状加重，就诊于当地医院，查血常规示：WBC 1.02×10^9/L；RBC 2.76×10^{12}/L；Hb 89g/L；PLT 63×10^9/L。为求进一步治疗于徐州医科大学附属医院就诊，查体贫血貌，脾脏不大，血常规血红蛋白及血小板、白细胞三系减少。于数日后，行骨髓穿刺检查，确诊为"急性早幼粒细胞白血病"。

急性早幼粒细胞白血病，也就是我们常说的 M3，是急性髓系白血病的一种特殊类型白血病，以异常早幼粒细胞增生为主。其典型的临床表现除有发热、感染、贫血和浸润等急性白血病的症状外，其广泛而严重的出血是本病的最主要特点，以皮肤黏膜出血最为明显，颅内出血是本病高致死率的主要原因之一。此外本病还易并发 DIC，因此加强凝血功能的检测对本病的监测和治疗有着极其重要的作用。

D-Di 是鉴别原发性和继发性纤溶亢进的重要指标，对 DIC 的监测具有极其重要的临床意义。因该患者已确诊为急性早幼粒细胞白细胞，易并发DIC，但检验结果显示 D-Di 仅轻微增高，这就需要我们思考是否是因为某些原因导致检验结果出现错误呢？带着疑问，我找到了该患者的标本，并进行了 8 倍稀释，检测结果令我大跌眼镜（表 84-2）。

表 84-2 标本进行 8 倍稀释后得到的结果

检验项目		结果	单位	参考区间
D- 二聚体(仪器法)	D-Di	> 10	μg/ml	0 ~ 0.50
纤维蛋白原降解产物	FDP	406.00	mg/L	< 5.00

注：因检测仪器设置的原因，D-Di 的检测结果大于 10 均不显示数值，只显示"> 10"。

为何标本在稀释前后 D-Di 和 FDP 的数值会有翻天覆地的变化，是否该患者以往的凝血功能报告都会出现这样的错误？带着疑问，我找出该患者以往所有的标本，并对其逐一进行稀释检测 D-Di 和 FDP，将数据进行对比得到表 84-3。

表 84-3 患者样本稀释前后的结果比对

日期	稀释前结果		稀释后结果	
	D-Di/(μg·ml^{-1})	FDP/(mg·L^{-1})	D-Di/(μg·ml^{-1})	FDP/(mg·L^{-1})
2018-12-24	3.15	130.90	> 10	389.20
2018-12-25	4.92	12.00	> 10	700.30
2018-12-26	0.79	137.00	> 10	406

通过样本检测结果的对比，我不由思考是何原因引起数值上变化如此之大呢？为此我从 D-Di 和 FDP 的检测原理入手，去探寻原因。通过阅读 D-Di 和 FDP 检测说明书我了解到 D-Di 和 FDP 的检测是运用免疫比浊的原理，用单克隆抗体共价包被聚乙烯颗粒凝集，单克隆抗体与抗原决定表位发生结合，从而触发凝集反应，根据浊度的升高用比浊仪进行检测，根据抗原抗体复合物的量来计算被测标本抗原量。简而言之，运用的是抗原抗体结合反应的原理，因此在平时工作过程中我们时刻要注意抗原抗体结合反应过程中特殊的"钩状效应"。

钩状效应即 HOOK 效应，是指由于抗原抗体比例不合适而导致的假阴性现象。如图 84-1 所示：该反应曲线是以沉淀反应为例，向固定量抗体的试管中依次加入递增浓度的相应可溶性抗原，根据所形成的沉淀物及抗原抗体的比例关系而绘制的曲线。

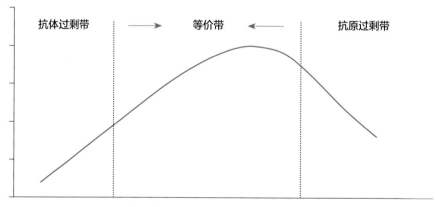

图 84-1　抗原抗体复合物与抗原抗体的比例关系曲线图

在等价带的前后，抗体过剩称为前带，抗原过剩称为后带。此理论的主要临床应用在于告诫我们应警惕假阴性的出现，在具体的操作过程中适当稀释抗原与抗体，调整两者的浓度和比例，使其出现最大免疫复合物，进而避免钩状效应的出现。

至此弄清原因之后，我们立即打电话与临床沟通，告诫临床医生该患者以往的凝血报告存在错误，是由于钩状效应引起的假阴性结果，警惕该患者有并发 DIC 的可能性，临床医生也给予了高度的肯定。

正如李洪春专家所说：以往大多数的生化项目检测是通过标本与试剂

发生化学反应前后吸光度值的变化来计算物质的浓度的，但随着免疫技术的不断完善和抗原抗体反应高亲和性、高敏感性等特点，免疫技术越来越渗透于我们平常的工作当中，该案例中 D-Di 和 FDP 的检测就是最突出的代表之一。这就需要我们在平时工作中应时刻留意抗原抗体反应过程中"钩状效应"的出现，同时也警惕我们检验人员在签发报告时不能对仪器的检出结果"照单全收"，需要具备一双分析检验结果的慧眼，从而为患者和临床提供可靠的检验结果。

（孙 彬 顾 兵）

85 "High"，铁蛋白！

【案例经过】

患者男性，29 岁，因"发热伴皮疹、肌肉酸痛 20 天"为主诉入院。20 天前因受凉后开始出现发热，最高体温达 41℃，体温无法自动降至正常，伴畏寒寒战，偶感头痛、头晕、恶心，伴肌肉关节酸痛。胸前、颈部及手腕处有红色皮疹，按之可褪色，无瘙痒、疼痛等不适，热退后皮疹可消退。于徐州医科大学附属医院感染科行"头孢噻肟舒巴坦联合莫西沙星"抗感染治疗，仍高热，给予"甲泼尼龙 50mg，每日 1 次"治疗 3 天，体温能降，但维持十余小时后再次高热，改用"甲泼尼龙 60mg，每日 1 次"后未再发热。查体见胸前、颈部、背部、大腿有散在红色皮疹，甲状腺未触及，双肺呼吸音粗，未闻及干湿啰音，心率 92 次/min，律齐，腹软，肝脾肋下未触及，双下肢无水肿，关节无畸形，无肌肉压痛，病理反射未引出，其余未见明显异常。该患者血常规见表 85-1，生化及其他相关检查见表 85-2，凝血功能检查见表 85-3。

表 85-1 血常规检测

检测指标	结果	单位	参考区间
白细胞计数（WBC）	8.1	$\times 10^9$/L	3.5 ~ 9.5

续表

检测指标	结果	单位	参考区间
中性粒细胞百分比（NE%）	63.3	%	51.0 ~ 75.0
红细胞计数（RBC）	2.99	$\times 10^{12}$/L	4.30 ~ 5.80
血红蛋白（Hb）	92	g/L	130 ~ 175
血小板计数（PLT）	44	$\times 10^9$/L	125 ~ 350

表 85-2　生化及相关检测

检测指标	结果	单位	参考区间
天冬氨酸转氨酶（AST）	497	U/L	0 ~ 40
丙氨酸转氨酶（ALT）	784	U/L	0 ~ 40
谷氨酰转肽酶（GGT）	219	U/L	0 ~ 40
碱性磷酸酶（ALP）	173	U/L	42 ~ 128
总蛋白（TP）	63.4	g/L	65.0 ~ 85.0
白蛋白（ALB）	33.5	g/L	40.0 ~ 55.0
总胆红素（TBIL）	18.1	μmol/L	0.0 ~ 20.0
直接胆红素（DBIL）	9.4	μmol/L	0.0 ~ 6.0
胆汁酸（TBA）	17.8	μmol/L	0.0 ~ 12.0
胆碱酯酶（CHE）	4 492	IU/L	5 000 ~ 12 000
乳酸脱氢酶（LDH）	2 955	U/L	313 ~ 618
甘油三酯（TG）	2.03	mmol/L	0.56 ~ 1.70
高密度脂蛋白胆固醇（HDL-C）	1.25	mmol/L	1.03 ~ 2.07
低密度脂蛋白胆固醇（LDL-C）	3.31	mmol/L	1.70 ~ 3.64
白介素 -6（IL-6）	16	pg/ml	< 7
降钙素原（PCT）	7.85	ng/ml	0.00 ~ 0.50

表 85-3　凝血功能检测结果

检测指标	结果	单位	参考值
凝血酶原时间（PT）	15.2	s	9.0 ~ 13.0
活化部分凝血活酶时间（APTT）	36.7	s	25.0 ~ 31.3
纤维蛋白原（FIB）	0.430	g/L	2.00 ~ 4.00
凝血酶时间（TT）	26.6	s	10.0 ~ 21.0

从上述的报告中我们可以分析出：该位患者轻度至中度贫血，血小板明显减少，从肝功能指标的几个酶可以明显看出该患者的肝功能受损，甘油三酯（TG）略微增高，炎症性指标白介素 -6（IL-6）和降钙素原（PCT）显示该患者存在感染。而该患者最引起我注意的点还是表 85-4 中高居不下的铁蛋白和乳酸脱氢酶（LDH）。

表 85-4　患者入院以来部分项目检测结果历史记录

日期	检验项目			
	铁蛋白 /（ng·ml^{-1}）（参考区间：30.00 ~ 400.00ng/ml）	乳酸脱氢酶（LDH）/（U·L^{-1}）	纤维蛋白原（FIB）/（g·L^{-1}）	血红蛋白（Hb）/（g·L^{-1}）
2018-11-08	\	\	2.460	126
2018-11-12	65 359	3 563	\	132
2018-11-15	28 325	2 955	\	117
2018-11-17	47 674	1 663	1.080	126
2018-11-23	118 820	9 167	0.740	92

【沟通体会】

该患者住院期间反复出现高热，时间超过两周，凝血功能示纤维蛋白原进行性降低，LDH 不同程度升高，血清转铁蛋白持续高值，血细胞形态分析可见异型淋巴细胞，多次血培养可见致病菌。通过与临床医生沟通得知，该患者行骨髓穿刺活检回报可见吞噬细胞。遂考虑该患者为"噬血细胞综合征、淋巴瘤"继发可能。

那么问题来了，作为一项非特异性肿瘤标志物，该患者转铁蛋白如此高值究竟是何原因？

至此，我们有必要了解一下噬血细胞综合征。噬血细胞综合征（hemophagocytic syndrome，HPS）全称为噬血细胞性淋巴组织细胞增生症（hemophagocytic lymphohistocytosis，HLH），是一组由遗传性或获得性免疫调节异常导致的过度炎症反应综合征。这种免疫调节异常主要表现为淋巴细胞和组织过度活化，以及炎症性细胞因子过度生成，引起发热、肝脾大、全血细胞减少等为主要症状的一系列临床症状和体征。所以它不是一种单独的疾病而是一组临床表现。其主要的临床表现和体征是抗生素治疗无效的长期发热和脾大。早期表现为血细胞尤其是血小板减少，1/3 患者出现全血细胞减少。部分患者可以出现神经系统症状如嗜睡、惊厥、脑神经麻痹、共济失调，以及昏迷等。

目前通用的 HLH 标准，称为 HLH-2004 诊断标准。如果符合如下诊断 1 项或 2 项之一可确诊为 HLH：

（1）HLH 相关的分子诊断学：原发性 HLH 缺陷基因包括 *PRF-1*、*UNC13D*、*STX11*、*STXBP2*、*RAB27A*、*LYST*、*AP3B1*、*SH2D1A*、*BIRC4*、*ITK*、*CD27* 和 *XMEN*。

（2）满足以下 8 条标准的 5 条或以上：①发热；②脾大；③血细胞减少（2 系或 2 系以上受累）：血红蛋白 < 90g/L，血小板 < 100×10^9/L，中性粒细胞 < 1.0×10^9/L；④高三酰甘油血症和 / 或低纤维蛋白原血症：空腹 TG > 3mmol/L，FIB < 1.5g/L；⑤骨髓、脾、淋巴结或肝中发现噬血现象；⑥ NK 细胞活性减低或缺失；⑦铁蛋白 > 500ng/ml；⑧ sCD25 升高（sIL-2 受体 α 链）。

正如李洪春专家所说：该患者在确诊 HPS 之前，已就诊多次，从患者既往实验检测的数据中看到，LDH 和铁蛋白已持续增高一段时间，早已提示疾病发生的可能性。作为检验人员，应该了解检测指标的临床应用，并及时和临床沟通，建议进一步检查的内容，这也是检验人的内涵所在。HPS 除了文中提及的诊断标准之外，还可表现出：①骨髓穿刺涂片可见嗜血组织细胞增多，浆细胞增多，有核细胞增生减低，粒系、红系前体细胞减少；②血清细胞因子升高；③血 LDH 一般 ≥ 1 000U/L。

（孙　彬　史露宾）

第五篇

关于消化系统

86 "左、右"不逢源

【案例经过】

2018年11月16日，周六上午的急诊生化窗口，依旧忙碌。川流不息的是静脉采血中心等候的人群，屋内则是仪器的不停转运行，及接收标本时的耐心解答。这不，患者家属反复说着"这两个标本，医生让一定注明左、右"。接过标本的刹那，问题也随之产生，同一患者，两管腹腔引流液标本，检查目的均是淀粉酶，为何？还是先来看看检测结果，见表86-1。

表 86-1　淀粉酶检测结果

检测指标	标本类型	结果	单位	备注
AMY 淀粉酶	腹腔引流液	27 338	U/L	左侧
AMY 淀粉酶	腹腔引流液	656	U/L	右侧

腹腔引流液还有"左""右"之分？两侧淀粉酶的检测结果又为何相差如此之大？是何种原因造成的？又有怎样的临床指导价值？为了一探究竟，查阅该患者病例资料如下：

患者，男，87岁，因"面黄、尿黄伴纳差1周"为主诉入院。查体：腹部外形正常，无瘢痕，无静脉曲张，触之柔软，肝脾未触及，无压痛、反跳痛，无肝肾叩击痛，移动性浊音阴性，肠鸣音未见异常，生理反射存在，病理反射未引出，其他医院查 CA199 322.17IU/ml，磁共振胰胆管造影（MRCP）示：胆囊体积增大，肝内外胆管明显扩张，胆总管下端截断性狭窄，示结节影，边界不清，考虑肿瘤性病变（胆管癌）可能性大，继发胆道梗阻。查尿淀粉酶和生化结果如表86-2。

表 86-2　尿淀粉酶和血生化结果

检测指标	结果	单位	参考区间
尿（AMY）	40	U/L	32 ~ 641

续表

检测指标	结果	单位	参考区间
血（AMY）	87	U/L	0 ~ 110
天冬氨酸转氨酶（AST）	255	U/L	15 ~ 40
丙氨酸转氨酶（ALT）	150	U/L	9 ~ 50
谷氨酰转肽酶（GGT）	282	U/L	10 ~ 60
碱性磷酸酶（ALP）	494	U/L	42 ~ 128
总蛋白（TP）	56.5	g/L	65.0 ~ 85.0
白蛋白（ALB）	25.8	g/L	40.0 ~ 55.0
总胆红素（TBIL）	463.1	μmol/L	0.0 ~ 20.0
直接胆红素（DBIL）	382.9	μmol/L	0.0 ~ 6.0
胆汁酸（TBA）	132.1	μmol/L	0.0 ~ 12.0
胆碱酯酶（CHE）	1 341	IU/L	5 000 ~ 12 000

该患者在全麻下行腹腔镜胰十二指肠切除术并于左右上腹部各留置引流管一根，过程顺利，出血量少，术后标本送检，第一天双侧腹腔引流液淀粉酶结果如表 86-1 所示。术后第二天及随后的检测结果，见表 86-3。

表 86-3　引流液淀粉酶检测结果

日期	左侧 AMY	右侧 AMY	单位
10-11	27 338	656	U/L
10-13	11 564	412	U/L
10-14	954	182	U/L

【沟通体会】

为了解左右腹腔引流液的留取方式，以及检测结果对患者手术评估、病情预后及指导治疗方面的应用价值，随即到病房查看患者，并和主管医生进行了沟通。该患者左侧引流管位于胰肠吻合口附近，开口处靠近胰腺，胰液外漏影响较大，组织损伤较右侧严重，淀粉酶升高明显；右侧引流管开口于右肝下，距离胰腺较远，受外漏的胰液影响较小，因此淀粉酶升高不如左侧显著。患者伤口处敷料湿润，可见大量液体外渗。疑问得到了答案，心中坦然了许多。

检验人员与外科手术似乎并没有直接的关系，但是多了解一些知识总没有错，假以时日派上用场也不至于一头雾水。在此，向大家简单介绍一下胰十二指肠切除术的相关知识。

胰十二指肠切除术（laparoscopic pancreaticoduodenectomy，LPD）适应于胆总管下端癌、壶腹部癌、胰头癌、十二指肠癌等疾病的手术治疗。其切除范围包括远端胃、十二指肠及空肠上段、胆总管、胆囊、胰头，同时清除相关淋巴结，再进行消化道重建。手术切除范围如图 86-1。

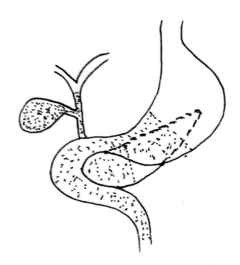

图 86-1　阴影部分为该手术切除范围

LPD 术后主要并发症包括胰瘘、胆瘘、出血、腹腔内感染、胃排空延迟等。胰瘘的产生原因主要有两个：①胰腺实质胰液的外漏。胰腺是一个实质性器官，术中对胰腺的切割、缝扎均可伤及胰腺中的细小胰管，缝合线的炎性切割也可损伤到细小胰管，造成胰液外漏。②胰肠吻合口漏。胰肠吻合失败后大量胰液外漏，造成的危害更大，甚至死亡。

正如李洪春专家所说：术后引流液淀粉酶测定是 LPD 术后早期诊断胰瘘的主要方法。其诊断标准为：术后引流管内引流液淀粉酶测定超过正常值 3 倍以上。该患者腹腔引流液中淀粉酶升高已达到胰瘘标准。有"左右"

之分则是为了更加准确地判断引流液淀粉酶含量，防止"偏见"，贻误病情。

检验科窗口包罗万象、百"病"云集，如果只满足于对结果的检测，而不加以解读，更不去了解背后的原因，恐怕就错失了很多提高自我的机会。

（史露宾 顾 兵）

[1] 王志军，吴阳，彭启平，等．胰十二指肠切除术后发生胰瘘的危险因素 [J].中国普外基础与临床杂志，2005，12(4)：403-405.

[2] 陈君茹，朱永胜．胰十二指肠切除术后引流液淀粉酶测定的价值 [J].实用临床医药杂志，2014，23：166-167.

[3] 翟振洪，白军军，季德刚．胰十二指肠切除术后胰瘘的诊断及危险因素 [J].中国实验诊断学，2018，4：751-754.

[4] 刘丽，张俊．胰腺癌、胰十二指肠切除术及术后主要并发症 [J].中国医学创新，2010，7(15)：142-143.

[5] 周新红，曾长江，苏彧，等．胰十二指肠切除术后并发症预防及处理 [J].肝胆胰外科杂志，2015，27(2)：175-177.

87 给"引流液"做个肝功

【案例经过】

临床医生有些检验项目的申请，有没有让你看了有点"丈二和尚摸不着头脑"的感觉？这不，这位患者的这类标本，已经电话询问，被退回过两次了，还坚持地用同样的方式、同样的申请目的、同样的一声不响送来了，细看申请单的填写还算完整，有姓名、性别、年龄等常规信息，但在样本类型那一栏，仍然写着"血清"，申请目的一项，依然是"肝功能"，这明明不是血清标本，临床医生是不会没注意到这个简单问题的。不是有言云：事不过三。这一次就直接找该患者的床位医生，也就是这份检验单的申请者，询问问题出在哪儿？他究竟需要什么实验室信息呢？

【沟通体会】

　　管床医生反馈：该患者于 3 天前行肝脏部位手术，并放置引流管，正常情况下，引流的液体应该是血性或淡淡的红色，而该患者引流的液体，是有些混浊、略深的暗绿色。临床医生的目的想通过引流液的实验室检测，来判断该引流液是术后的常规渗出，还是在手术过程中，触碰到肝胆管，因肝胆管破损而引起的胆汁渗漏？他在填写申请单时，也想着选择引流液，但如果选择引流液，就找不到肝功能这个组合了，他就想通过肝功能的系列指标，来判断该引流液的来源。

　　明确了临床医生的要求，作为检验人员，就应该给予临床好的建议与策略。针对这份标本，我们做了相关检查，同时与血清相关指标进行对比，表 87-1 为引流液与血清肝功能的检测结果。

表 87-1　患者的引流液与血清肝功能的检测结果

检验项目	引流液	血清	引流液 / 血清
AST	21U/L	21U/L	1
ALT	8U/L	24U/L	0.33
GGT	152U/L	10U/L	15.2
ALP	825U/L	52U/L	15.86
PA	0.09g/L	0.09g/L	1
TP	2.9g/L	62.9g/L	0.05
ALB	4.0g/L	43.6g/L	0.09
TBIL	811.1μmol/L	15.4μmol/L	52.67
DBIL	715.1μmol/L	6.6μmol/L	108.35
TBA	291.6μmol/L	1.5μmol/L	194.4
CG	9 430.00mg/L	—	—
CHE	569U/L	4 605U/L	0.12

组合是临床实验室为了更大地服务患者、更快地诊疗疾病，而按照人体器官或系统，将反应该器官或该系统的不同检测指标，逻辑性组合在一起，便于临床医生更优化、更合理的选择。就针对"肝功"组合来说，有反映肝细胞受损的指标，如 AST、ALT；有反映肝细胞合成能力的指标，如 PA、ALB、TP、CHE；有反映黄疸和胆汁淤积的指标，如 GGT、ALP、TBIL、DBIL、TBA、CG。正常引流液除大分子物质不经血管壁漏出外，相关含量应与血清含量相当。而由表 87-1 可以得出该患者引流液反映黄疸和胆汁淤积的指标要远远高于血清，尤其是胆红素和胆汁酸，再根据与临床沟通可以判断引流液中有胆汁渗漏。

在实际工作中，难免会遇到各种"不合格"标本，除去技术和操作因素外，我们也要多问几个为什么，为什么会送这个标本，他们的目的是什么，临床想得到什么样的信息来支持临床诊断？这就需要我们与临床沟通，明确检验目的，帮助临床医生更加准确快速地了解患者的疾病状况，以便采取有效的临床干预措施。同时，如果临床有特殊的检测需要，希望能够及时和检验科沟通，以免出现退回标本的情况，延误诊断时机。总之，临床与检验双向沟通，明确检验目的，及时、合理分析实验室检测结果，对于患者病因分析，病情判断有着不可替代的作用。

正如李洪春专家所说：检验工作中对于标本的合格性有着十分严格的标准，但也会因此拒绝一些"特殊"的标本，当遇到此类"不合格"标本时，不要急于拒收，要与临床医生沟通，了解他们的诉求，尽可能提供准确的检测结果，帮助临床做出快速准确的诊断，以免延误病情。

（王　超　孙宁娜）

88　肝功能反复波动的真相

【案例经过】

2018 年 5 月 14 日早上，刚刚接班，电话就骤然响起，"我是肿瘤科王医生，昨天下午发的 8 床的报告有没有错呀，患者要出院，可是这结果怎么又上来了呢？"我调出昨天这个患者的结果 ALT 362U/L，检查了仪器记录和试剂、检测过程都没问题，结果是准确的。一周以前这名患者的 ALT 为 38U/L，肝功能迅速升高原因是什么呢？

【沟通体会】

通过与主管医生一同分析患者病情和一周以来接受的治疗，这名患者被诊断为原发性肝癌，经会诊后决定采取经导管动脉化疗栓塞术（transcatheter arterial chemoembolization，TACE）介入治疗。那么患者的肝功能变化是不是与介入治疗有关呢？

TACE 已成为不能根治切除原发性肝细胞肝癌的首选治疗方法，TACE 治疗后肝功能改变国内外已有报道。化疗栓塞所引起的多为一过性肝功能异常，对于肝功能已经发生损害的肝癌患者来说更要特别重视。我们对这个病例丙氨酸转氨酶、胆红素进行了追踪观察，结果见表 88-1。

表 88-1　患者肝功能主要检测结果的动态变化

	ALT/(U·L⁻¹)（参考区间 4 ~ 43U/L）	AST/(U·L⁻¹)（参考区间 7 ~ 38U/L）	GGT/(U·L⁻¹)（参考区间 8 ~ 50U/L）	TBIL/(μmol·L⁻¹)（参考区间 0 ~ 20μmol/L）
术前	38	50	43	7.5
术后	362	123	48	7.5
一周	125	85	50	11.2
二周	80	61	40	10.4
三周	35	46	41	9.1

ALT 存在于肝细胞质内，因其在肝内活性高，只要有 1% 的肝细胞破坏，即可使血清 ALT 中升高，故是反应急性肝功能损害的最敏感指标，AST 主要存在于肝细胞线粒体内，只有当肝细胞大量坏死、线粒体破坏时，AST 才升高。TACE 血清胆红素变化的原因主要包括：TACE 后加重了肝硬化，毛细胆管损伤使胆汁排泄不畅，且肝细胞损伤影响了对血红蛋白的分解等，表现为胆红素升高；或 TACE 后使肿瘤缩小，从而减轻了肿瘤对胆管的压迫，表现为胆红素不升高甚至降低。

我国肝癌具有较高的发病率和病死率，肝癌患者伴有不同程度的肝功能不全，手术治疗可加重肝功能损伤，大部分患者因发生急性肝衰竭而死亡。目前 TACE 已经成为非手术疗法的首选，尤其是不能接受手术治疗的患者以及手术后复发的患者。TACE 治疗切断了肝动脉对肝脏的供血，而同时门静脉主干癌栓又阻断了对肝脏的静脉血供，如此肝组织的双重血供的阻断，导致肝细胞缺血坏死，可能会导致肝功能失代偿，后出现严重肝功能衰竭死亡。采用较温和栓塞剂，仍出现肝功能代偿表现甚至出现肝功能衰竭，因此进一步缩小栓塞范围，减少对非癌肝组织的损伤，保护肝脏储备功能，已成为减少并发症、提高生存率的关键。合并肝硬化的原发性肝癌患者经 TACE 介入治疗后，发生肝功能失代偿的可能性显著大于未合并肝硬化患者的。接受两次以上 TACE 治疗比接受两次以下 TACE 治疗更容易发生肝功能失代偿。

（许 怡 张 巍）

89 孤立性碱性磷酸酶显著升高背后的真相

【案例经过】

近段时间碰到 2 例看似奇怪的病例，都是生化酶谱中碱性磷酸酶（ALP）单一显著升高的。

其中一例是 3 岁的男性儿童患者，因发热、咳嗽等感冒症状来院检查，在当日的生化检查中，发现单一 ALP 升高（达到 2 450U/L），其余指标基本正常（表 89-1），复查后的结果前后一致，门诊医生认为该患儿虽然是幼儿，ALP 水平会比成人高，但其他检查中未发现肝胆系统和骨骼等部位病变，这么高水平的 ALP 似乎难以解释，要求择日再查，但 3 天后空腹复查结果仍为 2 510U/L。

表 89-1　患儿生化检验结果

项目名称	结果	参考区间	项目名称	结果	参考区间
TBIL/(μmol·L^{-1})	9.8	3.0 ~ 20.3	ALP/(U·L^{-1})	2 350	50 ~ 135
DBIL/(μmol·L^{-1})	1.7	1.7 ~ 6.8	GGT/(U·L^{-1})	15	7 ~ 45

续表

项目名称	结果	参考区间	项目名称	结果	参考区间
TP/(g·L⁻¹)	65.5	65.0 ~ 85.0	CHE/(U·L⁻¹)	9 315	4 000 ~ 11 000
ALB/(g·L⁻¹)	43.9	40.0 ~ 55.0	ADA/(U·L⁻¹)	10	0 ~ 25
AST/(U·L⁻¹)	33	13 ~ 35	AFU/(U·L⁻¹)	15	12 ~ 40
ALT/(U·L⁻¹)	39	7 ~ 40			

另一例则是 70 岁的女性老年患者，既往"高血压、糖尿病、冠脉支架术后、胃癌切除术后"，本次"突发右侧腰腿痛 20 余天"被收住在神经内科，当日的生化检查显示生化酶谱中 ALP 高达 6 030U/L（复查结果一致），其余指标貌似正常（表 89-2），我们当班的同事在审核报告单时还向我咨询："单一 ALP 这么高可以发报告吗？我打电话给病房，但似乎他们对此并不太重视。"

表 89-2　老年患者生化检验结果

项目名称	结果	参考区间	项目名称	结果	参考区间
TBIL/(μmol·L⁻¹)	20.3	3.0 ~ 20.3	CREA/(μmol·L⁻¹)	61.9	41.0 ~ 73.0
DBIL/(μmol·L⁻¹)	6.8	1.7 ~ 6.8	UREA/(mmol·L⁻¹)	5.65	2.60 ~ 7.50
TP/(g·L⁻¹)	61.6	65.0 ~ 85.0	GLU/(mmol·L⁻¹)	5.74	3.89 ~ 6.11
ALB/(g·L⁻¹)	38.2	40.0 ~ 55.0	CHOL/(mmol·L⁻¹)	3.33	< 5.20
AST/(U·L⁻¹)	20	13 ~ 35	HDL-C/(mmol·L⁻¹)	1.15	> 1.04
ALT/(U·L⁻¹)	19	7 ~ 40	LDL-C/(mmol·L⁻¹)	1.95	< 3.12
ALP/(U·L⁻¹)	6 030	50 ~ 135	TG/(mmol·L⁻¹)	1.69	< 1.70
GGT/(U·L⁻¹)	30	7 ~ 45	Ca/(mmol·L⁻¹)	2.11	2.11 ~ 2.52
CHE/(U·L⁻¹)	7 361	4 000 ~ 11 000	P/(mmol·L⁻¹)	1.07	0.85 ~ 1.51

说实话，单一 ALP 这么高的，临床上真的并不常见，那背后的正相是什么呢？

【沟通体会】

在觅得真相之前，我们必须回归本质，对碱性磷酸酶的前世今生做一个深度了解。

ALP 或 AKP 广泛分布于人体肝脏、骨骼、肠、肾和胎盘等组织，经肝脏向胆外排出的一种酶，这种酶能催化核酸分子脱掉 5'- 磷酸基团。它是一组同工酶，目前已发现有 AKP1、AKP2、AKP3、AKP4、AKP5 与 AKP6 六种同工酶。其中第 1、2、6 种来自肝脏，第 3 种来自骨细胞，第 4 种产生于胎盘及癌细胞，而第 5 种则来自小肠绒毛上皮与成纤维细胞。ALP 检测临床上多作为肝胆系统和骨骼疾病的辅助诊断指标之一。当机体罹患梗阻性黄疸、肝癌、胆汁淤积性肝病、骨病、骨软化、多发性骨髓瘤、恶性肿瘤骨转移等时，均可引起血清 ALP 水平升高。另外，儿童在生理性的骨骼发育期，ALP 活力可比正常人高 1 ~ 2 倍；处于生长期的青少年，以及孕妇和进食脂肪含量高的食物后均可以生理性升高。

那本案例一中的儿童患者，是属于以上哪种情形呢？这么高，似乎都不合理，经查阅文献，医学术语"婴幼儿暂时性高碱性磷酸酶血症"（transient hyperphosphatasemia of infancy and early childhood，THI）跳入眼帘，在快速生长期时，ALP 可升高 3 ~ 7 倍之巨。这名患儿一般情况较好，钙、磷水平也正常（后来予以的检查），可以考虑 THI，针对单一 ALP 升高不必过度检查，如骨扫描等。我们与这名儿科医生好好地进行了交流，并请他对此现象在儿科门诊及病房中予以普及，他表示理解和感谢。

那案例二中的老年患者，又该如何解释？虽然病房医生对此并不重视（不就是 ALP 升高），但凭我多年审核报告单的经验，这名患者很可能是肿瘤骨转移（虽然这是我印象中最高的一次）。经查阅文献发现一例个案报道：一名 87 岁的胃癌患者 ALP 高达 8 670U/L，而其余酶指标正常，后来发现是胃癌多发骨转移。我赶紧联系了主管医生，告诉他该患者腰腿痛应考虑是否系肿瘤骨转移所致，后来的 CT 检查结果显示：腰骶椎及两侧髂骨骨质破坏，同时腰椎体前缘见不同程度骨质增生，这验证了我的判断，同时发现该患者还有严重的贫血（血红蛋白小于 50g/L），看来这疼痛不是神经内科的事，马上联系血液科医生会诊并转科针对性治疗。

正如魏任雄专家所说：碱性磷酸酶是临床上最常用的血清酶检测指标之一，肝胆疾病和骨病常导致其水平升高，但碰到孤立性显著升高会给报告单的解读带来困惑。

案例一中的婴幼儿暂时性高碱性磷酸酶血症（THI）其实并非一种罕见现象，最早由 Bach 等在 1954 年予以报道，后来 Suzuki 等筛查了 19 000 多份儿童血清样本，最后有 50 多例诊断为 THI，同时发现这些患儿年龄大多数小于 5 岁。THI 患者不必过度惊慌，也不必为此而过度检查，特别是儿科医生要有清醒的认识，及时为患儿家属正确解读这一现象。

另外，肿瘤骨转移是临床上的常见现象，但孤立性 ALP 显著升高并不常见，案例二中的患者因腰腿痛首诊收入神经内科，其实这是一种经验主义——老年人因为年龄大神经肌肉就会出问题的。最终证实，腰腿痛是肿瘤骨转移引起骨破坏导致的。但我们对肿瘤骨转移应有一个全面的认识，该患者 ALP 显著升高而钙水平正常，甚至有点偏低，看似奇怪。实际上，临床上肿瘤骨转移有两种情形：溶骨性转移和成骨性转移，后者在临床上较少见，多在前列腺癌和肺癌中常见，像本案例中继发于胃癌者实属罕见，这要求临床医生应认识对待每一个检查指标，特别是那些孤立性升高者需要刨根问底，这对疾病的诊断大有裨益。同时，作为接触到报告单的第一道"防线"，我们检验科同志也应保持警惕，碰到特别异常的指标应及时与临床沟通、探讨。

（高国生　魏任雄）

[1] SUZUKI M, OKAZAKI T, NAGAI T, et al. Viral infection of infants and children with benign transient hyperphosphatasemia[J]. FEMS Immunol Med Microbiol, 2002, 33(3):215-218.

[2] ARIKAN C, ARSLAN MT, KILIC M, et al. Transient hyperphosphatasemia after pediatric liver transplantation[J]. Pediatr Int, 2006, 48(4):390-392.

90　常被无视的胆碱酯酶

【案例经过】

近几天上班，连续碰到怪事情。肝科医生反映："患者甲只是一个普通的慢性乙型肝炎患者，为什么胆碱酯酶（CHE）只有 44U/L，这么低是不是检验科做错了？"然后肾内科医生电话又打来了："患者乙一个月之前 CHE 只有 17 000U/L 左右，今天超过 34 000U/L，翻番了，这个项目做得太离谱了吧？"

【沟通体会】

联想到近来 CHE 的室内质控 CV 值有点偏大（超过 8%），已经和试剂公司联系过而且已经处理好了，难道又有问题了吗？可一个结果这么低（表 90-1），一个这么高（表 90-2），而且两份标本复查前后都差不多，这不是试剂不稳定可以解释的，难道是有干扰？可患者没有用过特殊的药物，同病区其他患者都没出现这种情况，原因是什么呢？我一时语塞，只好先致电给医生，告诉他们结果肯定没问题，至于原因我查阅文献会给出一个满意的解释。

表 90-1 患者甲生化检验结果

项目名称	结果	参考区间	项目名称	结果	参考区间
TBIL/(μmol·L^{-1})	11.6	3.0 ~ 20.3	CREA/(μmol·L^{-1})	58.9	41.0 ~ 73.0
DBIL/(μmol·L^{-1})	3.8	1.7 ~ 6.8	UREA/(mmol·L^{-1})	4.94	2.60 ~ 7.50
TP/(g·L^{-1})	68.0	65.0 ~ 85.0	GLU/(mmol·L^{-1})	5.63	3.89 ~ 6.11
ALB/(g·L^{-1})	43.4	40.0 ~ 55.0	CHOL/(mmol·L^{-1})	4.51	< 5.20
AST/(U·L^{-1})	17	13 ~ 35	HDL-C/(mmol·L^{-1})	1.43	> 1.04
ALT/(U·L^{-1})	22	7 ~ 40	LDL-C/(mmol·L^{-1})	2.60	< 3.12
ALP/(U·L^{-1})	85	50 ~ 135	TG/(mmol·L^{-1})	0.85	< 1.70
GGT/(U·L^{-1})	14	7 ~ 45	CHE/(U·L^{-1})	44	4 000 ~ 11 000

表 90-2 患者乙生化检验结果

项目名称	结果	参考区间	项目名称	结果	参考区间
TBIL/(μmol·L^{-1})	2.4	3.0 ~ 20.3	CREA/(μmol·L^{-1})	247.1	41.0 ~ 73.0
DBIL/(μmol·L^{-1})	2.1	1.7 ~ 6.8	UREA/(mmol·L^{-1})	10.22	2.60 ~ 7.50

项目名称	结果	参考区间	项目名称	结果	参考区间
TP/(g·L⁻¹)	39.2	65.0 ~ 85.0	GLU/(mmol·L⁻¹)	4.49	3.89 ~ 6.11
ALB/(g·L⁻¹)	14.3	40.0 ~ 55.0	CHOL/(mmol·L⁻¹)	10.57	< 5.20
AST/(U·L⁻¹)	16	13 ~ 35	HDL-C/(mmol·L⁻¹)	1.49	> 1.04
ALT/(U·L⁻¹)	15	7 ~ 40	LDL-C/(mmol·L⁻¹)	7.11	< 3.12
ALP/(U·L⁻¹)	65	50 ~ 135	TG/(mmol·L⁻¹)	3.19	< 1.70
GGT/(U·L⁻¹)	15	7 ~ 45	CHE/(U·L⁻¹)	34 514L	4 000 ~ 11 000

在查阅资料的同时，为防万一是标本前处理导致的结果偏差，我特意叮嘱病区护士严格按照标准操作规程重新采血过来复查，复查结果仍与前一次相差不大。

不得不说，CHE 是一个长期以来被临床科室乃至检验科不予重视的酶类项目，大多数人印象里就是有机磷中毒患者会很低，还有就是严重肝病患者其水平也会显著降低，其余就不太清楚了。通过复习文献，我们对这两例看似"异常"的 CHE 结果有了解释。

患者甲是一个普通慢性乙型肝炎患者，不存在有机农药接触史，经 LIS 查询，为乙肝小三阳患者，HBV DNA 3.78×10^3 IU/ml，血常规、凝血功能和 AFP 等实验室指标都正常，影像学显示肝内回声密集、略增粗、分布均匀、肝内血管走向尚清，提示慢性肝病可能。基于此，该患者不存在严重的肝病，如失代偿肝硬化、肝癌和重型肝炎等，所以肝病导致的 CHE 下降是无法解释的。根本原因是患者本身的基因变异导致的 CHE 活性极度低下，这在国内外文献中均有报道，我把相关文献发给了医生，他们表示理解并感谢我们提供的帮助。

患者乙既往肾结石病史、肾功能异常（CREA 为 128.6μmol/L），白蛋白水平尚可（36.4g/L）。本次因双下肢水肿 10d 再次来院治疗，诊断为慢性肾功能衰竭、肾病综合征，此时白蛋白由于经肾小球的大量流失已降至 14.3g/L，而且血脂显著升高，伴随这些变化的另一个现象就是 CHE 的急剧升高（34 514IU/L），达到原来的两倍。实际上关于肾病综合征患者 CHE 的水平变化，相关报道由来已久，但可能该指标对于肾病综合征的诊断和疗效监测没有很好的特异性，临床肾内科医生包括检验科医生并没有予以重视，其升高的原因与肾病综合征患者在白蛋白大量流失后，机体胶体渗透压下降，肝脏合成蛋白增加有关，另外 CHE 可能参与了脂类代谢过程。基于此，CHE 实际上是可以反映肾病综合征病情轻重的，而且与疗效有关，好转者 CHE 水平会显著下降；相较于白蛋白容易受输注白蛋白治疗的影响，CHE 有自己的优势。我与患者的主管医生好好煲了一个"电话粥"，对方为我们刨根问底的办事作风点赞，同时表示要向其他科室同事宣传这个指标在临床中的应用。

其实，我们一般提到的胆碱酯酶是一个不完整的称呼，检验科通常检测的血清 / 血浆胆碱酯酶是酰基胆碱酰基水解酶，也被称为丁酰胆碱酯酶（BChE）、Ⅱ型胆碱酯酶、拟胆碱酯酶，它由肝脏合成，主要存在于血清和血浆中。而另外一种很重要的胆碱酯酶就是乙酰胆碱水解酶，也被称为乙酰胆碱酯酶（AChE）、Ⅰ型胆碱酯酶、真胆碱酯酶，它主要存在于血液中的 RBC 膜上，以及神经肌肉接头和其他的神经突触，它可以特异性地水解乙酰胆碱，后者在兴奋传递中是非常重要的神经递质，只有通过 AChE 乙酰胆碱酯酶对乙酰胆碱的水解，才能避免胆碱能神经的过度兴奋（轻者流涎、流泪，重者肌肉痉挛，最终会致死）。相较于 AChE，起初人们以为 BChE 并没有什么重要的生理功能，但近年已发现 BChE 在体内药物代谢方面有重要作用，主要分解可卡因、阿司匹林、海洛因、酯类局部麻醉药，以及肌肉松弛药；平喘药班布特罗在体内需经 BChE 水解为特布他林而发挥平喘作用；另外近年国外一些研究发现在动物体内因神经毒剂引起的神经毒性，若预先使用 BChE 则对神经有明显的保护作用。特别是手术患者使用与麻醉密切相关的药包括肌松药和酯类局部麻醉药时，必须把 BChE 纳入评估体系，避免由于 BChE 活性低下引起长时间的呼吸抑制或呼吸暂停。

对丁酰胆碱酯酶的理解，许多医生仅仅停留在有机磷中毒和反映肝脏合成能力上，有研究显示 BChE 可作为肝切除术术前评估肝功能储备的有效指标，但近年来许多国内外研究显示 BChE 与严重的创伤、烧伤、感染、心功能不全、多器官功能障碍综合征、全身炎症反应综合征及某些恶性肿瘤等有明显的负相关关系。另外，BChE 下降还可见于基因突变、营养不良、肌肉损伤、皮炎、妊娠，以及长期摄入平喘药物班布特罗、雌激素与雄激素等药物。其中基因突变导致的 BChE 下降在东方人群中罕见，而且许多体内缺乏丁酰胆碱酯酶的人也能健康生存和生育，所以临床上关注度不够。由基因变异导致的酶活性下降程度与变异类型相关，如 S 变异其纯合子的酶活性完全缺如或仅有正常酶活性的 2%，J 变异减低 66%，K 变异降低 33%。本案例中患者甲可能由于基因变异导致的 BChE 活性高度抑制，但受目前检测技术和成本的限制，很遗憾该患者没有基因测序确定变异的类型。

正如魏任雄专家所说：科技的发展带来了更多的检测项目应用于临床，但相较于一些传统经典的指标，许多指标的解读尚待加深。目前，许多新指标的开展是由某一个临床科室提出的，所以对它的理解可能局限于某一个专业，譬如本案例中的胆碱酯酶，在急诊科中对有机磷中毒患者，无论是诊断还是治疗方面都有非常重要的价值；而对于肝病患者则是一个反映肝脏合成能力的指标，由于有更短的半衰期，所以灵敏度更好；除此之外，其余临床科室包括检验科一般没有予以更多的关注。

目前并未发现 BChE 在血浆中浓度升高对机体带来不良的影响，由此对于 BChE 增高临床上并未予以特别关注。但 BChE 增高在临床并不少见，可见于脂肪肝患者，并可作为评估心血管风险的有效指标。此外，血清胆碱酯酶活性增高还见于肾脏疾病、糖尿病合并高脂血症、甲状腺功能亢进、高血压、神经系统疾病、支气管哮喘等。本案例中患者乙由于肾病综合征白蛋白大量流失后，机体胶体渗透压下降，导致 BChE 显著升高。相较于白蛋白容易受输注白蛋白的影响，BChE 不失为一个监测肾病综合征病情的指标，值得肾内科医生予以重点关注。

（高国生　魏任雄）

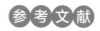

[1] 张建东，王凤清，王志强. 血清胆碱酯酶缺乏症的 COLQ 基因突变分析 [J]. 中国伤残医学，2012，20(8)：1-3.

[2] 桑赫男. 肾病综合征患者胆碱酯酶与白蛋白比值临床意义的探讨 [J]. 中国现代医生，2014，52(7)：88-89，92.

91 胆红素升高的秘密

【案例经过】

2017 年 10 月 14 日，我正在生化岗位上对标本进行扫码信息录入，已经十点多了，标本量也渐渐少了下来。在标本扫码的时候，我们除了确保要将标本信息正确的输入以外，还需要仔细观察标本的状态，遇见有肉眼可见的溶血、脂血及黄疸的标本要进行备注。忽然，我发现一个明显黄疸的标本，而且整个患者的就诊目的只是正常体检，我立即对它做出了标注，但是令我疑惑的是，一个二十岁左右的女性怎么会有黄疸呢，难道有溶血，还是肝脏有疾病，又或是其他？带着这个疑问我对这个患者进行了持续的关注。很快她的检验结果出来了（表 91-1 和表 91-2）。

表 91-1 生化检验结果

项目名称	结果	参考区间	项目名称	结果	参考区间
AST/$(U \cdot L^{-1})$	18	15 ~ 40	ALT/$(U \cdot L^{-1})$	17	9 ~ 50
GGT/$(U \cdot L^{-1})$	44	10 ~ 60	ALP/$(U \cdot L^{-1})$	71	42 ~ 128
ALB/$(\mu mol \cdot L^{-1})$	50	40 ~ 55	TP/$(U \cdot L^{-1})$	72.3	65 ~ 85
DBIL/$(\mu mol \cdot L^{-1})$	11.4	0 ~ 6	TBIL/$(\mu mol \cdot L^{-1})$	66.8	0 ~ 20
CHE/$(IU \cdot L^{-1})$	9 156	5 000 ~ 12 000	CREA/$(\mu mol \cdot L^{-1})$	48	40 ~ 97
LDH/$(U \cdot L^{-1})$	134	110 ~ 240	UREA/$(\mu mol \cdot L^{-1})$	4.6	1.7 ~ 8.3
CK/$(U \cdot L^{-1})$	77	20 ~ 180	UA/$(mmol \cdot L^{-1})$	128	90 ~ 420

表 91-2 血常规部分检测结果

项目名称	结果	参考区间	项目名称	结果	参考区间
RBC/$(\times 10^{12} \cdot L^{-1})$	4.0	4.3 ~ 5.8	WBC /$(\times 10^{9} \cdot L^{-1})$	5.4	3.5 ~ 9.5
Hb/$(g \cdot L^{-1})$	129	130 ~ 175	LY/%	0.27	0.20 ~ 0.50

项目名称	结果	参考区间	项目名称	结果	参考区间
RET/($\times 10^9 \cdot L^{-1}$)	74	24.0 ~ 84.0	NET/%	0.65	0.51 ~ 0.75
PLT/($\times 10^9 \cdot L^{-1}$)	254	125 ~ 350	EOS/%	0.03	0.004 ~ 0.08
BASO/%	0.0	0.00 ~ 0.001	MO/%	0.05	0.03 ~ 0.10

20 岁女性，查体正常，未做出精确诊断。

从血常规结果分析，红细胞计数及血红蛋白都略低于参考区间下限，提示有轻度贫血，可能生理性也可能是病理性；再对患者进行网织红细胞计数，网织红细胞数量正常，提示骨髓造血功能基本正常，其轻度贫血可能是生理性原因导致。

生化结果显示患者除了总胆红素和结合胆红素略升高之外，其他各项指标均在参考区间之内，肾功能评价指标也正常。

【沟通体会】

"会不会是标本弄错了呢？"作为一家三级甲等医院，我们的标本都有唯一的条码识别，随即排除了这样的想法。"那会不会是机器没有检测出其他项目的异常？"我重新检查了机器的试剂是否充足，以及重新做了质控，第二次的结果跟上一次没有太大的差别。于是求助带教老师，她鼓励我积极与临床沟通来消除自己的疑惑。就这样我拿着患者的报告单来到了消化科咨询，消化科的老师表示对这个患者没什么印象，而且单凭她的胆红素升高无法做出诊断，还需要进一步检查，更多的还是考虑肝脏方面的疾病，病毒也是需要检查，这个可能是多种原因造成的。

因为除了患者的血常规及生化报告，缺乏其他的检查，所以我回到了科室。正巧，那位患者因为过了时间没有拿到报告单来到了科室，老师派我去沟通，我仔细观察这个患者，不仔细看并不能看出她的黄疸体征，但是自然光源下巩膜确实有些黄染，并询问了一些信息，得知患者日常饮食清淡，无不良嗜好，作息规律，并且患者并未诉身体不适。这次我咨询了感染科医生，并告诉他我的困惑，医生说这种情况下可能就需要考虑先天性的疾病，例如吉尔伯特综合征，不过这种疾病属于常染色体隐性遗传疾病，可以通过经验性治疗来确诊，如果是吉尔伯特综合征，肝胆彩超应该正常，服用肝酶诱导剂后胆红素应该也是会恢复到正常水平的。

果然，服用肝酶诱导剂三天后，患者进行了彩超及生化、病毒检测，一切都正常。这与吉尔伯特综合征的症状吻合。

这个案例也让我深刻体会到，在检验工作中需要处处留心，出现异常指标时，不要忽视，通过患者的沟通很可能发现某些隐匿疾病。这对患者是一种幸运，对检验人员也是一种收获。

（张　典　李洪春）

[1] 朱俊乐，施斌. Gilbert 综合征的研究现状 [J]. 临床肝胆病杂志，2011，27(1)：110-112.

[2] 尹洪竹，刘英辉. Gilbert 综合征 96 例临床分析 [J]. 临床肝胆病杂志，2011，27(10)：1084-1086.

92　胆红素超过 100 μmol/L 的非肝炎患者

【案例经过】

同事 A 做生化也有 4、5 年了，算得上是个"生化老兵"，今天碰到了一张奇怪的报告单，一个在耳鼻喉科住院的慢性鼻窦炎成年患者，胆红素居然超过 100μmol/L，这该怎么解释。为确认该患者有无严重肝病，我赶紧联系病房，主管医生予以了否认。那这张报告单该怎么解读，能不能发给病房呢？

【沟通体会】

说实话，在我的印象里，如果没有严重的肝病，胆红素这么高只与新生儿生理黄疸关系密切，还有慢性 HBV 携带者胆红素也会比正常人稍高一些。新生儿黄疸是新生儿期最常见症状，尤其是早期（出生后 1 周内）新生儿更多见。由于新生儿胆红素代谢的特点，约有 50% 足月儿和 80% 早产儿可出现肉眼可见黄疸，一般足月儿血清胆红素浓度不超过 205μmol/L，早产儿胆红素不超过 256μmol/L，称为生理性黄疸。而该患者是成年人，很明显没有肝病，各种肝炎病毒标志物都为阴性，肝功正常（表 92-1），黄疸却如此之高，原因是什么。

表 92-1　患者生化检验结果

检测指标	结果	参考区间	检测指标	结果	参考区间
TBIL/($\mu mol \cdot L^{-1}$)	108.1	3.0 ~ 20.3	CREA/($\mu mol \cdot L^{-1}$)	69.6	41.0 ~ 73.0
DBIL/($\mu mol \cdot L^{-1}$)	86.9	1.7 ~ 6.8	UREA/($mmol \cdot L^{-1}$)	5.96	2.60 ~ 7.50
TP/($g \cdot L^{-1}$)	71.6	65.0 ~ 85.0	UA/($\mu mol \cdot L^{-1}$)	255.7	150.0 ~ 440.0
ALB/($g \cdot L^{-1}$)	47.4	40.0 ~ 55.0	GLU/($mmol \cdot L^{-1}$)	4.72	3.89 ~ 6.11
AST/($U \cdot L^{-1}$)	28	13 ~ 35	CHOL/($mmol \cdot L^{-1}$)	4.39	< 5.20
ALT/($U \cdot L^{-1}$)	48	7 ~ 40	HDL-C/($mmol \cdot L^{-1}$)	1.44	> 1.04
ALP/($U \cdot L^{-1}$)	72	50 ~ 135	LDL-C/($mmol \cdot L^{-1}$)	2.72	< 3.12
GGT/($U \cdot L^{-1}$)	26	7 ~ 45	TG/($mmol \cdot L^{-1}$)	0.80	< 1.70

会不会是体质性黄疸，赶忙查找资料，答案找到了：在临床确实存在一种遗传性疾病——先天性非溶血性黄疸，这种病例有时会被误诊为病毒性肝炎予以治疗。为验证我的判断，我再次打电话给主管医生，他确认患者巩膜黄染，但无其他肝病的症状。"那患者本人对自己的这个情况了解吗？"我决定去病房见见本尊，到病房我说明了来意，他原来对自己的情况非常了解，曾经为了黄疸的问题去上海大医院看过，但因为要肝穿最后不了了之，他否认黄疸影响他的日常生活，就是眼睛看起来有些黄而已，黄疸没有因劳累、运动等加深，同时否认家族里其他人有相似的问题。我把相关资料与同事 A、患者的主管医生进行了分享，他们表示理解。同时，留给了患者我的电话，告诉他下次如果有确诊的依据（如病理检查或基因检测等）一定要告知我。

黄疸是消化系统的常见症状之一，临床上有多种病因，常分为四类：溶血性黄疸、肝细胞性黄疸、胆汁郁积性黄疸和先天性非溶血性黄疸。前三种类型在临床上比较常见，特别是肝细胞性黄疸，而先天性非溶血性黄疸由于人们重视性和技术水平的提高，近年来诊断率也逐渐提高。

先天性非溶血性黄疸，即体质性黄疸，是一类由于遗传性缺陷致肝细胞对胆红素摄取、转运、结合或排泄障碍而引起的高胆红素血症的临床综合征，可分为二类：即未结合胆红素增高型和结合胆红素增高型。其中未结合胆红素增高型包括 2 种，即吉伯特综合征（Gilbert syndrome）和克纳综合征（Crigler-Najjar syndrome），前者由于控制胆红素 - 尿苷二磷酸葡萄糖醛酸基转移酶的基因缺陷，使得非结合胆红素摄取和结合功能产生障碍。血清总胆红素轻度增高，多在 86μmol/L 以下，以未结合胆红素增高为主，肝功能试验正常。肝活检组织多无异常，预后良好，平时不需治疗。后者（克纳综合征）又称"先天性葡萄糖醛酸基转移酶缺乏症"，系肝细胞线粒体内缺乏葡萄糖醛酸转移酶，致不能形成结合胆红素，因而血中未结合胆红素浓度很高，可并发核黄疸，预后很差。结合胆红素增高型包括 Dubin-Johnson 综合征、Rotor 综合征和 Byler 病，其中 Dubin-Johnson 综合征属常染色体隐性基因遗传，系因肝细胞对结合胆红素及其他有机阴离子向毛细胆管排泄障碍，致血清结合胆红素增高，但胆红素的摄取和结合正常，从而引起高结合胆红素血症，呈长期慢性间接性黄疸，血清总胆红素多在 100μmol/L 以下；本病好发于 10 ~ 30 岁，其预后良好，不需特殊治疗。Rotor 综合征系由于肝细胞摄取游离胆红素和排泄结合胆红素均有先天性缺陷，导致未结合和结合胆红素均增高，但以结合胆红素增高为主，多不超过 200μmol/L；多起病于儿童期，几乎均见于发病在 20 岁以下者，男女无差别，有家庭史，患者无任何症状，肝脾不大，预后良好，无需特殊治疗。Byler 病又称致死性肝内胆汁淤积综合征或家族性肝内胆汁淤积性黄疸，肝细胞将结合胆红素和胆汁酸排泌到毛细胞胆管中的功能障碍，导致血清中结合胆红素增高；肝细胞中有淤胆，毛细胆管中有胆栓，汇管区有淋巴细胞浸润，偶见肝细胞点状坏死和纤维化血清胆红素可高达 500μmol/L 左右，以结合胆红素增高为主，尿胆红素 (+)，尿胆原 (-)，血清总胆汁酸增高；如持续慢性化，可发展为肝硬化；本病尚无特效治疗方法，唯一可靠的方法就是肝移植。

　　本案例患者男性，28 岁，除了总红素和结合胆红素明显上升外，其余肝功能指标均正常，生活正常，黄疸不会因劳累、运动等加深，无家族史。综上，该患者属于结合胆红素增高型先天性非溶血性黄疸，以 Dubin-Johnson 综合征可能性为大。

（高国生　魏任雄）

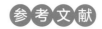

参考文献

[1] 甄真 . 黄疸的常见病因及鉴别 [J]. 临床荟萃，2016，31(11): 1261.

[2] 张凤山，张红，王兆荃 . 先天性非溶血性黄疸 [J]. 实用肝脏病杂志，2007，10(2):
    141.

93 缘何单纯性白蛋白降低

【案例经过】

起因：2018-06-05 08：00，妇产科张医生致电检验科，描述她的 7 床患者颜某某，昨天生化报告白蛋白只有 20.8g/L，总蛋白 40.6g/L，其他血常规、尿常规等检查无明显异常，双下肢无凹陷性水肿，与临床不符合，要求复查原标本。

实验室查因：接到电话，我们迅速找出患者标本，翻阅 2018-06-04 生化工作日志、质控记录，调取患者尿常规、血常规、生化结果。查阅病历显示该患者信息属实，标本从实验室接收到出报告全条码管理，工作日志显示生化仪器正常，质控记录提示均在控，无失控项目。2018-06-04 尿常规、血常规、生化部分结果见表 93-1。

表 93-1 该患者 2018-06-04 部分实验室检测结果

项目名称	结果	参考区间	项目名称	结果	参考区间
尿隐血	阴性	阴性	TP/(g·L^{-1})	40.6	65.0 ～ 85.0
尿蛋白	阴性	阴性	ALB/(g·L^{-1})	20.8	40.0 ～ 55.0
白细胞计数 / (×10^9·L^{-1})	10.2	3.5 ～ 9.5	GLO/(g·L^{-1})	19.8	20.0 ～ 40.0
红细胞计数 / (×10^{12}·L^{-1})	4.96	3.80 ～ 5.10	A/G	1.05	1.20 ～ 2.40
血红蛋白 / (g·L^{-1})	139g/L	115 ～ 150	ALT /(U·L^{-1})	30	7 ～ 40

项目名称	结果	参考区间	项目名称	结果	参考区间
血细胞比容	0.416	0.350 ~ 0.450	AST/(U·L^{-1})	20U/L	13 ~ 35
MCV/fl	83.9	82.0 ~ 100.0	钾/(mmol·L^{-1})	3.96	3.50 ~ 5.30
MCH/pg	28.0	27.0 ~ 34.0	钠/(mmol·L^{-1})	142	137 ~ 147
MCHC/(g·L^{-1})	334	316 ~ 354	氯/(mmol·L^{-1})	107.5	99.0 ~ 110.0
RDW/%	13.2	10.9 ~ 15.4	总钙/(mmol·L^{-1})	1.89	2.10 ~ 2.75
PLT/(×10^9·L^{-1})	243	125 ~ 350	磷/(mmol·L^{-1})	1.20	0.81 ~ 1.65
UREA/(mmol·L^{-1})	3.21	3.20 ~ 7.14	镁/(mmol·L^{-1})	0.72	0.65 ~ 1.07
CREA/(μmol·L^{-1})	52	20 ~ 95	血糖/(mmol·L^{-1})	3.97	3.60 ~ 6.10
UA/(μmol·L^{-1})	317	90 ~ 360			

上述结果显示患者无尿蛋白，血常规无贫血。总蛋白、白蛋白、总钙都低，总钙大多为结合在白蛋白上的钙，总蛋白包含白蛋白，三者关联性非常强，并且独立检测，非计算项目，同时出现错误的概率极其小。

该患者，女，32岁，已婚。主诉：胚胎移植术后第14天。现病史：孕妇平素月经规则，周期25天，经期7天，经量中，色暗红，有痛经。末次月经：2018-05-05，行经同前。2018-05-18于浙江大学医学院附属第一医院行胚胎移植术，手术经过顺利。2018-05-03浙江大学医学院附属第一医院血HCG示：1 066.8mIU/L。现患者无阴道出血，无头痛、头晕，无胸闷、心悸，无腹泻、便秘，无尿频、尿急、尿痛，今来浙江省台州市路桥区第二人民医院要求黄体酮支持治疗，门诊拟"试管婴儿"收住入院。发病以来，患者食欲尚可，神志清，精神可，大便正常，小便正常，体重增加5kg。既往史：否认肝炎史、疟疾史、结核史，否认高血压史、冠心病史，否认糖尿病史、脑血管病史、精神病史。否认其他手术史、外伤史、输血史，否认食物、药物过史，预防接种史不详。家族史：父母健在，有2姐1弟，均体健，否认两系三代家族遗传病、传染病及类似疾病。皮肤黏膜：皮肤黏膜无黄染，无水肿，无皮疹、皮下出血、皮下结节、瘢痕。

从病历首程未发现异常描述，亦无水肿，易使医生质疑检验结果。

【沟通体会】

2018-06-05 08：05 回复张医生，我们对此标本及结果负责，不予以复查。并阐明项目在控、仪器状态正常，总蛋白、白蛋白、总钙项目间的紧密关联，建议从护士采集是否有误，患者的饮食、代谢、合成、排泄、丢失等方面逐一排除。并于 2018-06-06 09：00 回访张医生，得回复患者有"吃素"习惯，动物蛋白摄入极少，低蛋白血症，嘱加强营养，进食优质蛋白。

2018-06-13 09：00 复查示：白蛋白 24.3g/L、总蛋白 49.5g/L、总钙2.06mmol/L，血红蛋白 148g/L。2018-06-28 07：50 复查示：白蛋白 21.3g/L、总蛋白 45.5g/L、总钙 1.93mmol/L。2019-01-14 09：57 复查示：白蛋白20.7g/L、总蛋白 48.9g/L、总钙 1.88mmol/L，血红蛋白 148g/L。

持续 7 个月的追踪观察，白蛋白未见明显上升。其间，电话回访患者及家属，一直在补充营养，2018-07-11 有先兆流产征象。家属以"不知道"为由，未获得家族史的相关信息。浙江大学医学院附属第一医院 2018-03-16（胚胎移植术前）报告显示白蛋白 24.9g/L，总蛋白 47.4g/L。综合近 10 个月病史、持续低白蛋白及其他肝功能肾功能等检验检查结果，本病例应为单纯性白蛋白降低，可能为遗传因素导致，类似于先天性无白蛋白血症。

本病例低白蛋白血症，双下肢无凹陷性水肿原因分析：水肿的发生与血浆有效渗透压减低有关。体液的渗透压与其所含溶质的分子量成反比，白蛋白分子量较小，是维持胶体渗透压的主要成分，血浆与组织液的总渗透压相差不大，但因血浆内所含不能渗透过毛细血管壁的白蛋白较多，故血浆的渗透压较高，从而使水分有从组织液进入血浆的趋势。血浆白蛋白减少时，有效渗透压减低，使组织间潴留过多的水分，而出现水肿。本案例低白蛋白导致有效渗透压减低，可能患者长期呈单纯性低白蛋白，机体有相关代偿机制调节血浆与组织液水分达到平衡稳定，不至于明显水肿发生。

作为检验人员，应该：①做好检验前、检验中、检验后的全面实验室质量管理，及时填写工作日志、维修、维护、保养等一系列质量管理记录。②产品质量没有 100%，我们的检验结果报告也一样，会有不可预料事件。此案例我们在快速决断不予复查后，空余时间重新检测确认了白蛋白，结果一致。也可建议再采标本复查，防止检验前因素，如护士采血错误。③平时加强学习和积累经验，掌握更多的项目关联和临床医学知识。越多的项目关联，出现错误的概率越低。项目间的关联是实验室信息系统实现自动审核手段之一。用自己掌握的临床医学检验知识，适当引导临床医生，比如从标本、饮食、代谢、合成、排泄、丢失方面找原因，分析异常结果的可能性。④完善的信息系统，便利信息化手段，快速调取实验室信息和患者临床信息，给临床满意答复，节省临床医生的宝贵时间，及时切换诊查方向。⑤做好对临床或患者回访工作，树立实验室全心为临床和患者服务的意识。

（漆爱民）

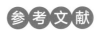

[1] 尹一兵，倪培华．临床生物化学检验技术 [M]．北京：人民卫生出版社，2015.

[2] 丛玉隆，冯仁丰，陈晓东．临床实验室管理学 [M]．北京：中国医药科技出版社，2004.

94 极低体重儿为啥会出现胆汁淤积

【案例经过】

2018 年 2 月 8 日，8 点来到生化室，正常启动全自动生化分析仪，准备就绪、室内质控在控后，等待标本上机。儿科的标本总会有不同程度溶血的，一一扫码做好标注后，上机检测。不一会，结果就陆续出来了。在老师正式开始审核报告之前，我喜欢先浏览检测结果，当看到第三位患者检测结果时，这名小患者的 GGT 居然达 344U/L，而上一次的 GGT 检测结果只有 27U/L，我在心里打了个问号，并习惯性地查询了她以往的生化检测结果（表 94-1，图 94-1）。

表 94-1　五次部分生化指标检测结果

	ALP/ (U·L^{-1})	GGT/ (U·L^{-1})	TBA/ (μmol·L^{-1})	TBIL/ (μmol·L^{-1})	DBIL/ (μmol·L^{-1})
2017-12-29	129	61	6.7	102.5	6.4
2018-01-07	194	38	4.0	56.0	5.3

续表

	ALP/ (U·L⁻¹)	GGT/ (U·L⁻¹)	TBA/ (μmol·L⁻¹)	TBIL/ (μmol·L⁻¹)	DBIL/ (μmol·L⁻¹)
2018-01-20	140	27	3.9	9.4	3.7
2018-01-28	185	60	6.1	8.1	3.0
2018-02-08	273	344	37.4	9.0	5.2

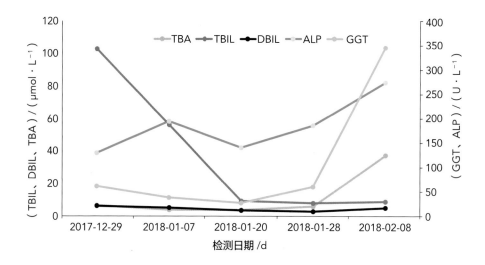

图 94-1　五次部分生化指标检测结果的动态变化

患者，女，2 月龄，2017 年 12 月 22 日因其母重度子痫前期于徐州医科大学附属医院剖宫产娩出，胎龄 30⁺⁴ 周，出生体重 1 320g，并被初步诊断为早产儿、新生儿窒息、极低体重出生体重儿、新生儿呼吸窘迫综合征、先天性心脏病。

【沟通体会】

患儿的 GGT 结果在短时间内出现大幅升高，确实让我难以解释，为了保证结果的准确性，重新利用干化学的方法检测 GGT，结果为 356U/L，与上一次的 344U/L 基本一致；标本状态也是正常的，没有肉眼可见的溶血、脂血和黄疸。那究竟是什么原因，会不会是胆汁淤积，还是在用药前采血从而出现药物干扰结果？为了解决这个问题，我带着问题咨询了临床医生。医生说抽血是在用药之前，排除了药物影响。但是患儿是早产儿入院，从 12 月到现在已有 2 个月余，之前有新生儿黄疸后经蓝光照射胆红素水平已经明显下降，而在一周内 GGT 和 TBA 有明显的抬升，怀疑有新发症状。医生随即调出了患儿的病历解释道：这个患儿出生时仅有 1 300g，属于极低体重出生儿，这类的患者由于感染或是静脉营养都会引起胆汁淤积、淤积型肝炎或者肝损害，而她的胆红素没有明显变化的原因有很多，但是也是合理的。

（张 典 徐 娜 李洪春）

苏维、宋新志、邝爱玲，等. 早期微量喂养可提高新生儿耐受并降低胆汁淤积 [J]. 基因组学与应用生物学，2017，7：2717-2721.

95 CA199，你又调皮了

【案例经过】

一个忙碌的工作日，中医科医生打来电话要求复查某患者 CA199 的结果。该患者 2017 年 11 月 23 日检测结果示：血清 CA199 164.9U/ml、CEA 4.4ng/ml、CA125 19.7U/ml。2017 年 11 月 28 日检测结果示：血清 CA199 > 2 046.0U/ml，短时间内两次结果差异较大，要求复查。本实验室所用检测系统为贝克曼 DXI 800 化学发光分析仪，仪器的检测上限为 2 046.0U/L，参考范围为 < 25U/L。为了排除样本分析中可能存在的影响因素，笔者找到两份样本后重新进行检测，同时观察反应的光量子数。经复查，11 月 23 日样本结果为 165.7U/ml，11 月 28 日样本结果仍大于 2 046.0U/ml，两次的检测结果无明显差异，说明检验科检测结果无误。于是笔者联系中医科医生说明检测结果没有问题，建议进一步监测。

【沟通体会】

为什么该患者血清 CA199 短时间内会明显升高？为了进一步寻找原

因，笔者询问了医生关于该患者的病情。该患者，女，76 岁，主因"右上腹疼痛不适 5 天，加重 2 天"于 2017 年 11 月 22 日入院，其他医院超声检查示胆囊结石、急性胆囊炎，临床给予消炎利胆片、头孢克肟治疗，疼痛稍有减轻，为求进一步治疗就诊于山西白求恩医院普外科。经检查，CT 示：胆囊炎急性发作、胆囊多发结石、胆管未见梗阻；磁共振胰胆管造影（MRCP）示：胆囊多发结石、胆汁淤积、胆囊炎急性发作。患者心电图存在异常，手术前进行冠脉 CTA 检查，由于心率过快无法完成。普外科医生向患者及家属交代病情，若行手术治疗风险较大，建议保守治疗胆囊炎，11 月 27 日转中医科进一步诊治。中医科接收患者后于 11 月 28 日复查 CA199 出现了上述的结果。经分析患者入院后查 CA199 持续升高，为老年女性，应除外消化系统肿瘤，进一步行 PET-CT 检查，以明确诊断。12 月 1 日的 PET-CT 检查显示：胆囊体积略大，胆囊壁普遍增厚，代谢不均匀增高，胆囊后右侧壁局部结节样增厚伴代谢高，近胰腺钩突处淋巴结肿大伴代谢增高，考虑胆囊炎胆结石，不除外胆囊后右侧壁胆囊癌伴腹腔淋巴结转移可能。于是在对症治疗胆囊炎的同时，中医科医生又对患者进行了多次血清 CA199 的测定，12 月 3 日 1 178.1U/ml，12 月 7 日 308.1U/ml，12 月 16 日 30.6U/ml。随着治疗的进行，血清 CA199 明显下降，已趋于正常，患者的临床症状也大大减轻。

　　肿瘤标记物测定作为辅助诊断恶性肿瘤的检测手段之一，在临床诊断中具有十分重要的价值，已越来越受到临床医师的重视。虽然绝大部分恶性肿瘤患者中存在肿瘤标记物，但有时在良性肿瘤、胚胎组织，甚至正常组织中也能检测到，其诊断特异度不高。CA199 是一种糖类相关抗原，是胃肠道肿瘤特别是胰腺和胆道肿瘤的重要标志物。正常的胰腺、胆管、胃、结肠，以及唾液腺的上皮细胞均能合成 CA199，因此非恶性疾病血清 CA199 也可升高。虽然血清 CA199 的升高可作为临床诊断胰腺癌的肿瘤标记物，但血清 CA199 升高也与胆道疾病密切相关。有文献报道胆囊炎合并血清 CA199 升高的病例，正如此例胆囊结石、急性胆囊炎患者，血清 CA199 在初期随疾病的进展出现罕见的升高，随着治疗的进行又逐渐下降。

　　临床医生经常会因为某些看似无法解释的结果质疑检验科。此时，积极有效的沟通就显得尤为重要。目前各临床各专业亚学科划分比较细，作为某一学科领域的专家对非本专业的领域并不一定有深入的了解；而检验科检测的标本来自一个医院几乎所有的科室，有机会更加全面地了解检测指标与各种疾病的关系。当临床质疑我们的检验结果时，需要冷静地分析患者病情查找原因。如果是样本分析过程中存在的问题，要积极与临床沟通并及时改正，往往在相互交流中会有新的发现，帮助临床医生更准确的判断病情。该病例的难点在于 PET-CT 检查不除外胆囊后右侧壁胆囊癌伴腹腔淋巴结转移可能，但是在治疗急性胆囊炎的同时经过 CA199 的连续监测，进一步排除了胆囊癌的可能。

正如魏孟玲专家所说：血清肿瘤标志物的检测可用于协助临床医生诊断恶性肿瘤和疗效观察，但是如果没有病理组织学诊断，仅依据血清某项肿瘤标志物升高，不能盲目地诊断为癌症，甚至进行抗肿瘤治疗。我们应提高警惕，做进一步的检查和观察，以免造成不必要的伤害和损失。

（公志华 董怡然 郭继强）

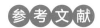

参 考 文 献

[1] 胡斌，赵玮，吕伟 . 胆囊炎合并 CA199 值异常增高一例 [J]. 肝胆胰外科杂志，2013，1(25)：81-82.

[2] 陈习文，蔡丽，李红平 . 胆囊炎性假瘤并 CA199 异常升高 1 例 [J]. 现代消化及介入诊疗，2015，4(20)：457-458.

[3] 关玲英，陈莉霞，胡预兵 . CA199 的临床意义 [J]. 中国实用医药，2010，5(3)：146-147.

[4] 胡仁智，曾莉，湛晓琴，等 .CA199 水平异常增高伴铁蛋白增高胆囊结石合并胆囊炎 1 例报道 [J]. 现代医药卫生，2018，34(18)：2941-2942.

96 妊娠晚期血清高水平 AFP，真凶是谁？

【案例经过】

日常工作中遇到一份孕晚期妇女血清标本甲胎蛋白（AFP）高达 1 032ng/ml（表 96-1），而大于 400ng/ml 多为原发性肝癌。但考虑到该孕妇只有 23 岁，患原发性肝癌的可能性极低。

表 96-1　实验室检查结果

检测项目	结果	单位	参考区间
白细胞计数	17.05	$\times 10^9$/L	3.50 ~ 9.50
中性粒细胞比例	80.80	%	40.00 ~ 75.00
血红蛋白	119	g/L	115 ~ 150
C- 反应蛋白（CRP）	12.00	mg/L	0 ~ 8
α- 甲胎蛋白（AFP）	1 032.00	ng/ml	< 20.0
癌胚抗原（CEA）	0.43	ng/ml	< 4.7
糖链抗原 125（CA125）	168.20	U/ml	< 35.0
糖链抗原 199（CA199）	26.47	U/ml	< 27.0
神经元特异烯醇化酶（NSE）	17.05	ng/ml	< 16.3
细胞角蛋白 19	4.22	ng/ml	< 3.3

【沟通体会】

　　带着疑问，我们查阅了该患者病例，并与其取得了联系。在得知随访缘由后，该患者表示当时拿到检测结果时也向医生产生过疑问，但没有得到满意的答复。我们邀请她回院复查，她表示愿意积极配合。与该患者见面进行充分沟通后，于 2015-02-27 因"停经 32 周，多次间歇性阴道流血，加重 3h"入院。B 超：胎儿斜头位，双顶径 76mm，头围 288mm，腹围 271mm，股骨 55mm，胎盘右前壁，右侧壁，后壁，左侧壁下段，分级Ⅰ级，胎盘覆盖宫颈内口，羊水深度 72mm，S/D 2.5，宫颈管长度 25mm，宫颈外口下方见 42mm×35mm 不均质回声，考虑血凝块可能。子宫右后方见范围约 74mm×74mm 中等回声包块，轮廓不清，性质不明。查肿瘤标志物、血常规及 CRP。遂行剖宫产术，娩出一男婴，1 550g，Apgar 评分 9（皮肤颜色扣 1 分）~ 10 分，外观无畸形。术中发现坏死胎盘，进行完整剥脱。对该患者随访，AFP 产后即下降至正常，无反弹。

　　AFP 合成于胎肝、卵黄囊及胃肠道，正常成人血清中 AFP 含量 < 20ng/ml。胎儿 AFP 经肾脏排泄到羊水中，以主动扩散的方式从胎盘或胎膜两侧进入母体血液循环。母体血清 AFP 在妊娠的第 12 ~ 14 周开始上升，第 32 ~ 34 周时达高峰，大样本平均水平介于 380 ~ 500ng/ml，之后缓慢下

降。AFP 的免疫抑制功能对胎儿有利，因为对于母体而言，胎儿及其附属物均为"异物"。研究表明 AFP 可抑制母体天然杀伤细胞活性、抑制 T 细胞的增殖及 T 细胞诱导的有丝分裂反应、降低巨噬细胞吞噬功能等。在怀孕期间一些自身免疫疾病（如类风湿性关节炎、多发性硬化症）可得到缓解，这些缓解一般发生在孕晚期，与孕产妇血清 AFP 水平增加相一致。

有资料显示，AFP < 0.25MoM（0.25 倍中位数）与流产、死胎相关。孕 15 周母体血清 AFP ≤ 10ng/ml 预示胎儿危险，血清 AFP ≤ 5ng/ml 将有 30% 胎儿不能存活。AFP 也并非越高越好。孕中期母体血清 AFP 升高有利于检测腹壁缺损和开放性神经管缺损。建议对孕中期 AFP > 2.0MoM 的孕妇，要密切观察胎儿的活动、早产和子痫前期的体征，进行 B 超随访，直到妊娠结束。

本案例患者停经 32 周，已是孕晚期，经检查确诊中央型前置胎盘伴阴道流血，肝功能未见明显异常，无肝炎病史，血清 AFP 却呈现高水平。其一，术前 B 超提示子宫右后方包块，性质不明，术中发现为坏死胎盘，不排除两者共同作用使 AFP 升高可能。其二，患者血常规和 CRP 检测结果提示 C 反应蛋白 12.00mg/L，白细胞计数 17.05×10^9/L，中性粒细胞 80.80%，血红蛋白 119g/L。由于 AFP 的免疫抑制作用，可能存在长期性炎症（本例为坏死胎盘）致 C 反应蛋白和中性粒细胞反应性升高。其三，我们需结合临床考虑妊娠期母体血清高水平 AFP 对胎儿及其出生后生长发育可能造成的影响，应对其进行跟踪随访。

（张洁心 张世昌）

参考文献

[1] 周晓萍，张玲.血清甲胎蛋白检测方法及临床应用研究进展 [J]. 内科，2015，10(2)：264-266.

[2] 王蔺，杨江民.甲胎蛋白含量测定的临床意义 [J]. 青海医药杂志，2011，41(11)：81-83.

[3] 吴满武，俞信忠，杨志浩，等.孕中期异常甲胎蛋白与不良妊娠结局的相关性 [J]. 中国优生与遗传杂志，2012，20(11)：82-83.

97　甲胎蛋白异常升高是肝癌吗

【案例经过】

2018 年 4 月 24 日，下午上班时，消化科赵医生就来到检验科，把我拉到一边，拿着一张化验单（表 97-1）小声地说："这是我的一个熟人，你看看这结果是不是有问题呀，甲胎蛋白（alpha-fetoprotein，AFP）这么高？我还没给他看，要不要再复查一下。"

表 97-1　患者的部分实验室检测结果

检测指标	结果	参考区间	检测指标	结果	参考区间
AFP/$(ng \cdot ml^{-1})$	> 3 000	< 20	白细胞/$(\times 10^9 \cdot L^{-1})$	3.8	4 ~ 10
CEA/$(ng \cdot ml^{-1})$	109.11	< 5	血红蛋白/$(g \cdot L^{-1})$	54	100 ~ 160
CAl99/$(U \cdot ml^{-1})$	27.76	< 37	血小板/$(\times 10^9 \cdot L^{-1})$	106	100 ~ 300

患者，男，45 岁，没得过肝炎，没有其他临床症状，怎么会出现甲胎蛋白明显升高？这是检验结果错了吗？

【沟通体会】

AFP 是一种特异性癌标志物，是一种胚胎性血清蛋白，由胚胎肝细胞、卵黄囊上皮细胞和某些胚胎性胃肠道上皮细胞产生，常常在肝细胞肿瘤、卵黄囊瘤、畸胎瘤中，瘤细胞产生 AFP 升高，临床上广泛应用于肿瘤的确定诊断。

我进一步查看了检测当日的记录，确认结果无误。因此，建议赵医生进一步复查电子胃镜及病理活检，一周后证实为胃体癌，病理活检示胃体低分化腺癌。

AFP 阳性胃癌（AFPGC）多发生于中老年男性患者，以血清和癌组织中含有大量甲胎蛋白为特征，病情凶险，多数存活期不超过 1 年。多位于胃窦部，进展期胃癌多见，以 Ⅱ 型和 Ⅲ 型占多数。此类型恶性程度高，易发生肝转移及早期淋巴结转移，具有明显的侵袭性和恶性生物学行为。病理以溃疡型低分化腺癌、管状腺癌为主。

国外文献统计 AFPGC 占全部胃癌的 5.1%～15%，国内报道发病率比国外低，约占 2.4%～6.4%。其原因主要是对该种类型的胃癌缺乏认识，且并非所有胃肝样腺癌患者均有血清 AFP 水平升高，有些仅表现为癌组织 AFP 的免疫组化染色阳性。肝样腺癌报道是最多类型，但并非产甲胎蛋白的胃癌均为肝样腺癌。

对大量 AFPGC 患者的研究发现，其淋巴结转移率、肝脏转移率都高于 AFP 阴性组，胃癌根治术后生存率明显低于 AFP 阴性组。

AFPGC 分三种亚型：肝型、卵黄囊瘤样型及胎儿胃肠型，其中肝型最多见。胃癌、肠癌、胰腺癌、胆囊癌、乳腺癌，以及其他内胚层来源肿瘤也有 AFP 产生，其中胃癌相对多见。AFPGC 产生 AFP 的原因，可能是胃与肝均起源于内胚层，拥有共同的原始多潜能干细胞，它可能是肿瘤起源、复发和转移的细胞来源，都能合成 AFP。胃细胞癌变时，在胚胎发育过程中被抑制的基因被激活，产生 AFP 的潜能得到充分发挥，故血清 AFP 水平也可以升高。肿瘤的发生可能是由于"干细胞分化停滞"。在胃癌的发生发展过程中，某些胃癌干细胞可能向肝癌细胞方向分化，最终这些胃癌就可以像肝癌一样产生 AFP。

对于中老年胃癌患者应常规检测 AFP，对判断预后和治疗，以及治疗后检测都有实际指导意义。当患者血清 AFP 升高时，除了考虑肝脏、生殖细胞肿瘤外，还要对腹部进行详细地检查，以便早期发现胃癌。另外，当发现肝内恶性占位且血清 AFP 明显升高时，要想到产生 AFP 的胃癌有早期肝脏转移的特点，避免误诊为原发性肝癌。

（郭 云 许 怡 张 巍）

98　AFP，协助诊断罕见儿童肝肿瘤

【案例经过】

儿童张某，男性，2 岁零 1 个月，患儿一天前头部外伤后持续腹部疼痛，伴恶心呕吐，呕吐为胃内容物，呕吐后症状无明显缓解。腹部 B 超显示：腹腔较大混合回声包块，腹腔游离积液。腹部 CT 显示：肝脏多发占位

合并出血，腹腔、盆腔大量积液。患儿足月顺产，母亲妊娠期间无感染发热史。于 2018 年 11 月 11 日 14：25 采血，标本送检到实验室上机时间为 14：45，间隔 20min。其 LIS 系统提示结果异常。查看标本：血清析出良好、无溶血脂血。查看仪器状态，发现仪器其生化检验结果中，发现 AFP > 1 210ng/ml，AFP 有报警提示（> React），查看 AFP 反应曲线异常，提示反应底物耗尽，随即将标本再次离心，进行仪器自动稀释后复查结果为 AFP 135 130ng/ml，通过与管床的临床医生交流沟通，15：48 审核报告。反应曲线正常，仪器未报警，该结果为最终真实检测值。为何这么小的幼儿患者会出现如此高的 AFP 报告值，是罕见的肝母细胞瘤、原发性肝癌，还是转移性肝癌，需要进一步病理方法明确诊断。

【沟通体会】

平时在审核肿瘤科或者体检的报告时，经常遇见 AFP 略有升高，在原发性肝癌通常升高到几百左右，很少超过 1 000ng/ml 以上，转移性肝癌的值升高更不明显，仅仅高于正常值几倍，但还是第一次临床检验工作中遇见如此高的 AFP 结果，因此首先需要排除此患儿在临床上是不是可疑的罕见肝母细胞瘤病例。迅速电话管床医生，并结合病史，临床医生依据 B 超、CT 怀疑肝脏肿瘤，目前患者已经实施急诊肝脏部分切除手术，术中冷冻石蜡常规报告，结合病理常规染色（HE）及免疫组织化学染色：肝母细胞瘤，部分区域为混合上皮和间叶型，部分区域为小细胞未分化亚型。结合血清 AFP 135 130U/L，进一步明确诊断肝母细胞瘤。为了动态监控肝脏功能恢复情况，定期复查肝功能和血清 AFP。患儿血清 AFP（其结果见表 98-1）的肝脏功能生化指标（化验指标略）和明显改善。患者出院后到专科医院继续康复治疗。

表 98-1　患者术前、术后动态 AFP 值

时间	结果	单位	参考区间
术前	135 130	ng/ml	< 7
术后 1d	23 305	ng/ml	< 7
术后 5d	16 273	ng/ml	< 7
术后 10d	6 929	ng/ml	< 7
术后 13d	4 323	ng/ml	< 7

近年来，肝母细胞瘤在儿童中发病率呈现上升趋势，其相关研究日益受到儿科肿瘤医生的关注。肝母细胞瘤好发于肝右叶，是一种胚胎性肿瘤，起源于肝脏前体细胞，组织学类型主要分为纯上皮型（胎儿型、胚胎型、胎儿与胚胎混合型）、上皮与间叶混合型、小细胞未分化型及巨梁型。在儿童原发性恶性肿瘤中占 50% ~ 60%，好发于 5 岁以下儿童，3 岁以下最常见。发病原因尚不明确，多认为与家族性腺瘤样息肉症、利-弗劳梅尼综合征、18 三倍体综合征和胎儿酒精综合征等有关。病理学类型和 AFP 浓度显著相关。AFP 100 ~ 105ng/ml 患儿的病理类型多为上皮型，大多混合型患儿 AFP > 105ng/ml；Ⅲ、Ⅳ 期患儿 AFP 浓度较高，多数 > 105ng/ml；混合型中更容易出现高危表现。对于分期困难的患儿，结合年龄、AFP 浓度及病理类型可进一步评估患儿病情，指导治疗。

检验工作审核需要每位检验工作者认真负责，首先考虑样本的质量控制、样本采集时间、样本有无溶血等因素影响检测的质量问题；在检测过程中也要认真分析可能影响检测结果的各种因素，特别要重视室内质控和整个检测体系的完整性、严谨性；最容易忽略和临床医生充分交流沟通，检验工作者不但检测技术过硬，更需要懂得检验项目的升高与各种疾病的关系，熟练掌握病理各种标记物、影像检测的临床意义，方能和临床医生进行有效沟通，也能提高检验学科在临床多学科诊断和治疗的地位。

甲胎蛋白（AFP）是原发性肝癌的高特异度和高灵敏度的肿瘤标志物。它的临界值一般在 20ng/ml，当大于 500ng/L 或含量不断上升时，比较有确定的意义，可能诊断为原发性肝癌。众所周知，肿瘤与肿瘤标志物之间并不是一一对应的关系，而只是一种相关性。也就是说，不能仅仅单凭 AFP 升高就确诊一定是得了肝癌。其他恶性肿瘤如睾丸癌、畸胎癌、胃癌、胰腺癌等也可以升高。恶性肿瘤肝转移癌中血清 AFP 也会升高。另外，有假阳性存在，某些肝炎和肝硬化患者该指标也可升高。5 岁以下儿童 AFP 异常升高到几万，甚至几十万，应该考虑肝母细胞瘤，但需要结合临床症状、影像诊断、病理诊断等方法确诊。由于血清 AFP 具有检测方便快捷、创伤小，能够实时动态反映肿瘤负荷和康复情况，对疾病进展的监测和预后评估具有重要意义。

（任传利）

参 考 文 献

[1] 倪婧，蔡嵘，任刚，等 . 儿童肝母细胞瘤临床病理特征分析 [J]. 临床儿科杂志，2018，36（8）：580-583.

[2] 娄平平，何巍，冯子攀，等 . 小儿肝母细胞瘤的临床特点及疗效分析 [J]. 河南医学研究，2018，27（12）：2119-2122.

99 肿瘤标志物：想说爱你不容易

【案例经过】

患者中年女性，因"下腹痛伴发热半个月余"于 2011 年 8 月来中山大学孙逸仙纪念医院就诊，以"左肝卡罗利病、左肝内胆管结石、胆囊结石、慢性胆囊炎"诊断住院，患者入院后的影像学检查提示"考虑左肝管胆管细胞癌"，次日做切除，病理并未提示恶性；肿瘤标志物与主要临床处理措施如图 99-1 所示。

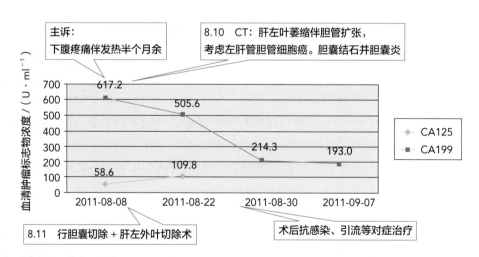

病理提示：胆囊呈慢性炎。肝内胆管扩张，管壁水肿，小胆管纤维组织增生，脓肿形成，符合肝内胆管结石。肝门淋巴结呈慢性炎。

图 99-1　患者 2011 年 8—9 月住院期间肿瘤标志物及临床处理

4个月后，患者再次因"下腹疼痛，发热、身目黄染一周余"来中山大学孙逸仙纪念医院就诊，在此期间患者做了多次的肿瘤标志物，波动非常明显（图99-2）。患者入院后即行ERCP，但由于肝门部胆管狭窄终端，未能了解肝内胆管的情况；隔日超声引导下行PDCT经皮肝穿刺胆管引流术；CT提示"拟胆管癌伴肝门区及腹膜后淋巴结转移可能性大"。在持续减压、引流、抗感染等对症治疗下，患者黄疸感染情况得到了很好的控制，胆红素等指标均明显下降。患者情况稳定后行第二次手术，术后未见肿瘤标志物检查。2012年7月9日，患者再次因为间断性腹胀腹痛入院，CA199再次飙高入院，患者情况极差，放弃治疗要求出院。

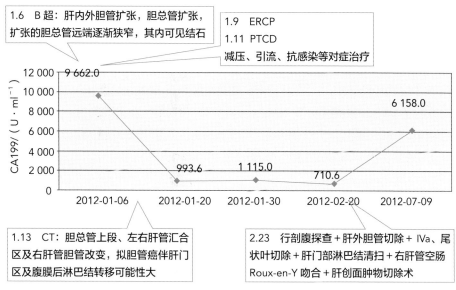

图 99-2　患者 2012 年 1—2 月住院期间肿瘤标志物及临床处理

【沟通体会】

病例讨论分析中，临床医生对肿瘤标志物提出质疑：①肿瘤标志物的敏感性如何体现。从良性病变（病理提示）到明显的恶性病变，两次住院相隔仅4个月。是病程发展迅速，还是第一次住院时就已经存在胆管癌的可能。肿瘤标志物作为最"敏感"的肿瘤初筛、诊断实验室指标，在此病例中能否为临床诊断提供佐证和线索。②肿瘤标志物的临床诊断界值如何划分。CA199 > 300U/L

对恶性肿瘤的诊断已有较高特异性，该住院患者 CA199 的升高（500U/L 左右）能否提示恶性肿瘤的发生。③肿瘤标志物的联合检测。CA199 诊断胆管癌的特异性如何；CA125 作为卵巢癌的主要肿瘤标志物，在该病例的诊断中起到什么样的作用；在第一次住院过程中，CA125 在术后为何不降反升。

在这里，不得不说一下肿瘤标志物的特性：

1. 肿瘤标志物的高灵敏度　相比影像学的高灵敏度、相比病例检查的快速诊断，肿瘤标志物的优点毋庸置疑，但在临床应用中由于其特异度受很多因素的干扰，渐渐被临床医生忽视。

胆管癌是起源于胆道上皮细胞的原发性肿瘤，典型的胆管癌通过影像学检查不难做出诊断，但当患者并有胆管炎症、畸形、结石、结核等疾病时往往和影像学有相似表现。这个时候就需要一些有针对性的实验室检查来鉴别，而这项重任就落在了肿瘤标志物肩上。正如本文中的病例。患者从 2011 年 8 月第一次住院就已存在 CA199 明显升高的表现（617.2U/ml），术后十余天（约两个半衰期）检测肿瘤标志物，仅下降至 505.6U/ml。一般认为，肿瘤标志物在半衰期后下降幅度大于 1/4 方可认为有意义的降低，因此认为这次下降是不理想的。时隔 4 个月，CA199 再次明显升高至 966.2U/ml，更加提示第一次治疗的不彻底（图 99-3）。

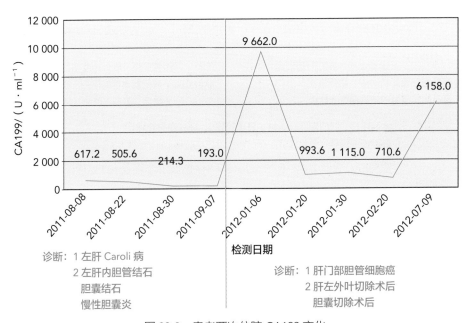

图 99-3　患者两次住院 CA199 变化

2. 相对特异性 在关注了肿瘤标志物高灵敏度的同时，它的"相对特异性"也不容忽视。每一个肿瘤标志物无论是组织特异性还是对于肿瘤的特异性都是相对的。英国肝脏病协会 2002 年胆管癌诊治指南（BASL-2002）中对于 CA199、CA125 及 CEA 做出了一定评价，同时也指出对于胆管癌，肿瘤标志物的灵敏度和特异度均较低，鉴于缺乏满意的单个肿瘤标志物，建议联合检测。如 CA199，85% 的胆管癌会升高，是胆管癌诊断最重要的指标，灵敏度高，但特异度却不高（50%），胆囊炎、胆管炎、胆汁淤积、囊性纤维化都会使其增高。而对于 CA125，65% 胆管癌会升高，但它的特点是其血清学水平较少受到炎症和胆道结石病的影响，对胆管癌诊断的特异度相对较高；可作为鉴别胆管良、恶性梗阻的一个有用的补充。因此，物尽其用，联合诊断非常重要。

因此本文病例中第一次 CA199 的升高是多方面因素的叠加，包括肝脏的纤维囊性变、胆结石等，不能排除存在早期的恶性肿瘤。而后继的治疗后虽有下降，但下降幅度和速度并不理想。CA199 半衰期是 4～8d，在解除了结石等因素后未出现明显快速的下降，就进一步倾向于早期恶性肿瘤存在的可能。另外仅有两次的 CA125 就起到了补充诊断作用：正由于它受炎症、结石的影响较小，对胆管癌诊断非常特异，患者术后（胆囊切除）不降反升了 1 倍，说明除了结石等良性病变，很有可能存在早期的恶性病变。虽然病理并未提示，但就实验室检查和影像，患者第一次入院就已经有恶性肿瘤的可能了。

3. 肿瘤标志物的监测频率 临床医生要了解肿瘤标志物的半衰期，进而针对不同患者进行固定频率的标志物检测，以预防复发、监控治疗效果。半衰期是指肿瘤标志物经胆汁或肾脏排泄而下降至其基础浓度一半所需的时间。不同肿瘤标志物的半衰期都不同，如 CA199 的生物半衰期 4～8d（手术后）；CA125 手术后是 4.8d，化疗后是 9.2d。本文中的患者在术前的检测非常规范，然而术后此后患者再未进行相应的肿瘤标志物检测。根据 CA199 的半衰期，应该在术后 8 天左右、以术后半年内每月 1 次，半年后每季度 1 次、半年 1 次的频率连续检测。4 个月后患者因为身目黄染发热半月余再次入院，这次入院的 CA199 非常高，基本上可以预示肝胆胰腺方面的恶性肿瘤；入院时胆红素非常高，伴严重胆汁淤积，病情已经非常严重。

正如段朝晖专家所说：肿瘤标志物（tumor marker，TM）应用至今已有五十余年，其高灵敏度和特异度使其一度成为临床及实验室研究和应用的热点。然而随着它的广泛使用，越来越多的问题涌现出来，比如肿瘤标志物特异度的相对性、针对不同疾病的临床诊断界值（Cut-off 值）、不同疾病的监测频率、多肿瘤标志物联合应用时的评价方法等临床应用问题。临床渐渐发现它并没有那么特异，又慢慢被医生忽视。这例胆管癌患者带给我们很多启示：①合理重视肿瘤标志物的灵敏度；如果在疾病早期就升高到诊断界值，应结合其他检查给出判断。②认识到肿瘤标志物的相对特异性：首先，考虑其他影响因素，合理评估肿瘤的发生；其次，发挥联合诊断的优势，互相补充；再次，了解肿瘤标志物半衰期，建立合理的动态监测频率，对治疗效果和复发做出评估。

（谢晓英　段朝晖）

100　亦真亦假的 TM

【案例经过】

62 岁男性，有吸烟史，伴高血压和慢性肾衰竭，现因持续咳嗽咯血而入院，结果详见表 100-1 和表 100-2。

表 100-1　生化检验结果

项目名称	结果	参考区间	项目名称	结果	参考区间
ALT/$(U \cdot L^{-1})$	29	5 ~ 40	AST/$(U \cdot L^{-1})$	25	5 ~ 40
TP/$(g \cdot L^{-1})$	67.4	60.0 ~ 82.0	ALB/$(g \cdot L^{-1})$	40.5	35.0 ~ 52.0
TBIL/$(\mu mol \cdot L^{-1})$	15	0 ~ 23	DBIL/$(\mu mol \cdot L^{-1})$	2.2	0.0 ~ 6.8
TBA/$(\mu mol \cdot L^{-1})$	7.1	0.0 ~ 10.0	GLU/$(mmol \cdot L^{-1})$	8.60	3.90 ~ 6.10
UREA/$(mmol \cdot L^{-1})$	8.8	1.9 ~ 7.2	CREA/$(\mu mol \cdot L^{-1})$	167	53 ~ 106
UA/$(\mu mol \cdot L^{-1})$	284	150 ~ 420	K^+/$(mmol \cdot L^{-1})$	4.70	3.5 ~ 5.3
Na$^+$/$(mmol \cdot L^{-1})$	138	135 ~ 145	Cl$^-$/$(mmol \cdot L^{-1})$	106	96 ~ 110
Ca/$(mmol \cdot L^{-1})$	2.2	2.1 ~ 2.6			

表 100-2　肿瘤标志物检验结果

项目名称	结果	参考区间	项目名称	结果	参考区间
CEA/(ng·ml^{-1})	5.7	0～5	CA199/(U·ml^{-1})	50	0～37
CA125/(U·ml^{-1})	30	0～35	CA153/(U·ml^{-1})	17	0～25
NSE/(ng·ml^{-1})	10.8	0～16.3	Pro-GRP/(pg·ml^{-1})	159	0～100
SCC/(ng·ml^{-1})	10.6	0～1.5	CYFR211/(pg·ml^{-1})	7.9	0～3.3

患者的生化结果中 GLU 8.60mmol/L，UREA 8.80mmol/L，CREA 167μmol/L，提示患者有高血糖、肾功能受损；肿瘤标志物（TM）结果分析：CEA 5.7ng/ml、CA199 50U/ml，NSE 10.8ng/ml，Pro-GRP 159pg/ml，SCC 10.6ng/ml，CYFR211 7.9ng/ml，轻度升高，到底提示肿瘤，还是肺部良性病变？

患者以持续咳嗽、咯血就诊，入院后做了一系列检查，但医生对肿瘤标志的结果产生了迷惑，所以咨询检验科：①检测结果是否准确？②肿瘤标志物检测的干扰因素有哪些？

【沟通体会】

接到临床的咨询，我们首先对该标本再次离心后复测，结果无差异。接着到病房了解一些情况，并查阅了他的病历，了解到患者有慢性肾衰竭病史 5 年左右，而肾衰竭是引起肿瘤标志物假阳性的主要原因。建议对肺肿瘤标志物进行动态监测。

肿瘤标志物（TM）的特异度一直是临床应用的软肋，一些情况易致假阳性：①某些良性疾病，尤其是炎症性疾病会使一些 TM 表达增加。如肝炎时的 AFP、CA199、CEA 和 TPA，及肾功能衰竭时的 CA153、CA199、CEA 和 PSA 水平均会不同程度升高。②手术治疗、化疗和放疗过程中，肿瘤组织受到破坏或坏死导致某些肿瘤标志，尤其是酶类、激素类肿瘤标志产生增加，从而影响 TM 的测定。③嗜异性抗体干扰，样本中嗜异性抗体（也叫 HA 抗体）是接触动物产生的非人源抗体，由于浓度较高，对检测物产生干扰，可通过稀释来降低这种干扰。

在此病例中肾衰竭是引起某些肿瘤标志物假阳性的主要原因，其中 SCC 为肺鳞癌的检测指标，Pro-GRP、CYFRA211 为肺癌的检测指标，均有不同程度的升高。所以在一些病例中，考虑到肾衰竭的影响，不能进行肺癌的鉴别诊断。

通常情况下，在发现肿瘤标志物轻度升高后，需要对患者进行动态监测，提醒注意避免不必要的恐慌和紧张情绪。若条件允许，则尽快进行全面化、系统化的临床检查，并且对肿瘤标志物水平进行定期复查，以便及早发现肿瘤。一般来说，罹患有癌症的患者往往好几种肿瘤标志物水平均呈现异常升高的态势。如果复查后受试者的大多种类的肿瘤标志物水平均恢复至正常水平，则基本可排除恶性肿瘤，但是对于以下三种情况加强重视：①单次检查升高幅度明显者；②反复检查，其结果均呈现持续性升高者；③存在有家族遗传性肿瘤史且检查结果显示肿瘤标志物异常升高者。针对上述情况，临床医务工作人员首先根据既往研究资料判断某种肿瘤标志物水平异常升高多见于哪些疾病，然后再通过其他检查方法进行排除。尽管存在肾衰竭，CEA > 25ng/ml 或 Pro-GRP > 300pg/ml 仍然强烈提示为癌，此病例中此患者肿瘤标志物没有达到提示肿瘤存在的水平，因此，需对相关 TM 进行监测即可。

正如刘向祎专家所说：假阳性的检测结果在临床工作中经常遇见，解释这样的结果是需要检验人员具有扎实的基础知识和临床经验，只有这样才能练就一双火眼金睛，辨别真真假假的检测结果。

加强与临床的交流和沟通由于肿瘤标志物测定其临床意义的特殊性，必须加强与临床的交流和沟通。建议医师开化验单时提供简短的患者信息，如手术后、化疗 3 次后等，这对解释结果非常重要，还可帮助发现实验室的偶然差错。

（白　晶）

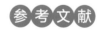

[1] 李卫鹏，张蕾蕾 . 鳞状细胞癌抗原研究进展 [J]. 放射免疫学杂志，2010，23(1)：34-37.

[2] KAGOHASHI K, SATOH H, KURISHIMA K, et al. Squamous cell carcinoma antigen in lung cancer and nonmalignant respiratory diseases[J]. Lung, 2008, 186(5): 323-326.

第六篇

关于内分泌系统

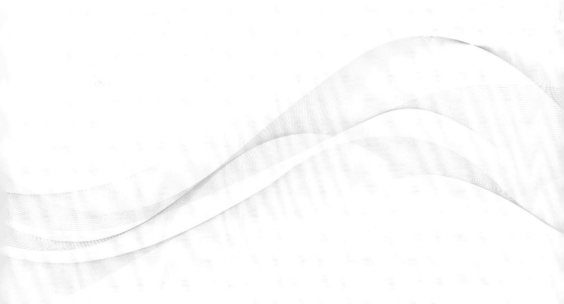

乙肝患者为何出现高钙血症？

【案例经过】

患者，男性，34 岁，以"乙型病毒性肝炎，肝功能异常，自发性腹膜炎"入住四川大学华西医院传染科，第一次生化查血结果见表 101-1。

表 101-1　第一次常规生化检测结果（采血时间：2018 年 8 月 9 日 11：15）

检测指标	结果	单位	参考区间
总胆红素（TBIL）	126.3	μmol/L	5.0 ～ 28.0
直接胆红素（DBIL）	106.4	μmol/L	< 8.8
丙氨酸转氨酶（ALT）	35	U/L	< 50
天冬氨酸转氨酶（AST）	29	U/L	< 40
总蛋白（TP）	55.3	g/L	65.0 ～ 85.0
白蛋白（ALB）	28.9	g/L	40.0 ～ 55.0
尿素（Urea）	5.00	mmol/L	3.38 ～ 8.57
肌酐（Crea）	80.0	μmol/L	53.0 ～ 140.0
胱抑素 C（CysC）	0.88	mg/L	0.51 ～ 1.09
尿酸（UA）	145.0	μmol/L	240.0 ～ 490.0
血糖（GLU）	6.50	mmol/L	3.9 ～ 5.90
钠（Na^+）	142.3	mmol/L	137.0 ～ 147.0
钾（K^+）	3.98	mmol/L	3.50 ～ 5.30
氯（Cl^-）	97.6	mmol/L	99.0 ～ 110.0
碳酸氢根（HCO_3^-）	24.7	mmol/L	18.0 ～ 28.0
阴离子间隙（AG）	24.0	mmol/L	12.0 ～ 20.0
β- 羟基丁酸测定（β-HBA）	0.01	mmol/L	0.02 ～ 0.27
钙（Ca）	3.58	mmol/L	2.10 ～ 2.70

续表

检测指标	结果	单位	参考区间
镁（Mg）	0.78	mmol/L	0.67 ~ 1.04
磷（P）	1.08	mmol/L	0.81 ~ 1.45
胆碱酯酶（CHE）	5 373	IU/L	4 900 ~ 11 900
总胆汁酸（TBA）	201.9	μmol/L	< 15

在报告审核中发现患者的血钙高达 3.58mmol/L，从患者的临床诊断中，没有导致高钙血症的直接证据。随后查阅其 LIS 的历史结果发现，该患者同一天做过另一份生化检测，结果见表 101-2。

表 101-2 第二次常规生化检测结果（采血时间：2018 年 8 月 9 日 09：10）

检测指标	结果	单位	参考区间
总胆红素（TBIL）	320.5	μmol/L	5.0 ~ 28.0
直接胆红素（DBIL）	246.7	μmol/L	< 8.8
丙氨酸转氨酶（ALT）	62	U/L	< 50
天冬氨酸转氨酶（AST）	44	U/L	< 40
总蛋白（TP）	65.4	g/L	65.0 ~ 85.0
白蛋白（ALB）	36.1	g/L	40.0 ~ 55.0
尿素（UREA）	5.30	mmol/L	3.38 ~ 8.57
肌酐（CREA）	91.0	μmol/L	53.0 ~ 140.0
胱抑素 C（CysC）	1.17	mg/L	0.51 ~ 1.09
尿酸（UA）	149.0	μmol/L	240.0 ~ 490.0
血糖（GLU）	4.15	mmol/L	3.9 ~ 5.90
碱性磷酸酶（ALP）	118	U/L	51 ~ 160
谷氨酰转肽酶（GGT）	73	U/L	< 60
钠（Na$^+$）	137.8	mmol/L	137.0 ~ 147.0
钾（K$^+$）	3.56	mmol/L	3.50 ~ 5.30
氯（Cl$^-$）	98.7	mmol/L	99.0 ~ 110.0

续表

检测指标	结果	单位	参考区间
碳酸氢根（HCO_3^-）	24.2	mmol/L	18.0 ~ 28.0
阴离子间隙（AG）	18.5	mmol/L	12.0 ~ 20.0
β- 羟基丁酸测定（β-HBA）	0.05	mmol/L	0.02 ~ 0.27
钙（Ca）	2.23	mmol/L	2.10 ~ 2.70
镁（Mg）	0.83	mmol/L	0.67 ~ 1.04
磷（P）	0.95	mmol/L	0.81 ~ 1.45
胆碱酯酶（CHE）	5 671	U/L	4 900 ~ 11 900
总胆汁酸（TBA）	278.0	μmol/L	< 15

从患者同一日两次的检验结果来看，高钙血症的出现着实奇怪。我们检查标本性状，复查后便将危急值报给临床。同时，我们也通过 HIS 查询此人更多的临床信息。此患者于当日进行了人工肝的治疗，而这两次抽血分别是进行人工肝前后进行的。

【沟通体会】

经过与传染科的医师联系，我们了解到重症肝炎患者本身凝血功能就有问题，而且在进行人工肝治疗时，需要使用枸橼酸钠进行抗凝。

人工肝血浆置换（简称人工肝）是用人工方法清除血液中因肝功能衰竭而堆积的有害物质而使肝功能得到一定程度代偿，从而为肝功能的再生赢得时间，度过危险期以获得康复。

由于血浆置换采用的抗凝剂为复方枸橼酸钠，一方面大量的枸橼酸钠结合患者血液中的钙离子，使血浆游离钙浓度降低；另一方面大量血浆的进入，也会对血浆中的钙有稀释作用，从而导致低血钙。

因此，临床一般会在进行人工肝血浆置换的同时，对患者通过输液的方式补充钙。而本案例发现的高钙，正是由于血浆置换之后立即进行的采血，而此时通过补液的方式进入人体中的血钙还没有达到平衡从而表现为高钙血症，因而我们向临床建议：对于人工肝患者进行血钙检测时，最好在人工置换后 1 ~ 2h 再进行采血，此时才能真正反映患者体内的血钙水平。

本案例提示：了解临床治疗过程对于检验结果解读非常重要。

（梁珊珊　李贵星）

102 血中的钙、镁和碱性磷酸酶跑哪儿去了？

【案例经过】

女性患者，44 岁。因"左胸外伤疼痛 1 天"入院。其主要病史特点如下：①青年女性；②起病急，病程短；③患者诉入院 1 天前爬人字梯时掉落并摔伤左侧胸部，自诉左侧胸部与硬物相撞击，摔伤后左侧胸部疼痛明显，深呼吸时加重，遂于四川省成都市第一人民医院就诊。胸部 CT（2018-02-07 19：12）示：①双肺下叶少许渗出，怀疑左侧微量气胸；②左侧第 6 ~ 12 肋骨骨折，左侧胸部软组织肿厚。腹部彩超（肝胆胰脾肾泌尿系）未见明显异常，诊断：①左胸 6 ~ 12 肋骨骨折；②肺挫伤；③左侧气胸（微量）。予以止血及对症等治疗，今为求进一步诊治，来四川大学华西医院就诊，收入院治疗，入院后空腹采血生化的检测结果见表 102-1。

表 102-1 患者入院后的生化检测结果

检测指标	结果	单位	参考区间
总胆红素（TBIL）	9.3	μmol/L	5.0 ~ 28.0
直接胆红素（DBIL）	4.8	μmol/L	< 8.8
丙氨酸转氨酶（ALT）	8	U/L	< 50
天冬氨酸转氨酶（AST）	16	U/L	< 40
总蛋白（TP）	61.6	g/L	65.0 ~ 85.0
白蛋白（ALB）	41.2	g/L	40.0 ~ 55.0
尿素（UREA）	5.70	mmol/L	3.38 ~ 8.57
肌酐（CREA）	50.0	μmol/L	53.0 ~ 140.0
估算肾小球滤过率（eGFR）	113	ml/(min·1.73m^2)	90 ~ 120
胱抑素 C（CysC）	0.63	mg/L	0.51 ~ 1.09
尿酸（UA）	145.0	μmol/L	240.0 ~ 490.0
碱性磷酸酶（ALP）	0	U/L	35 ~ 100

检测指标	结果	单位	参考区间
谷氨酰转肽酶（GGT）	8	U/L	< 45
血糖（GLU）	4.97	mmol/L	3.90 ~ 5.90
钠（Na^+）	132.9	mmol/L	137.0 ~ 147.0
钾（K^+）	51.72	mmol/L	3.50 ~ 5.30
氯（Cl^-）	82.8	mmol/L	99.0 ~ 110.0
碳酸氢根（HCO_3^-）	11.6	mmol/L	18.0 ~ 28.0
钙（Ca）	0	mmol/L	2.10 ~ 2.70
镁（Mg）	0	mmol/L	0.67 ~ 1.04
磷（P）	1.19	mmol/L	0.81 ~ 1.45

该患者生化结果明显异常，K^+ 结果为 51.72mmol/L，Ca^{2+} 结果为 0mmol/L，Mg^{2+} 结果为 0mmol/L，ALP 结果为 0U/L，从结果来看，这是一个不可能的结果，似乎采血用错了试管，生化检查一般使用无添加剂的红头管，检测项目用血清。血常规检查用 EDTA-K_2 抗凝管，EDTA 为络合剂，EDTA 和血液中的 Ca^{2+}、Mg^{2+} 形成螯合物，Ca^{2+} 在血液中发挥凝血因子 IV 的作用，EDTA 螯合 Ca^{2+} 使血液不凝而用于血细胞分析。因此，因为 EDTA-K_2 的存在使血 K^+ 浓度异常增高，但不能按危急值处理，这是一个明显不正确的结果。基于这些异常结果，我们高度怀疑临床用错了试管，准备和临床沟通重新采血送检，当我们通过 LIS 找到该样本，却意外发现该样本是无添加剂的红头管，为什么红头管会有如此的检查结果，到底发生了什么？

【沟通体会】

我们仔细检查了该样本，试管确实是红头管，适用于生化分析。观察试管中血液，发现离心后的细胞层并不像其他样本形成凝块，呈均匀平整的细胞层，没有蛋白纤维丝形成，轻轻摇动样本，样本立即形成均匀的全血，明显该样本没有凝集，是抗凝血；但试管是红头管，红头管没有任何添加剂，更没有抗凝剂存在，为什么样本变成了抗凝血，是厂家提供的试管出了问题，还是其他原因。为了寻找原因，我们联系了病房并找到采集该样本的护士询问情况，经过坦诚的沟通，原来是该患者送检项目多，有生化、免疫、血常规等，当抽血完成后才发现没有采集生化的样本，由于血常规样本采集量多一些，遂将血常规的样本部分倒入生化试管中，从而导致红头管中出现抗凝血的现象。了解该情况后，我们告诉该护士，不同的样本由于检查项目不同，试管的使用是不相同的，由于血常规试管中有抗凝剂存在，抗凝剂中的成分会对生化的检测项目产生干扰，从而导致患者的检测结果不准确，错误的结果将会对患者的诊治产生严重的后果，甚至危及患者的生命，出现漏采应该和患者沟通重采，而不能采用这样方式。该患者的生化报告明显错误，不能审核发出，要求第二日空腹重新采血送检。第二日晨该患者重新采样送检，生化结果见表102-2。该患者各项生化指标均正常，证实前一天的样本确实因抗凝剂产生了干扰。

表 102-2 次日重新抽血生化检测结果

项目	结果	单位	参考范围
总胆红素（TBIL）	8.3	μmol/L	5.0 ~ 28.0
直接胆红素（DBIL）	2.6	μmol/L	< 8.8
丙氨酸转氨酶（ALT）	11	U/L	< 50
天冬氨酸转氨酶（AST）	18	U/L	< 40
总蛋白（TP）	61.5	g/L	65.0 ~ 85.0
白蛋白（ALB）	40.6	g/L	40.0 ~ 55.0
尿素（UREA）	6.90	mmol/L	3.38 ~ 8.57
肌酐（CREA）	51.0	μmol/L	53.0 ~ 140.0
估算肾小球滤过率（eGFR）	110	ml/(min·1.73m^2)	90 ~ 120
胱抑素 C（CysC）	0.65	mg/L	0.51 ~ 1.09
尿酸（UA）	176.0	μmol/L	240.0 ~ 490.0
碱性磷酸酶（ALP）	49	U/L	35 ~ 100
谷氨酰转肽酶（GGT）	12	U/L	< 45
血糖（GLU）	4.81	mmol/L	3.90 ~ 5.90

项目	结果	单位	参考范围
钠（Na^+）	138.7	mmol/L	137.0 ~ 147.0
钾（K^+）	3.95	mmol/L	3.50 ~ 5.30
氯（Cl^-）	102.3	mmol/L	99.0 ~ 110.0
碳酸氢根（HCO_3^-）	24.6	mmol/L	18.0 ~ 28.0
钙（Ca）	2.27	mmol/L	2.10 ~ 2.70
镁（Mg）	0.91	mmol/L	0.67 ~ 1.04
磷（P）	1.21	mmol/L	0.81 ~ 1.45

进一步分析干扰的机制，解释一高三低（高钾、低钙、低镁、低碱性磷酸酶）的原因。①高钾原因：EDTA-K_2 抗凝剂中含有 K 离子，因此出现高钾血症。②低钙原因：生化检测测定血液总钙，总钙分为游离钙和结合钙（白蛋白结合）。测定方法是甲基麝香草酚蓝比色法，其原理为：血清中的钙离子在碱性溶液中与麝香草酚蓝（MTB）结合，生成一种蓝色的络合物；加入适当的 8- 羟基喹啉，消除镁离子对测定的干扰，与同样处理的钙标准液进行比较，可求出血清总钙的含量。这里出现了一个问题，反应原理测定离子钙，但结果是总钙，表明和白蛋白结合的钙参与了反应。既然测定是总钙，为什么和 EDTA 螯合的钙又测不出来呢？深入分析该问题，发现和白蛋白结合的钙，是非共价结合的形式，当麝香草酚蓝和血中钙离子反应生成络合物时，随着钙离子的减少，和白蛋白结合的钙不断解离出来参与反应，最终所有的钙均参与反应，结果反映了血中离子钙和结合钙的总量。当 EDTA 存在时，通过上述的反应过程，血中离子钙和 EDTA 形成不解离的螯合物，而白蛋白结合的钙解离出来和 EDTA 形成螯合物，因此此时血中没有钙离子，也没有和白蛋白结合的钙，当加入麝香草酚蓝时，此时血中没有钙离子存在，因此测定结果为零。③低镁原因：测定原理为甲基麝香草酚比色法，基于和上述血钙测定同样的原理，在 EDTA 存在时，其测定结果为零。④低碱性磷酸酶原因：酶类测定的方法主要用速率法，即测定酶催化某反应的快慢来定义酶活性的大小，碱性磷酸酶的测定原理是 ALP 在碱性条件下，使磷酸对硝基苯酚（4-NPP）释放出磷酸基团，AMP 参与磷酸酰基的转移，促进酶反应速率，生成游离的对硝基苯酚

（4-NP），并形成黄色的醌，其吸光度的增高速率与酶活力成正比。在该反应进程中，镁离子是 ALP 的辅基，加入 EDTA 后，对 ALP 本身没有影响，由于 EDTA 螯合了镁离子，从而 ALP 在没有镁离子存在下失去活性，因此测定结果为零。

该案例提示：重视样本采集和样本质量是保证检验质量的前提，同时检验人员掌握项目的测定原理对于结果的解读很重要。

（贺 勇 聂 鑫 李贵星）

103 "钙"过，得问

【案例经过】

"钙 4.42mmol/L"，这么高值的钙，马上引起我的注意，危急值自然要报告的。除此之外，作为临床检验诊断学专业学位研究生的我来说，高钙背后隐藏的"故事"更激发了我的兴趣。该患者入院后的生化检测结果见表 103-1。

表 103-1　患者的生化检测结果

项目	结果	单位	参考值
葡萄糖（GLU）	4.83	mmol/L	3.80 ~ 6.20
钠（Na$^+$）	135.6	mmol/L	137.0 ~ 147.0
钾（K$^+$）	4.23	mmol/L	3.50 ~ 5.30
氯（Cl$^-$）	94.5	mmol/L	99.0 ~ 110.0
碳酸氢根（HCO$_3^-$）	20.6	mmol/L	20.1 ~ 29.0
总钙（Ca）	4.42	mmol/L	2.10 ~ 2.70
镁（Mg）	1.02	mmol/L	0.62 ~ 1.20
天冬氨酸转氨酶（AST）	14	U/L	15 ~ 40
丙氨酸转氨酶（ALT）	17	U/L	9 ~ 50

项目	结果	单位	参考值
谷氨酰转肽酶（GGT）	34	U/L	10 ~ 60
碱性磷酸酶（ALP）	158	U/L	42 ~ 128
总蛋白（TP）	84.3	g/L	65.0 ~ 85.0
直接胆红素（DBIL）	4.4	μmol/L	0.0 ~ 6.0
总胆红素（TBIL）	12.9	μmol/L	0.0 ~ 20.0
白蛋白（ALB）	46.7	g/L	40.0 ~ 55.0
胆碱酯酶（CHE）	9 855	U/L	5 000 ~ 12 000
尿素（UREA）	13.80	mmol/L	1.70 ~ 8.30
肌酐（CREA）	172	μmol/L	40 ~ 97
尿酸（UA）	811	μmol/L	90 ~ 420
胱抑素 C（CysC）	1.95	mg/L	0.56 ~ 1.15

该患者入住创伤骨科病区，及时报告危急值以便骨科医生作相应的处理。随之，我也陷入思索之中，骨科患者血钙如此之高，会是什么原因；骨肿瘤或是肿瘤的骨转移，又或许是其他疾病引起的高钙血症？

【沟通体会】

由于这段时间 LIS 系统不能查阅患者的电子病历，带着这份疑问，我走进病房，从主管医生那里了解到，该患者约半月前下楼时不慎扭伤，当即觉左膝部疼痛难忍，活动困难，休息后无缓解；当地医院 MR 查示：左膝外侧半月板损伤可能，左膝前交叉韧带损伤，关节腔积液。现为求进一步治疗，门诊拟"膝关节十字韧带扭伤"收治入院。患者既往有肾结石病史 4 年，分别于 2014、2016、2017 年行肾结石取出术，术后恢复一般，诉间断腰部放射痛。

从患者的临床表现和病史资料上，无法解释高钙的原因。临床上，高钙血症的病因有很多，大多由原发性甲状旁腺功能亢进或恶性肿瘤引起。要想查出该患者高钙血症的病因，我们就应该掌握其鉴别诊断：

1. 肿瘤性高钙血症（非 PTH 依赖性） 有文献报道，大约 15% ~ 20%

的患者会发生高钙血症，发生率与病种有关。在骨髓瘤与乳腺癌患者中发生率最高（约 40%），其次是非小细胞肺癌，也见于结肠癌、前列腺癌及小细胞肺癌。

2. 非肿瘤性高钙血症（PTH 依赖性） ①原发性甲状旁腺功能亢进：主要由甲状旁腺肿瘤或主细胞增生导致甲状旁腺素（PTH）分泌增多所致，临床以高血钙、低血磷、高尿钙症候群及骨病变和 / 或肾结石为主征；②甲状腺功能亢进：甲状腺激素促使骨吸收增加导致高血钙，长期延误治疗者可出现骨质疏松和压缩性骨折，与 PTH 被抑制有关；③家族性低尿钙性高钙血症：该疾病为常染色体显性遗传病，因位于第 3 号染色体长臂的钙受体基因突变所致。甲状旁腺对正常的钙抑制效应不敏感，PTH 分泌增加，肾小管重吸收钙增加，导致低尿钙性高钙血症。常表现为无症状性高钙血症，新生儿即可出现甲旁亢表现，父母血钙多异常；④制动性高钙血症：由于骨折后长期制动引起，比较罕见。

于是建议主管医生进一步完善 PTH、24h 尿钙、降钙素等相关实验室检查，以及颈部彩超。得出如下结果：甲状旁腺素（PTH）787.80pg/ml（参考区间：13.00 ~ 88.00pg/ml），颈部彩超提示甲状腺左叶上部背侧低回声团块，考虑甲状旁腺占位。虽然，主管医生未申请降钙素和 24h 尿钙的检测，但该患者的高钙血症得以用原发性甲状旁腺功能亢进来解释。原发性甲旁亢原则上应手术治疗，尤其在伴有以下情况时：血清钙 ≥ 3.00mmol/L、血 PTH 较正常值增高 2 倍、肾结石发作活跃、肾功能损伤、代谢性骨病，亦可存在精神症状、难治性消化性溃疡、胰腺炎、严重高血压等。该患者血钙 4.42mmol/L、血 PTH 787.80pg/ml（较参考区间上限增高约 8 倍）、肌酐（CREA）172μmol/L（升高）、肾结石 4 年（3 次手术）；另外，血常规和凝血功能检测未示明显异常，显然已达到手术治疗指征。

一位因"膝关节十字韧带扭伤"而住院的患者，经过检验人员与临床医生及时、有效地沟通，在入院第三天，就查到了其高钙血症的原因，这对患者进一步治疗方案的选择很关键，也充分体现了检验与临床沟通的重要性和必要性。

（陈 欣 李洪春）

104　当高血钙巧遇低甲状旁腺激素

【案例经过】

　　患者男性，43 岁，因"鼻根部及前额隆起伴右眼视力障碍 1 个月余"入院。入院查体：T 36.7℃，P 106 次 /min，R 20 次 /min，BP 139/114mmHg。专科情况：双侧鼻腔通气可，鼻甲黏膜光滑，下鼻道及中鼻道未见新生组织及分泌物。鼻中隔居中。双耳外耳道畅，鼓膜完整，标志可见。左侧前额靠中线可见 4cm×4cm 包块，质硬，无压痛边界清楚，不活动，左眼上眼睑下垂。辅助检查，鼻窦 CT（2017-12-02 江苏省无锡市第二人民医院）：①左侧筛窦、双侧额窦腔及左侧鼻腔占位伴周围骨质破坏；②右侧上颌窦炎；③双侧下鼻甲肥大。颅脑 CT（南京中医药大学无锡附属医院 2017-11-28）：左侧筛窦、额窦内 MT 伴骨破坏。综上，考虑诊断：鼻腔鼻窦恶性肿瘤。拟进行择日手术，并完成术前相关检查，包括血常规、凝血常规、常规生化检查（表 104-1）等。

表 104-1　入院后患者生化检测结果

项目	结果	单位	参考范围
总胆红素（TBIL）	36.3	μmol/L	5.0 ～ 28.0
直接胆红素（DBIL）	8.0	μmol/L	< 8.8
丙氨酸转氨酶（ALT）	19	U/L	< 50
天冬氨酸转氨酶（AST）	30	U/L	< 40
总蛋白（TP）	77.6	g/L	65.0 ～ 85.0
白蛋白（ALB）	45.4	g/L	40.0 ～ 55.0
尿素（UREA）	6.20	mmol/L	3.38 ～ 8.57
肌酐（CREA）	96.0	μmol/L	53.0 ～ 140.0
估算肾小球滤过率（eGFR）	83	ml/(min·1.73m^2)	90 ～ 120
胱抑素 C（CysC）	1.17	mg/L	0.51 ～ 1.09

续表

项目	结果	单位	参考范围
尿酸（UA）	486.0	μmol/L	240.0 ~ 490.0
甘油三酯（TG）	3.47	mmol/L	0.29 ~ 1.83
胆固醇（TC）	6.17	mmol/L	2.80 ~ 5.70
血糖（GLU）	6.10	mmol/L	3.90 ~ 5.90
钠（Na^+）	143.4	mmol/L	137.0 ~ 147.0
钾（K^+）	3.66	mmol/L	3.50 ~ 5.30
氯（Cl^-）	101.0	mmol/L	99.0 ~ 110.0
碳酸氢根（HCO_3^-）	28.2	mmol/L	18.0 ~ 28.0
钙（Ca）	3.25	mmol/L	2.10 ~ 2.70
镁（Mg）	0.69	mmol/L	0.67 ~ 1.04
磷（P）	1.40	mmol/L	0.81 ~ 1.45

患者生化结果显示血钙为 3.25mmol/L，高于危急值 3.0mmol/L，从患者病史看，无输入和摄入过多的状况，再次复查后结果仍是高钙。该患者是肿瘤骨转移，还是甲状旁腺功能亢进。因此，实验室在通知危急值的同时建议临床加做甲状旁腺激素（PTH）检查。

【沟通体会】

和患者主管医生取得联系，告之患者出现了高钙，为寻找患者高钙的原因，建议该患者进一步做甲状旁腺激素（PTH）检测。第二日患者 PTH 检测结果见表 104-2。

表 104-2　患者的 PTH 检测结果

项目	结果	单位	参考范围
甲状旁腺激素（PTH）	0.67	pmol/L	1.60 ~ 6.90

PTH 是由甲状旁腺分泌的多肽激素，甲状旁腺激素主要作用使破骨细

胞活性和数目增加，增高血钙；抑制肾小管对磷的吸收，促进肠钙、磷的吸收。调节 PTH 分泌的主要因素为血钙水平，当血钙降低促进 PTH 分泌，而血钙升高抑制 PTH 分泌。

该患者检查结果显示：血钙水平升高且 PTH 水平降低，首先排除患者存在甲状旁腺功能亢进，同时排除甲旁亢引起的高钙，该患者是其他原因引起的高钙，而高钙血症抑制甲状旁腺分泌甲状旁腺激素，因此该患者低水平的 PTH 结果是高钙抑制甲状旁腺激素分泌的结果。该患者又是什么原因引起的高钙呢？该患者病史显示为鼻腔鼻窦恶性肿瘤，会不会是肿瘤骨转移引起骨质破坏而出现的高钙。再次和患者主管医生取得联系，临床医生告诉我们患者第二日手术，我们通过分析患者实验室结果，患者存在高钙且 PTH 低，高度怀疑患者存在骨转移，建议暂停手术；如果患者有骨转移，单纯手术切除鼻窦肿瘤没有价值，应该修改患者的治疗方案。在确定手术前，建议增加全身骨扫描，以确定患者是否存在骨转移。经过和临床的沟通，临床暂停了患者的手术，申请为该患者做骨扫描。

全身骨扫描结果显示：胸腰椎多个椎体及附件、胸骨、部分肋骨、右侧肱骨头多发骨质破坏，考虑为肿瘤全身多发骨转移。和患者进一步沟通，局部的手术切除意义不大，建议该患者采用化疗方案进行治疗。

本案例为实验室参与临床诊治典型案例，强调临床实验室在报告审核中发现问题，及时和临床进行沟通，对异常结果进行解读，并积极为临床提供进一步检查的思路，以最短时间为患者提供准确的诊断，制订合理的治疗方案，更好地为患者服务。

小数据，大智慧。该案例为检验指引临床的典范。

（聂 鑫 贺 勇 李贵星）

105 当高钙恰逢高甲状旁腺激素

【案例经过】

患者女性，53 岁，因"纳差、少尿 20 天，心悸 4 天"入院。其主要病史特点如下：起病急，病程短；患者于 20 余天前出现食欲明显下降，与活动无明显关联，出现起夜频繁，小便次数增多、小便量减少，未予重视。5⁺天前，患者无明显诱因于夜间出现心悸胸闷，持续约 1min 后自行消失，伴胸骨后及四肢末端烧灼感、反酸、呕吐，与进食无明显关联，无呼吸困难等。于当地医院就诊，考虑"急性心肌炎"，为求进一步诊治，于四川大学华西医院就诊。自患病以来，精神食欲差，小便频繁、量少，大便次数减少，体重无明显变化。一般情况良好，否认肝炎、结核或其他传染病史，否认过敏史，2 年前于当地医院行两次超声碎石。查体：T 36.4℃，P 120 次 /min，R 18 次 /min，BP 109/80mmHg。神志清楚，无病容，皮肤巩膜无黄染，全身浅表淋巴结未触及肿大。颈静脉无怒张。心界正常，心律齐，心尖区闻及收缩期杂音。胸廓未见异常，双肺叩诊呈清音。双肺呼吸音清，未闻及干湿啰音。腹部外形正常，全腹软，无压痛及反跳痛，腹部未触及包块。肝脏肋下未触及。脾脏肋下未触及。双肾未触及。双下肢无水肿。辅助检查：暂无。

综上初步诊断：肥厚型心肌病，冠心病？肾功能不全？患者入院后 2018-01-31 做心肌生化标志物的检测结果见表 105-1。

表 105-1　心肌生化标志物的检测结果

项目	结果	单位	参考范围
肌红蛋白（MYO）	320.4	ng/ml	＜ 58.0
肌酸激酶同工酶 MB 质量（CK-MB mass）	16.38	ng/ml	＜ 2.88
尿钠素（NT-Pro-BNP）	6 006	pg/ml	＜ 334
肌钙蛋白 T（cTnT）	88.6	ng/L	＜ 14.0

患者心电图正常，结合体征和心肌标志物结果，排除患者急性心肌梗死的可能性，心肌标志物结果表明患者存在心肌损伤和心功能减退，为进一步明确患者的病因，临床进行了甲状腺功能和常规生化检查，检测结果见表 105-2 和表 105-3。

表 105-2　患者的甲状腺功能检测结果

项目	结果	单位	参考范围
促甲状腺激素（TSH）	0.32	mU/L	0.27 ~ 4.20
游离三碘甲状腺原氨酸（FT_3）	3.87	pmol/L	3.67 ~ 7.50
游离甲状腺素（FT_4）	11.20	pmol/L	12.00 ~ 22.00

表 105-3　患者生化检验检测结果

项目	结果	单位	参考范围
总胆红素（TBIL）	5.3	μmol/L	5.0 ~ 28.0
直接胆红素（DBIL）	1.9	μmol/L	< 8.8
丙氨酸转氨酶（ALT）	23	U/L	< 50
天冬氨酸转氨酶（AST）	24	U/L	< 40
总蛋白（TP）	67.0	g/L	65.0 ~ 85.0
白蛋白（ALB）	38.4	g/L	40.0 ~ 55.0
尿素（UREA）	8.80	mmol/L	3.38 ~ 8.57
肌酐（CREA）	164.0	μmol/L	53.0 ~ 140.0
估算肾小球滤过率（eGFR）	56	ml/(min·1.73m^2)	90 ~ 120
胱抑素 C（CysC）	1.69	mg/L	0.51 ~ 1.09
尿酸（UA）	444.0	μmol/L	240.0 ~ 490.0
甘油三酯（TG）	1.34	mmol/L	0.29 ~ 1.83
胆固醇（TC）	3.98	mmol/L	2.80 ~ 5.70
血糖（GLU）	5.57	mmol/L	3.90 ~ 5.90
钠（Na^+）	141.8	mmol/L	137.0 ~ 147.0
钾（K^+）	3.37	mmol/L	3.50 ~ 5.30
氯（Cl^-）	108.0	mmol/L	99.0 ~ 110.0

续表

项目	结果	单位	参考范围
碳酸氢根（HCO₃⁻）	16.3	mmol/L	18.0 ~ 28.0
钙（Ca）	3.71	mmol/L	2.10 ~ 2.70
镁（Mg）	0.55	mmol/L	0.67 ~ 1.04
磷（P）	1.17	mmol/L	0.81 ~ 1.45

甲状腺功能基本正常，生化结果显示患者存在肾功能受损，而明显升高的指标是血钙，超过了危急值的水平（高钙危急值为 3.0mmol/L），经过复查排除实验室误差，引起高钙的原因很多，如多发性骨髓瘤、钙摄入过多、肿瘤骨转移及甲状旁腺功能亢进，该患者蛋白水平偏低，而且球蛋白水平正常，基本可排除多发性骨髓瘤；钙摄入过多从病史上未见；肿瘤也未见描述。怀疑甲状旁腺功能亢进，实验室在通知危急值时建议做甲状旁腺激素（PTH）检查，以确定或排除甲状旁腺功能亢进引发的高钙。

【沟通体会】

和临床沟通后，临床同意实验室的意见，于第二天送检 PTH 检测（表105-4）。

表 105-4 患者的 PTH 检测结果

项目	结果	单位	参考范围
甲状旁腺激素（PTH）	203.10	pmol/L	1.60 ~ 6.90

报告显示存在高浓度的 PTH，同时明确患者高钙的原因是甲状旁腺功能亢进，也明确患者高钙引起了心悸。

为进一步明确诊断，该患者转入内分泌科。SPECT 甲状旁腺融合显像提示：甲状腺左叶下方囊实性肿块摄取 MIBI 不均匀增高，多系甲状旁腺肿瘤，腺瘤可能性大。再次转入甲状腺外科，于 2018-02-13 在全麻下行"颈部探查＋左下甲状旁腺腺瘤切除＋术中喉返神经探查监测术"，术中发现：气管居中，无受压偏移，甲状腺大小正常，甲状腺未扪及确切肿块，甲状腺左叶下份背面甲状旁腺区域探及一个红褐色肿块，大小约 60mm×

40mm×30mm，质中，边界清楚，形态规则，与甲状腺左叶分界清楚，伸入胸骨后伴行于颈总动脉旁，予以切除。

术后患者检查血钙 2.26mmol/L，PTH 为 7.75pmol/L，患者心悸症状消失，痊愈出院。

疾病的表现原因复杂，实验室指标的异常也会有多种原因，作为检验人员，应充分了解指标异常的可能原因，为临床提供进一步检查的方向，尽可能短时间明确诊断，从而采取正确的治疗方案，更好地为患者服务。

（聂　鑫　贺　勇　李贵星）

106　这个"甲减"不寻常

【案例经过】

患者，男，65 岁，杭州人，退休公务员，因"反复乏力、水肿 2 个月余"入院。患者 2 个月前无明显诱因下出现发热，最高体温达 39.7℃，伴有咳嗽咳痰，遂至浙江大学医学院附属第一医院就诊，查胸部 CT 示：左下肺少许感染灶；血常规示：白细胞计数 $6.7×10^9$/L；CRP：15.7mg/L，予抗感染等治疗后体温、咳嗽好转（具体不详）。此后患者出现乏力，起立困难，活动后气促，伴有双下肢水肿，怕冷，夜间偶有双足抽搐，当时无明显体重下降，无毛发脱落，无少言嗜睡，无头痛头晕，无皮肤、黏膜色素沉着加深等。近 2 月来，患者平均血压较前下降 30～40mmHg，心率增快至 100 次 /min，曾多次来浙江大学医学院附属第一医院神经内科、心血管科等就诊，查甲状腺功能（表 106-1）显示：游离 T_3 3.69pg/ml，游离 T_4 0.6ng/dl，TSH 正常范围。甲状腺 B 超示：甲状腺弥漫性病变，左侧甲状腺低回声结节伴钙化，考虑微小癌，右侧颈部淋巴结肿大。

表 106-1　甲状腺功能检测结果

项目	第一次	第二次	单位	参考区间
TT_3	2.05	1.50	ng/ml	0.58 ～ 1.59

续表

项目	第一次	第二次	单位	参考区间
TT$_4$	3.8	4.34	μg/dl	4.87 ~ 11.72
FT$_3$	3.69	3.26	pg/ml	1.71 ~ 3.71
FT$_4$	0.6	0.71	ng/dl	0.70 ~ 1.48
TSH	1.931	0.937	μU/ml	0.35 ~ 4.94
Anti-TGAb	阴性	阴性	IU/ml	< 4.11

患者低血压，乏力，颜面部水肿，T$_3$ 和 T$_4$ 降低，临床诊断为甲状腺功能减退。甲状腺 B 超提示微小癌，那么甲状腺功能减退的原因是微小癌引起还是其他？

【沟通体会】

甲状腺功能减退症（简称甲减），系由多种原因引起的体内甲状腺激素合成、分泌减少或生物效应不足所致的一组以机体代谢率降低为特征的临床常见内分泌疾病。本病临床上并不少见，各年龄均可发病，以中老年妇女多见，男女患病之比为 1∶5。90% 以上的甲状腺功能减退症患者系因甲状腺本身疾病引起。本例患者甲状腺 B 超示：甲状腺弥漫性病变，左侧甲状腺低回声结节伴钙化，考虑微小癌，右侧颈部淋巴结肿大。考虑甲状腺自身病变引起，但同时应该关注 TSH 的变化。

甲状腺功能减退患者血清 TSH 是诊断原发性甲状腺功能减退最简单和最敏感的指标。血清 TSH 增高，FT$_4$ 减低，原发性甲减诊断即可成立。如血清 TSH 正常，FT$_4$ 减低，则考虑为继发性或三发性甲减。继发性或三发性甲减常伴有其他垂体激素和其相应靶腺激素的降低。TRH 试验有助于区别继发于垂体功能衰竭和继发于下丘脑衰竭的甲状腺功能减退。垂体性甲减症：血清 TSH 水平低，对 TRH 兴奋试验无反应。应用 TSH 后，血清 TT$_4$ 水平升高。下丘脑性甲减症：血清 TSH 水平低或正常，对 TRH 兴奋试验反应良好。甲状腺激素抵抗综合征者则是临床上表现为甲状腺功能低下，而血清的 T$_3$、T$_4$、TSH 均升高。

本例患者血清 TSH 正常，FT$_4$ 减低。经进一步和临床沟通，该患者头颅 MR 示：右侧半卵圆区少量缺血灶。最终经 TRH 兴奋试验证实为中枢性甲减。

实验结果可由多种原因导致，找到确切的病因对于临床治疗非常重要。

（左 芳 胡正军）

107 甲状腺功能结果怎么就不对了？

【案例经过】

某女性患者，47 岁，因"甲亢治疗中"于 2018-04-04 于四川大学华西医院采血复查甲状腺功能。检测结果见表 107-1。

表 107-1 患者的甲状腺功能检测结果

项目	结果	单位	参考范围
促甲状腺激素（TSH）	< 0.005	mU/L	0.27 ~ 4.20
游离三碘甲状腺原氨酸（FT$_3$）	15.13	pmol/L	3.67 ~ 7.50
游离甲状腺素（FT$_4$）	10.40	pmol/L	12.00 ~ 22.00

该甲状腺功能结果为不常见的结果模式，FT$_3$ 结果增高，而 FT$_4$ 结果降低，为此对该样品马上进行复测，两次检测结果一致，并在检验报告中注明两次结果检测一致，遂发出报告，患者取报告后交门诊医生，门诊医生为内分泌科医生，认为实验室结果存在错误，要求再次复测。

【沟通体会】

接临床要求，我们再次对该样本进行了第三次分析，结果仍然一致，当日实验室质控良好，室内质控变异系数符合要求，检验质量有保证，而且已对样本进行复查，结果一致，为什么临床会认为结果不对，问题出在什么地方？实验室老师为此进行了讨论分析，并通过 LIS 查阅患者的历史结果（表 107-2）。

表 107-2　患者 2017-03-03 在华西医院检查结果

项目	结果	单位	参考范围
促甲状腺激素（TSH）	< 0.005	mU/L	0.27 ~ 4.20
游离三碘甲状腺原氨酸（FT$_3$）	28.69	pmol/L	3.67 ~ 7.50
游离甲状腺素（FT$_4$）	40.30	pmol/L	12.00 ~ 22.00

　　结果显示，患者初诊为甲状腺功能亢进（简称"甲亢"），通过 LIS 查询患者电话，询问得知患者 3 月 3 日为初诊，诊断为甲亢后用 ^{131}I 进行治疗，目前治疗 1 个月后复查甲状腺功能。仔细分析患者两次分析结果发现，患者甲亢诊断正确，3 月 3 日结果 FT$_3$ 和 FT$_4$ 结果均增高，TSH 结果低于检测限，这是甲亢患者的典型结果，属于标准的甲亢模式。再仔细分析患者报告，发现该患者虽然 FT$_3$ 和 FT$_4$ 均增高，但增高的幅度明显不同，FT$_3$ 增高幅度近 4 倍，而 FT$_4$ 增高幅度近 2 倍，T$_3$ 和 T$_4$ 均由甲状腺滤泡上皮细胞的甲状腺球蛋白上面的酪氨酸经过碘化缩合而成，而且 T$_4$ 在脱碘酶的作用下脱去一个碘分子可转变为 T$_3$ 和反 T$_3$，由于个体差异的存在，甲状腺在合成 T$_3$ 和 T$_4$ 时其水平并不一致，该患者在 ^{131}I 进行治疗过程中，由于 ^{131}I 对细胞的破坏作用，使甲状腺合成甲状腺激素能力减弱，从而达到治疗的目的。由于该患者 FT$_3$ 和 FT$_4$ 水平不一致，在治疗过程中二者出现降低，从而出现较高浓度的 FT$_3$ 水平降低但仍会高于参考上限，而浓度升高 2 倍的 FT$_4$ 水平降低其结果低于参考下限，因此出现该结果是可以接受的。

　　再次和临床医生进行沟通，表明我们对该结果的看法，并要求该患者 1 个月后再次复查，临床医生同意 1 个月后再次复查。

　　继续追踪该患者，患者于 2018-05-16 再次于四川大学华西医院复查甲状腺功能，其结果见表 107-3。

表 107-3　患者 1 个月后再次复测的结果

项目	结果	单位	参考范围
促甲状腺刺激激素（TSH）	0.24	mU/L	0.27 ~ 4.20
游离三碘甲状腺原氨酸（FT$_3$）	4.50	pmol/L	3.67 ~ 7.50
游离甲状腺素（FT$_4$）	5.23	pmol/L	12.00 ~ 22.00

检查结果明显显示：患者 TSH 水平呈上升趋势，FT_3 水平为正常，而 FT_4 水平进一步降低，实验结果证明我们的观点正确。

甲状腺功能紊乱的患者在治疗过程需要不断监测甲状腺功能指标，通过本案例再次表明实验室检查对治疗效果的评价和预后判断非常重要，这是临床检验最大的价值。同时本案例告诉我们，实际的医疗工作中由于患者个体差异的存在，其实验检查结果会表现不一，书本上、理想化、典型的结果有，同时应注意对不常见，奇怪的结果进行分析和进一步研究，加强临床沟通，提高检验人员报告解读能力，为临床解释不常见的结果，是检验发展的方向。

疾病的变化过程是复杂的，检验结果真实反映了患者的变化过程。

（贺　勇　聂　鑫　李贵星）

108　按医嘱服药，甲状腺功能咋就变了？

【案例经过】

患者，女性，43 岁，因心慌疲乏就诊，临床怀疑为甲状腺功能减退（简称"甲减"），遂申请甲状腺指标的实验室检测，结果见表 108-1。

表 108-1　患者的甲状腺功能检测结果

项目	结果	单位	参考范围
促甲状腺刺激激素（TSH）	32.43	mU/L	0.27 ~ 4.20
游离三碘甲状腺原氨酸（FT_3）	3.05	pmol/L	3.67 ~ 7.50
游离甲状腺素（FT_4）	9.03	pmol/L	12.00 ~ 22.00
抗甲状腺球蛋白抗体（anti-TGAb）	611	IU/ml	< 115

该患者甲状腺功能结果显示：TSH 升高，FT_3 和 FT_4 降低，anti-TGAb 呈阳性，符合典型的"桥本甲状腺炎"的诊断，遂按甲减服用甲状腺素片进行治疗，并要求每个月复查。随后患者按医嘱定时服药，但并未按要求

每月进行复查，随后患者因心慌出汗再次就诊，临床医生申请甲状腺功能检测，结果见表108-2。

表108-2　患者服药一段时间后甲状腺功能复查结果

项目	结果	单位	参考范围
促甲状腺刺激激素（TSH）	0.09	mU/L	0.27 ~ 4.20
游离甲状腺素（FT$_4$）	23.29	pmol/L	12.00 ~ 22.00

检测结果显示：TSH降低，而FT$_4$结果增高，指标模式表现为甲亢，和其症状一致，但患者严格按医嘱定时服药，怎么出现甲亢了，问题出在什么地方？

【沟通体会】

检测人员在报告审核时注意到该患者诊断为桥本甲状腺炎，结果表现为甲亢。

桥本甲状腺炎（又称"慢性淋巴细胞性甲状腺炎"）为自身免疫性疾病，发病机制不清，多见于中年女性或儿童。桥本甲状腺炎起病缓慢，有中等程度的甲状腺肿，多为对称性，并伴有锥体叶的肿大。患者甲状腺功能可表现为正常，约20% ~ 30%患者表现为甲亢，后期则均表现为甲减。

如果初诊的桥本甲状腺炎患者，由于自身抗体的出现，对甲状腺滤泡上皮细胞的破坏作用，导致胞内甲状腺激素一过性释放过多，可表现为甲亢，如未经治疗，患者可表现为正常甲状腺功能，随后会表现为甲减。该患者初诊即为甲减，表明该患者已过了甲亢期和正常期，复诊出现甲亢的结果我们怀疑患者服药过量，遂询问患者，患者表示严格按医嘱定时服药，不存在过量服药的情况。

患者按医嘱服药，结果出现甲亢，难道是医嘱过量？我们和内分泌科医生取得联系，了解治疗情况，临床医生表示：就该患者而言，在明确其诊断后，临床按常规剂量给药，由于患者个体差异的存在，因此需要患者每月到医院检查甲状腺功能指标，通过甲状腺功能指标的变化来增减患者的用药剂量，在3 ~ 5个月的相同剂量且甲状腺功能正常的情况下，该剂量为长期服用的剂量。从当前的结果看，常规剂量对于该患者是过量，由于该患者虽然按医嘱定期服药，但并未按要求每月到医院复查甲状腺功能，因此无法及时调整该患者的用药剂量，才导致甲状腺功能指标显示甲亢。

最后，临床医生对该患者的用药剂量进行了调整，并要求患者定期到医院进行甲状腺功能检查。患者表示理解和接受，并答应定期到医院复诊。

检验结果对于治疗的评估非常重要，及时准确的检查结果对于调整治疗方案更是关键。

（贺 勇 聂 鑫 李贵星）

109 双侧采血的 PTH 怎么差这么大？

【案例经过】

女性患者，36 岁，因"甲状腺乳头状癌（PTC）术后"于 2018-02-22 在四川大学华西医院实验医学科检查甲状旁腺激素（PTH）。检测人员在报告审核时发现该患者有 2 个检测结果。查阅 LIS 系统发现该患者同时采集 2 份血样，也有 2 份检测申请，1 份血样 PTH 检测结果为 6.46pmol/L（参考区间：1.60 ~ 6.90pmol/L），另 1 份血样 PTH 检测结果为 110.20pmol/L。患者同时采血，结果相差这么大，如何发放报告？再一想，该患者为什么会同时要求做两份相同的检查呢？

【沟通体会】

检测人员发现该问题后，随即复查 2 份样本，结果同第一次基本一致，排除实验室检测误差。通过 LIS 查阅该患者的预留电话，经电话沟通，患者表示确实做了双份相同项目的检查，问其原因，她表示并不清楚，是医生开的检查，但采血部位不同，一份样本采集左手肘静脉，另一份样本采集右手肘静脉，同时告诉我们上个月因为甲状腺癌在医院做过手术切除。随后我们打开医院信息系统了解该患者当时住院时的情况，患者入院时病史：因"体检发现甲状腺右侧叶结节 2 个月"入院。专科情况：颈部无瘢痕，局部无血管曲张，无皮肤破溃。甲状腺无肿大，甲状腺双侧叶及峡部未扪及明显肿块，颈部淋巴结未扪及肿大。气管居中，发音正常。辅助检查：2017-10-23 四川省人民医院体检中心行甲状腺彩超，提示甲状腺右侧弱结节伴钙化；甲状腺弥漫性改变，桥本甲状腺炎？双侧颈部未见确切肿大淋巴结。2017-10-30 甲状腺彩超提示：甲状腺右侧结节（乳头状 Ca？），桥本甲状腺炎。2017-11-02 四川大学华西医院行甲状腺彩超提示：桥本氏甲状腺炎，甲状腺右叶结节（乳头状癌？），2017-11-13 行甲状腺右叶结节穿刺涂片及细胞块提示：乳头状癌。目前诊断：①甲状腺右叶乳头状癌（$cT_{1b}N_0M_0$）；②桥本甲状腺炎。拟行手术切除治疗。术前生化检测结果见表 109-1，甲状腺功能检测结果见表 109-2。

表 109-1　患者术前的生化检测结果

项目	结果	单位	参考范围
总胆红素（TBIL）	12.6	μmol/L	5.0 ~ 28.0
直接胆红素（DBIL）	2.7	μmol/L	< 8.8
丙氨酸转氨酶（ALT）	13	U/L	< 50
天冬氨酸转氨酶（AST）	15	U/L	< 40
总蛋白（TP）	74.6	g/L	65.0 ~ 85.0
白蛋白（ALB）	46.2	g/L	40.0 ~ 55.0
尿素（URFA）	5.10	mmol/L	3.38 ~ 8.57
肌酐（CREA）	60.0	μmol/L	53.0 ~ 140.0
估算肾小球滤过率（eGFR）	112	ml/（min·1.73m²）	90 ~ 120
胱抑素 C（CysC）	0.67	mg/L	0.51 ~ 1.09
尿酸（UA）	218.0	μmol/L	240.0 ~ 490.0
甘油三酯（TG）	0.85	mmol/L	0.29 ~ 1.83
胆固醇（TC）	5.26	mmol/L	2.80 ~ 5.70
血糖（GLU）	4.49	mmol/L	3.90 ~ 5.90
碱性磷酸酶（ALP）	54	U/L	35 ~ 100
谷氨酰转肽酶（GGT）	14	U/L	< 45
肌酸激酶（CK）	66	U/L	19 ~ 226

项目	结果	单位	参考范围
乳酸脱氢酶（LDH）	135	U/L	110 ~ 220
羟丁酸脱氢酶（HBDH）	106	U/L	72 ~ 182
钙（Ca）	2.23	mmol/L	2.10 ~ 2.70
镁（Mg）	0.89	mmol/L	0.67 ~ 1.04
磷（P）	1.08	mmol/L	0.81 ~ 1.45

表 109-2　术前甲状腺功能检测检查结果

项目	结果	单位	参考范围
促甲状腺刺激激素（TSH）	2.48	mU/L	0.27 ~ 4.20
游离三碘甲状腺原氨酸（FT$_3$）	4.85	pmol/L	3.67 ~ 7.50
游离甲状腺素（FT$_4$）	18.21	pmol/L	12.00 ~ 22.00
甲状腺球蛋白（HTG）	21.39	μg/L	1.40 ~ 78.00
抗甲状腺球蛋白抗体（TgAb）	134	IU/ml	< 115
抗甲状腺过氧化物酶抗体（TPOAb）	138	IU/ml	< 34
甲状旁腺激素（PTH）	10.70	pmol/L	1.60 ~ 6.90

　　患者于 2017-03-17 手术，当日手术情况：患者全麻下行"甲状腺全切 +右侧中央区淋巴结清扫 + 甲状旁腺自体移植 + 术中喉返神经探查监测术"，术中见"气管居中，无受压偏移，食管偏左，左缘 +5mm，右缘 0mm。注入纳米碳后，甲状腺及周围淋巴组织黑染。甲状腺无肿大，甲状腺右叶中份及上份分别见大小约 13mm×10mm×10mm、6mm×6mm×4mm 灰白色肿块，实性伴钙化，质硬，边界不清，肉眼未见侵犯甲状腺被膜。甲状腺左叶及峡部不均匀，未见明显肿块。甲状腺双侧叶均未见结节。气管前、右侧气管旁见淋巴结数枚，质中，部分黑染，最大者约 3mm×2mm×2mm。右上甲状旁腺（4mm×2mm×2mm）、右下甲状旁腺（3mm×2mm×3mm）均为 A2 型，原位保留困难，予以切除后匀浆注射移植于右前臂肱桡肌内，

左上甲状旁腺（5mm×3mm×3mm）为 B1 型，左下甲状旁腺（5mm×3mm×4mm）为 A1 型，质软，予原位保留；保留的甲状旁腺经观察血供好，手术结束时未变色。余手术区域未见甲状旁腺，仔细检查切除组织，未见疑似甲状旁腺组织。"术后第一天血清 PTH 检测结果见表 109-3，显示 PTH 表现为低水平。

表 109-3　术后第一天（2018-02-18）PTH 和 Ca 结果

项目	结果	单位	参考范围
甲状旁腺激素（PTH）	1.35	pmol/L	1.60 ~ 6.90
钙（Ca）	1.92	mmol/L	2.10 ~ 2.70

甲状旁腺激素是甲状旁腺分泌的多肽激素，主要作用使破骨细胞活性和数目增加，增高血钙；抑制肾小管对磷的吸收，促进肠钙、磷的吸收。术前该患者 PTH 轻度增高，Ca^{2+} 水平正常。甲状腺旁腺附着于甲状腺上，在甲状腺癌行手术切除时，通常将甲状腺旁腺从切除的甲状腺上面剥离并原位种回或异位种植，术后通过监测 PTH 和 Ca 水平评估种回或异位种植的甲状腺旁腺是否存活。术后的第 1 天的结果说明，患者出现低水平 PTH 和低 Ca，表明手术对甲状腺旁腺造成影响，甲状旁腺是否存活有待进一步观察。术后第 5 天甲状腺功能的部分检测结果见表 109-4。

表 109-4　术后第 5d 患者的检查结果

项目	结果	单位	参考范围
甲状旁腺激素（PTH）（左手）	6.46	pmol/L	1.60 ~ 6.90
甲状旁腺激素（PTH）（右手）	110.20	pmol/L	1.60 ~ 6.90
钙（Ca）	2.09	mmol/L	2.10 ~ 2.70

该次检查结果的正确解读方式：左手侧（PTH）结果为 6.46pmol/L，其反映全身的 PTH 水平，其结果正常表明该患者种植的甲状旁腺存活，而右手侧的 PTH 结果为 110.20pmol/L，其采血位置为肘静脉，该患者由于右侧甲状旁腺原位保留困难，切除后匀浆注射移植于右前臂肱桡肌内，因此该处的结果增高，说明此处异位种植的甲状旁腺存活，该处释放的甲状旁腺

激素释放入血正好进入肘静脉，因而出现高浓度，因此该患者术后 5 天 PTH 恢复正常，血 Ca^{2+} 也开始恢复正常，而此时右手高浓度的 PTH 正好说明异位种植的甲状旁腺存活。

检验人员了解临床治疗对结果的解读很重要。

（贺　勇　聂　鑫　李贵星）

不走寻常路的甲状腺激素

【案例经过】

患者女性，66 岁，于 2018 年 8 月 14 日于四川大学华西医院门诊采血检查甲状腺功能。诊断标注为检查，其他信息不详。检测结果见表 110-1。

表 110-1　该患者的甲状腺功能检测结果

项目	结果	单位	参考范围
促甲状腺刺激激素（TSH）	2.460	mU/L	0.27 ~ 4.20
游离三碘甲状腺原氨酸（FT$_3$）	3.54	pmol/L	3.60 ~ 7.50
游离甲状腺素（FT$_4$）	22.23	pmol/L	12.0 ~ 22.0
甲状腺球蛋白（HTG）	37.43	μg/L	1.4 ~ 78.00
抗甲状腺球蛋白抗体（TgAb）	10.26	IU/ml	< 115
抗甲状腺过氧化物酶抗体（TPOAb）	7.89	IU/ml	< 34

该患者结果表现为 FT_4 结果升高，而 FT_3 结果降低，呈现相反的变化趋势。检查发现标本性状正常，复查结果与本次结果一致。按照一般规律，FT_3 的变化趋势应与 FT_4 相同，出现这种相反的变化趋势，实属少见，遂通过电话，与该患者取得了联系。

【沟通体会】

经过和该患者电话联系，了解该患者的情况，尤其详细询问了其甲状腺相关病史，以及其最近是否正在服用药物、具体药物名称及剂量。经过详细询问，我们得知该患者一般状况良好，否认甲状腺相关疾病病史，但最近由于心律不齐，一直在服用胺碘酮。是否是由于胺碘酮的药物作用引起甲状腺激素的改变，为了加强对于胺碘酮药理作用的认识，我们立即翻阅资料并向心内科的临床医生咨询。胺碘酮属Ⅲ类抗心律失常药。具有轻度非竞争性的 α 及 β 肾上腺素受体拮抗剂。且具轻度Ⅰ及Ⅳ类抗心律失常药性质。主要电生理效应是延长各部位心肌组织的动作电位及有效不应期，有利于消除折返激动。临床适用于室性和室上性心动过速和期前收缩、阵发性心房扑动和颤动、预激综合征等。也可用于伴有充血性心力衰竭和急性心肌梗死的心律失常患者。对其他受体阻断剂无效的顽固性阵发性心动过速也能奏效。另外，也用于慢性冠状动脉功能不全和心绞痛的治疗。

胺碘酮主要通过碘相关效应和药物本身作用引起甲状腺功能的异常。首先，胺碘酮含有 2 分子的碘，甲状腺为了适应碘过量，通过抑制碘摄入减少胞内碘量，该过程称为碘阻滞效应（又称"Wolff-Chaikoff 效应"），从而使 T_4 与 T_3 水平下降，TSH 水平上升。这种 Wolff-Chaikoff 效应只持续约 2 ~ 14d，接着甲状腺滤泡上皮细胞摄取碘的过程即被恢复，即 Wolff-Chaikoff 效应逃逸现象，从而使甲状腺激素合成增加。当存在潜在甲状腺疾病的患者，常不能正常发生 Wolff-Chaikoff 效应逃逸现象，而导致血中甲状腺素水平降低，TSH 持续升高，甲状腺体积代偿性增大。当患者甲状腺功能正常时，胺碘酮长期服用使甲状腺激素合成，同时胺碘酮通过抑制碘酪氨酸脱碘酶的活性使 T_4 转化为 T_3 减少，同时抑制反 T_3 的清除，使 T_3 下降，总 T_4 和反 T_3 升高，从而表现为 T_4 增高而 T_3 降低。

为了更好地理解上述过程，我们又复习了甲状腺激素合成过程。在甲状腺内合成甲状腺激素的主要原料为碘与甲状腺球蛋白，合成过程包括碘的摄取与活化、酪氨酸的碘化与缩合。首先，甲状腺滤泡上皮细胞通过细胞膜上的"碘泵"主动摄取、浓集血浆中的碘离子。进入细胞的碘离子在过氧化物酶的催化下，氧化为活性碘。活性碘使核糖体上的甲状腺球蛋白酪氨酸残基碘化，生成一碘酪氨酸（MIT）和二碘酪氨酸（DIT）。在过氧化物酶催化下，1 分子 MIT 与 1 分子 DIT 偶联为 1 分子 T_3，而 2 分子 DIT 偶联为 1 分子 T_4。据分析，1 个甲状腺球蛋白分子上，T_4 与 T_3 之比是 20 ∶ 1。因此，甲状腺分泌的激素主要是 T_4，但 T_3 的生物学活性较 T_4 强，正常甲状腺激素总活性的 2/3 是由 T_3 体现的。含 T_3、T_4 的甲状腺球蛋白随分泌泡进入滤泡腔中储存。血循环中的 T_3 一部分来自甲状腺合成，大部分由 T_4 在血循环中脱碘转换而成。

本案例异常的 FT_3 与 FT_4 变化趋势，原来是由于患者服用的胺碘酮药物的影响，抑制了脱碘酶的活性，使 FT_4 升高，而 FT_3 降低。

加强对于治疗过程中药物对检测结果影响的认识，有助于检验人员对检测结果的解读。

（梁珊珊　李贵星）

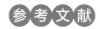

[1] HOFMANN A, NAWARA C, OFLUOGLU S, et al. Incidence and predictability of amiodarone-induced thyrotoxicosis and hypothyroidism [J]. Wien Klin Wochenschr, 2008, 120(15/16):493-498.

[2] ESKES SA, WIERSINGA WM. Amiodarone and thyroid [J]. Best Pract Res Clin Endocrinol Metab, 2009, 23(6):735-751.

[3] PADMANABHAN H. Amiodarone and thyroid dysfunction [J]. South Med, 2010, 103(9):922-930.

[4] BOGAZZI F, BARTALENA L, BROGIONI S, et al. Desethylamiodarone antagonizes the effect of thyroid hormone at the molecular level [J]. Eur. J. Endocrinol, 2001,145: 59-64.

[5] 潘春梅，李伟兰，劳国权 . 口服胺碘酮致甲状腺功能异常的临床观察 [J]. 现代医院，2017，17(1)：106-108.

111　甲状旁腺激素"谜云"

【案例经过】

一位儿科患者，2018 年 3 月 25 日上午 7 时和 10 时分别在门诊和体检中心检测骨代谢指标。结果门诊检验科检测结果甲状旁腺激素（PTH）为 78.34pg/ml，体检中心检查结果 PTH 46.21pg/ml，二者结果相差近一倍，一个偏高一个正常，是什么原因？

抽错血了吗？不会，条码、ID 号及患者同时送检的其他项目都和体检中心所测结果相差不大。抽血记录、接收记录，甚至血型，都核查无误，应该不会抽错血。仪器不稳定？不会，复查之后结果为 76.21pg/ml，与原始结果误差在实验室可接受范围以内。

难道是标本运送途中出现问题？不会，标本与体检中心互测后结果见表 111-1。

表 111-1 患儿不同时间采集标本检测结果的比较

抽血时间	PTH/(pg·ml^{-1})	
	门诊检验科	体检中心
上午 7 时	78.34	73.21
上午 10 时	39.26	46.21

两个中心测量的仪器，试剂均为罗氏原装试剂，当天质控均在控。

会不会是 PTH 半衰期短造成的？再一次翻看标本记录，两次标本采血后均在 30min 内进入实验室，且互测结果也不支持这个推断。

【沟通体会】

给患者家属打电话，详细询问抽血前后经过，基本排除了运动、饮食、精神状态等可能影响检测结果的行为，结果应该是准确的，而且应该可以排除检验前、检验中的误差，患者也是个健康儿童，一时间我们有点犯难。

既然病理因素排除，检验误差也可以排除，那会不会是生理因素呢？我们知道体内钙代谢虽然受多种激素的影响，但是调节细胞外液中钙离子浓度的两种主要激素是 PTH 和甲状腺滤泡旁细胞分泌的降钙素，而且 PTH 的分泌主要受血浆 Ca^{2+} 浓度的负反馈调节。PTH 的分泌有其明显的生物节律，包括年节律、季节节律、月节律及昼夜节律的改变，人体控制生物节律的中枢为下丘脑前部视交叉上核。蓝旭华的一项针对健康青年（24～33岁）的研究表示，PTH 在上午时间段具有生物节律性变化，男性组在08：30 至 11：20 呈逐渐上升趋势，在女性组 08：30 到 09：10 下降，随后09：10 到 11：20 又逐渐升高。虽然暂时没有发现对儿童 PTH 节律性的研究，但是结合儿童时期由于骨塑型、骨重建、骨骼生长等使骨转换比成人大 10 倍左右这个已知结果，我们大胆推测，正是由于 PTH 的节律性分泌和脉冲式分泌的特性，该患者可能早 7 时抽血时恰为其 PTH 的分泌高峰期，到 10 时后 PTH 又下降到正常水平。

我将推论告诉了医生，并建议患者最好固定采血时间在同时间段，医生及患者均表示理解及接受我的结论。

甲状旁腺激素（PTH）主要由甲状旁腺的主细胞和嗜酸性粒细胞合成和分泌。PTH 的合成和分泌受血液钙离子的直接调节，其他激素如降钙素、皮质醇、泌乳素、生长激素等也能影响其合成和分泌。PTH 的主要功能是：①通过提高血液钙离子水平提高尿液磷的水平，并降低血液中磷的水平；②通过增强维生素 D 的合成，增加肠道对钙的吸收，增加破骨细胞及其活性，促进骨重建；③加快肾脏 $25(OH)D_3$ 转换为 $1,25(OH)_2D_3$ 的生成，促进小肠对钙和磷的吸收。PTH 检测，对于判定钙代谢紊乱、甲状旁腺功能判别、骨质疏松症患者的动态监测等都具有重要意义。正如贾兴旺专家所说：通过不同实验室标本互测，排除仪器分析误差，再想到激素的分泌有生物节律的特点，特别是查找了相关文献支持，这对于只专注于检验工作的人员来讲是难能可贵的。正是这些临床中发现的问题、患者的投诉，才给我们指明了开展临床科研的方向。

（张　靖　贾兴旺）

112 "各行其道"的血/尿皮质醇

【案例经过】

患者，青年女性。20 天前患者不愿讲话，发呆。无明显情绪低落及情绪高涨，大小便能自理，自患病以来，患者睡眠可，进食差，大小便可，体重未见明显下降。家属陪同入院，该患者衣着整洁适时，表情自然，生活能自理，接触被动，有关系妄想、被害妄想，对医护人员及家属友好，注意力不集中，回答问题不切题，声音平和，定向力不好，意识清，自知力部分存在。"感被害，疑跟踪 1 个月"入院，入院后空腹采血检查激素项目，结果见表 112-1。

表 112-1 患者入院后激素检查结果

项目	结果	单位	参考范围
泌乳素（PRL）	100.70	ng/ml	6.00 ~ 29.90
睾酮（T）	< 0.03	ng/ml	0.084 ~ 0.481
脱氢表雄酮硫酸酯（DHEA-S）	0.204	μmol/L	2.68 ~ 9.23
皮质醇（8—10 点）	2.84	nmol/L	147.30 ~ 609.30
促甲状腺激素（TSH）	8.240	mU/L	0.27 ~ 4.20
游离三碘甲状腺原氨酸（FT$_3$）	3.95	pmol/L	3.60 ~ 7.50
游离甲状腺素（FT$_4$）	14.53	pmol/L	12.0 ~ 22.0

患者进一步行皮质醇昼夜节律及尿 24h 游离皮质醇检查，结果见表 112-2。

表 112-2 患者皮质醇昼夜节律及尿 24h 游离皮质醇

项目	结果	单位	参考范围
皮质醇（8—10 时）	< 0.5	nmol/L	147.30 ~ 609.30
皮质醇（16—18 时）（PTC-16）	86.05	nmol/L	64.00 ~ 340.00
24h 尿游离皮质醇	254.2 0	μg/24h	20.26 ~ 127.55

进一步检查促肾上腺皮质激素，结果见表 112-3。

表 112-3 患者促肾上腺皮质激素

项目	结果	单位	参考范围
促肾上腺皮质激素（ACTH）	2.90	ng/L	5.00 ~ 78.00

实验结果表明：该患者考虑为继发性肾上腺皮质功能减退（中枢性），但患者尿 24h 游离皮质醇结果与早晨 8—10 时血清皮质醇结果不相符合，为何？

【沟通体会】

通过和临床沟通，询问用药史发现，患者在服用泼尼松片 5mg，每日 1 次；奥氮平片 5mg，每日 1 次。清晨采血时未服用泼尼松，而患者服用泼尼松后下午血清皮质醇水平正常，24h 尿游离皮质醇升高，考虑外源性糖皮质激素对检测结果影响，进一步检测服药后血清皮质醇为 19.72nmol/L。为证实此推论，嘱患者停药后检测 24h 尿游离皮质醇，结果为 12.2μg/24h；血清皮质醇（8—10 时），结果为 1.43nmol/L。

对于血清皮质醇结果与尿皮质醇结果不相符的情况，当患者诊断考虑肾上腺皮质功能减退时，要考虑患者正服用糖皮质激素，检测结果可能受外源性糖皮质激素的影响。

（何 詠 李贵星）

113 到底该相信哪个报告？

【案例经过】

2018 年 1 月 16 日，同单位的同事对我抱怨："你说你们检验科，一个患者的类风湿因子（rheumatoid factor，RF），结果竟然差了 1 000 倍，你让我们怎么给出正确诊断，延误病情或者误判诊断，谁来负责？"听到这里，我就奇怪了，我们每日工作前都有室内质控，质控过关的情况下才会继续患者标本。怎么会出现这种情况呢？

于是问："患者是一天送的标本吗？""不是呀，是第一次查有问题，结果 1 000 多，第二天抽血复查的。"

这难道和用药有关系？一般患者治疗类风湿关节炎（rheumatoid arthritis，RA）效果也不会那么明显才对呀。又问："患者治疗吗？""因为结果不一致，最后以 RA 筛查结果为准，认为诊断 RA 证据不足，没有给予诊断。"这个回答让我不知道该如何接下去。

同事接下来说："患者老年女性，有膝、腕关节晨僵，活动约 10min 好转的症状。不过因为两个结果不统一，未予以诊断及治疗，并且嘱其两周后复查 RA 筛查，已经给予办理出院了。"

听完这句，我感觉有点草率，既然有问题，为何不能联系检验科进行沟通呢？就这样凭借一个结果，就否定其他科室结果，这个真的不会漏诊吗？

"今天也就是想起来这事，就想问问你，以后遇到这样的问题，我们该如何解决。"同事继续说道。

"其实这个问题很简单，遇到你们认为不合理的结果，临床又无法解释的时候，可以及时与检验科进行沟通，检验科会积极配合，最终找到问题所在，这样就能确保患者结果无误。"

"原来这样呀。如果之前知道是这种情况，我们就不会那么矛盾了。"

【沟通体会】

次日上班，在检验科室调出患者的历史检测结果，果然，患者类风湿因子检查做了几次，结果见表 113-1。

表 113-1　2017 年 12 月 16 日风湿炎症系列

检测指标	中文全称	结果	参考区间	单位
AAG	α1 酸性糖蛋白	83.8	51.0 ~ 117.0	mg/dl
CRP	超敏 C 反应蛋白	7.15	0 ~ 5.00	mg/L
ASO	抗链球菌溶血素 O	479	0 ~ 116	IU/ml
RF	类风湿因子	1 480	0 ~ 25	IU/ml

从这份报告可以考虑患者可能患有类风湿关节炎，继而又再次复查（表 113-2）并且补充 RA 筛查（表 113-3）、红细胞沉降率（40mm/1h）以确定是否能够诊断。

表 113-2　2017 年 12 月 19 日风湿炎症系列

检测指标	中文全称	结果	参考区间	单位
AAG	α1 酸性糖蛋白	92.4	51.0 ~ 117.0	mg/dl
CRP	超敏 C 反应蛋白	6.31	0 ~ 5.00	mg/L
ASO	抗链球菌溶血素 O	478	0 ~ 116	IU/ml
RF	类风湿因子	1 190	0 ~ 25	IU/ml

表 113-3 2017 年 12 月 19 日 RA 筛查（风湿免疫科实验室）

检测指标	结果	正常参考值	单位
抗突变型瓜氨酸波形蛋白抗体	1.26	< 20	U/ml
环瓜氨酸肽抗体	9.65	< 20	U/ml
类风湿因子	1.57	< 18	U/ml

床位医生以后者为判断依据，未行治疗，准予出院。表 113-4 为患者复诊时的检测结果。

表 113-4 2017 年 12 月 25 日再次复查风湿炎症系列

检测指标	项目名称	结果	参考区间	单位
AAG	α1 酸性糖蛋白	97.7	51.0 ~ 117.0	mg/dl
CRP	超敏 C 反应蛋白	8.88	0 ~ 5.00	mg/L
ASO	抗链球菌溶血素 O	411	0 ~ 116	IU/ml
RF	类风湿因子	1 180	0 ~ 25	IU/ml

检验科查 RF 方法为免疫散射比浊法，检测类风湿因子 IgG 型抗体。风湿免疫科实验室检查 RF 方法为酶联免疫法，检测检测总 RF 抗体。此时，想到一个问题，免疫室多次查 RF 结果均高，结果的可靠性还是有保证的；风湿免疫科实验室的酶联免疫法有钩状效应，结果阴性是否与之相关。患者已经出院，标本无法再次进行复检比对，无法判断原因为何。

正如李洪春专家所说：面对 RF 如此不同的结果，到底谁的结果有问题，已不再是最主要的关注问题，临床与辅助科室沟通不足才是最大问题所在。沟通是解决问题的重要途径，这个典型沟通不足的反面例子，希望大家引以为戒，共同改进。

（胡忠嫣 徐 娜）

第七篇

关于水电解质
酸碱平衡

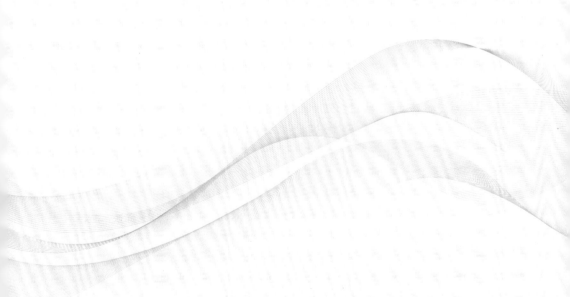

114 检验科的"管里管外"

【案例经过】

2018 年 10 月 31 日凌晨 1 点、2 点、早上 8 点，来自心内科同一患者的三份标本电解质监测，血钾高于 8.00mmol/L。入院记录所示：患者孙某，女，49 岁，因晨起头晕，视物旋转，伴恶心呕吐就诊。呕吐物为胃内容物，无意识障碍，无肢体活动障碍，临床初步诊断为"高血压危象、原发性醛固酮增多症待查、低钾血症"。初诊为低钾血症的患者出现如此高的钾离子水平着实可疑，同时也引起我的警觉，住院期间钾离子浓度监测见表 114-1。

表 114-1　患者住院期间钾离子的历史水平

检测日期	血钾(参考区间 3.5 ～ 5.5mmol/L)
2018-10-24	2.70
2018-10-28	4.51
2018-10-31 01:00	8.29
2018-10-31 02:00	8.19
2018-10-31 08:00	8.35

【沟通体会】

查看当日质控，在控，样本亦未见溶血，患者血清样本连测三次，结果一致，也能排除偶然误差。排除法推理，可能患者的血钾确因某些临床原因达到异常水平。

带着疑惑，我查看了该患者的临床资料。入院急诊生化检测示：尿素 11.35mmol/L、肌酐 190μmol/L、钾 2.70mmol/L；肾上腺 CT 平扫示：左侧肾上腺结合部占位，患者血压水平 269/153mmHg，临床初步诊断为：低钾血症、高血压危象合并肾功能损害。针对患者病情给予缬沙坦、哌唑嗪、硝苯地平、螺内酯控制血压，同时予以氯化钾补钾等治疗措施。从表114-1中可见，患者在10月28日低钾血症已经纠正，接下来的三天实验室未显示有对该患者的电解质水平进行动态检测的结果。10月31日的高钾危急值出现，提示患者的病情有了变化？患者本身的肾功能损害可能导致排钾障碍，而作为保钾利尿剂的螺内酯和氯化钾是否要进行相应的调整？为了验证猜测，电话联系了临床医生，经证实，患者在补钾期间，每天均有监测尿量，虽在血钾纠正之后，并未对血钾动态监测，但治疗方案有所调整，患者的高血钾，可能与患者的肾脏损害有关。在经过降钾处理后，31日19时左右，患者的血钾，已恢复到5.18mmol/L。

血钾过高或过低都会对人体造成极大的影响。轻者造成房性期前收缩、室性期前收缩，重者可导致严重的心律失常，例如室性心动过速。在临床补钾过程中，应对尿量和血钾严密监测，也可结合血气分析来判断是否出现酸碱失衡，必要时进行持续心电监护，如T波高尖是高钾的典型心电图表现。当患者出现高钾时，应立即采取降钾措施，必要时进行对症治疗。

检验科作为临床的辅助科室，虽不能掌握患者的全部病程，但我们努力用我们的监测结果给予临床最大的帮助。检验人员应该在严格遵循样本采集原则的前提下，根据自己检测的结果，密切观察患者数据趋势，及时提醒临床工作者调整治疗方案。例如此案例中，检验人员报告低钾危急值后，临床进行补钾治疗，虽然监测了尿量变化，但更要对血钾动态监测。检验人员在报告完危急值之后，是否应该追踪临床医生的处理措施？检验医师若能根据患者的既往数据和临床治疗措施，必要时提醒临床医生实时调整治疗方案，那么这样的危急值管理机制，定能避免诸如此类情况的发生。

所谓"管里管外"，要求我们检验人员努力实现从试管内的标本结果到试管外的患者病况，从实验监测到临床分析质的飞跃。正如李洪春专家所说：患者入院时低钾报危急值，临床进行补钾治疗，虽然临床医生在治疗过程未做到血钾的每天监测，但作为检验医师时不时也可以跟踪危急值的处理过程。临床医生也应积极与检验人员沟通，使检验与临床相辅相成，共同为患者服务。

（李　可　顾　兵）

115 POCT，任重而道远

【案例经过】

针对检验人员，门诊患者检测结果的审核，最大的不便之处就是患者的病史资料信息量少，若再遇到临床的 POCT，难度则更会加大。这位门诊患者，女，39 岁，血生化检测（干化学法）结果见表 115-1。

表 115-1　患者生化检测结果（干化学法）

项目名称	结果	正常参考值	项目名称	结果	正常参考值
AST/(U·L^{-1})	13	0 ~ 40	LDH/(U·L^{-1})	656	313 ~ 618
ALT/(U·L^{-1})	28	0 ~ 40	HBDH/(U·L^{-1})	476	75 ~ 182
GGT/(U·L^{-1})	27	0 ~ 40	CK/(U·L^{-1})	30	30 ~ 170
ALP/(U·L^{-1})	178	42 ~ 128	CK-MB/(ng·ml^{-1})	0.37	0.0 ~ 3.61
TP/(g·L^{-1})	81.6	63.0 ~ 82.0	cTnT/(ng·ml^{-1})	< 3.00	< 50.00
ALB/(g·L^{-1})	43.0	35.0 ~ 50.0	K$^+$/(mmol·L^{-1})	4.65	3.60 ~ 5.00
Bu/(μmol·L^{-1})	4.0	0.0 ~ 19.0	Na$^+$/(mmol·L^{-1})	138.0	137.0 ~ 145.0
Bc/(μmol·L^{-1})	0.4	0.0 ~ 5.0	Cl$^-$/(mmol·L^{-1})	104.0	98.0 ~ 107.0
CHE/(IU·L^{-1})	7 220	4 650 ~ 10 440	Mg/(mmol·L^{-1})	1.02	0.70 ~ 1.00
UREA/(mmol·L^{-1})	5.61	2.50 ~ 6.10	Ca/(mmol·L^{-1})	1.95	2.10 ~ 2.55
CREA/(μmol·L^{-1})	56	44 ~ 106	UA/(μmol·L^{-1})	497	149 ~ 446

表 115-1 显示：该患者的碳酸氢根浓度（二氧化碳结合力）只有 5.0mmol/L（线性下限）。虽然这个指标不算起眼，但为了慎重起见，还用普通生化分析仪复查验证，测得值只有 1.97mmol/L。这么低的碳酸氢根浓度，患者应该有明显的酸碱平衡紊乱，可未见该患者的血气分析申请；通过 LIS 系统查问，该患者同时申请有血常规和尿常规，血常规结果未见明显异常，但尿液分析（表 115-2）提示了患者的某些异常状况。

表 115-2　患者的尿液分析结果

检验项目	结果	参考范围	单位	检验项目	结果	参考范围	单位
UBG	−	−		RBC	80.60	0.00 ~ 25.00	个 /ul
GLU	++++	−		EC	19.80	0.00 ~ 40.00	个 /ul
SG	1.019	1.015 ~ 1.025		BACT	34		个 /ul
NIT	−	−		CAST	0	0 ~ 3.00	/LP
LEU	−	−		病理管型	0		/LP
BIL	−	−		电导率	4.9	5.0 ~ 38.0	Ms/cm
PRO	++	−		RBC 形态	均一性		
KET	++++	−		结晶标记	−		
pH	5.5	5.4 ~ 8.4		小圆 EC	+		
BLD	++	−		类酵母细胞	−		
WBC	19.70	0 ~ 20.00	个 /ul				

该患者尿糖 ++++、尿酮体 ++++，难道是糖尿病导致的酮症酸中毒？但作为门诊患者，检验科检测人员缺乏病史资料作为审核参考，且拟诊糖尿病患者，血糖应为必测项目，患者为何没有检测血糖？为了解惑，立即加测血糖，结果为 17.8mmol/L（GOD-POD 法）（干化学）。

【沟通体会】

血碳酸氢根浓度虽然不属于危急值范畴，思索之下，我还是和急诊科医生取得了联系，根据急诊留观病历记录，患者一周前无明显诱因出现牙痛、发热，体温高达 38℃，于当地医院行输液治疗，效果不佳，渐出现乏力，头晕。就诊前 1 天，患者出现恶心，呕吐伴头晕加重不能睁眼，并逐渐出现意识不清，呼之不应，遂来徐州医科大学附属医院急诊科就诊。针对我们检验人员根据已有检测结果提出的疑问和进一步检测项目时，急诊医生给予回复是："急诊 POCT 测血糖 24.0mmol/L（GOD-POD 法），考虑糖尿病酮症酸中毒，患者病情较重，准备收入住院"。关于送检血生化不勾选血糖的原因，急诊医生接着说："急诊科的患者量大，病情急，即使抽血送急诊检验，也得 1h 左右，使用 POCT，可以在最短时间内判断患者病情的急缓程度，便于我们对患者进行分类以快速制定治疗方案。一方面，不会延误病情，另一方面，可以确保医疗资源的合理分配。待患者病情稳定后，会常规送检血糖检测，以便准确评估病情和制定更具体的治疗方案。"

POCT（point-of-care-testing）指在患者旁边进行的临床检测及床边检测，省去实验室检测的程序，快速得到检验结果的一类新方法。POCT 作为新兴的检验手段，其优点表现为使用简单、节约综合医疗成本、降低医疗资源的占用等。但与实验室检验方法比较，POCT 在质量控制、操作技术水平、组织管理等方面则逊色很多。例如血糖仪容易受环境温度、湿度、仪器性能、血细胞比容等干扰。不同采集部位、取血方法、取血量、挤压度对血糖有直接影响。而且有研究证明，如果应用血糖仪检测患者血糖高于 10.0mmol/L 时，应在生化分析仪上测定，减小误差。

急诊医生的思虑，间接给我们检验科提出了更高的要求，如何优化检测周转时间（turn-around time，TAT），缩短 TAT，尤其是急诊 TAT。这将是提高医疗质量服务的重要环节。

近年来，由于当今高新技术的发展和医学科学的进步，以及高效快节奏的工作方式，使得具有实验仪器小型化、操作简单化的 POCT 越来越受到了临床医生的青睐，实用意义已得到广泛认可。例如心脏标志物 cTnI、MYO，CK-MB、BNP 的 POCT 检测也已广泛应用于临床。但也有局限性，如在信息价值方面，更多的是为临床诊断提供"是"与"否"的判断，而非对物质进行精确的量化，这使得许多血液学和医学检验学者对 POCT 存在疑虑。在质控与科学管理方面，POCT 的相关管理机制尚未成熟也限制其广泛应用。正如李洪春专家所说：POCT 毕竟是新事物，新事物的发展总是前进的、曲折的；同时，作为检验科的衍生物，也为检验科的发展明确了一个方向，即高效快速。只有努力寻找新方法，不断改进仪器性能，把一些物质的检测从繁冗的传统检测程序中解放出来，实现精确科学与高效快捷的统一，才能顺应医学的发展，更好地辅助临床诊断。

（李　可　郭　毅）

116 门诊患者奇怪的血气结果

【案例经过】

男性，门诊患者，67 岁，因"慢性阻塞性肺疾病"于 2018-04-17 到四川大学华西医院做血气分析，生化实验室收样后，立即按样品检测流程进行分析，其血气分析结果见表 116-1。

表 116-1 患者血气分析结果

项目	结果	单位	参考范围
肺泡气中氧分压（PAO₂）	91.1	mmHg	107.0 ~ 116.0
氧分压（PO₂）	36.7	mmHg	80.0 ~ 100.0
二氧化碳分压（PCO₂）	43.4	mmHg	35.0 ~ 45.0
酸碱度（pH）	7.35		7.35 ~ 7.45
血红蛋白总浓度（CTHb）	140.9	g/L	120.0 ~ 174.0
氧合血红蛋白浓度（O₂Hb）	68.0	%	90.0 ~ 95.0
碳氧血红蛋白（COHb）	2.4	%	0.5 ~ 1.5
还原血红蛋白（HHb）	28.8	%	1.4 ~ 4.9
高铁血红蛋白（METHb）	0.8	%	0.2 ~ 0.8
全血碱剩余（BE）	−2.1	mmol/L	−2 ~ +3
细胞外液碱剩余（BEECF）	−2.0	mmol/L	−3 ~ +3
碳酸氢根（CHCO₃）	23.6	mmol/L	22.0 ~ 27.0
氧饱和度（SO₂）	70.2	%	95.0 ~ 98.0
氧含量（CTO₂）	13.4	ml/dl	17.5 ~ 23.0
缓冲碱（BB）	45.6	mmol/L	40.0 ~ 50.0
标准碳酸氢根浓度（SBC）	22.5	mmol/L	22.0 ~ 27.0

在四川大学华西医院，所有的血气分析均按急诊处理，急诊老师在报告审核时发现该患者氧分压和氧饱和度均低，患者诊断为"慢性阻塞性肺疾病（COPD）"，重症 COPD 患者由于存在肺通气和肺换气的严重不足，会出现如此差的结果。但该患者为门诊患者，如此差的呼吸功能还在门诊，而且还没有看急诊，这是什么情况？

【沟通体会】

血气分析是临床中常用于分析酸碱平衡紊乱，以及判断酸碱失衡原因的最重要检查项目，并且其中的指标对于治疗方案的制定非常重要。血气分析是实验室中的特殊检查项目，主要是通过抽取患者动脉血对其中的气体成分进行分析，是实验室唯一需要动脉血的项目，而其他很多的检查项目主要抽取静脉血。血气分析除了要求抽取动脉血外，对样品的采集和送检都有严格的要求，包括门诊患者静坐 30min 后采血、用专用采血器采血、肝素抗凝血、采血后密封立即送检等。由于动脉血的采集比静脉血困难，往往需要经过针对性的培训方可采集动脉血，即使经过培训，临床实际工作中也发现有采到静脉血的情况，由于代谢的原因，动脉血和静脉血二者血气指标相差巨大，在本案例中氧分压（PO_2）为 36.7mmHg，小于 55mmHg，属于呼吸衰竭，到底是患者病情严重还是采到了静脉血？

通过 LIS 查阅患者电话，通过电话联系患者，患者仍在医院尚未离开，询问患者情况，其表示自行到医院检查，目前无其他明显不适，无呼吸窘迫、发绀表现，实验室检查结果和患者实际情况明显不一致，因此高度怀疑血气样本采到了静脉血，遂要求回门诊采血室复查，同时和门诊采血护士联系，重新为该患者采动脉血复查血气分析。

当患者回到门诊采血室，静坐休息半小时后抽动脉血复查，血气结果见表 116-2。

表 116-2　患者重采血集样本后血气结果

项目	结果	单位	参考范围
肺泡气中氧分压（PAO_2）	103.2	mmHg	107.0 ～ 116.0
氧分压（PO_2）	80.5	mmHg	80.0 ～ 100.0
二氧化碳分压（PCO_2）	32.8	mmHg	35.0 ～ 45.0

续表

项目	结果	单位	参考范围
酸碱度（pH）	7.41		7.35 ~ 7.45
血红蛋白总浓度（CTHb）	143.3	g/L	120.0 ~ 174.0
氧合血红蛋白浓度（O_2Hb）	95.2	%	90.0 ~ 95.0
碳氧血红蛋白（COHb）	2.0	%	0.5 ~ 1.5
还原血红蛋白（HHb）	2.2	%	1.4 ~ 4.9
高铁血红蛋白（METHb）	0.6	%	0.2 ~ 0.8
全血碱剩余（BE）	−3.6	mmol/L	−2 ~ +3
细胞外液碱剩余（BEECF）	−4.5	mmol/L	−3 ~ +3
碳酸氢根（HCO_3^-）	20.2	mmol/L	22.0 ~ 27.0
氧饱和度（SO_2）	97.8	%	95.0 ~ 98.0
氧含量（CTO_2）	19.2	ml/dl	17.5 ~ 23.0
缓冲碱（BB）	44.2	mmol/L	40.0 ~ 50.0
标准碳酸氢根浓度（SBC）	21.5	mmol/L	22.0 ~ 27.0

复查后血气指标氧分压和氧饱和度恢复正常，氧分压水平接近参考值下限，而二氧化碳分压（PCO_2）低于参考值，表明该患者存在轻度过度通气，同时存在肺换气不足，并无大碍，于是我们将复查后的血气结果交给患者。

对于血气分析这类特殊的检查项目，应充分考虑到临床有可能采集到静脉血的可能，在审核该类报告时，应当对结果和临床诊断结合进行分析，当出现检验结果和临床不符或高度怀疑为静脉血时，应及时联系并重抽复查，同时说明检验人员提高解读报告能力的重要性，不要认为仪器状态正常，质控良好，结果就准确，应充分认识到分析前因素，特别是患者准备、样品采集等对结果的影响。检验不仅对送检标本负责，更应该对患者负责。

可见，血气结果分析亦需要火眼金睛。

（聂　鑫　贺　勇　李贵星）

透析患者的真假高钾血症

【案例经过】

患者女性，74 岁，四川大学华西医院肾内科透析中心行血液透析，透析前抽血送生化检查，检测结果见表 117-1。

表 117-1　患者透析前生化检测结果

项目	结果	单位	参考范围
总胆红素（TBIL）	8.9	μmol/L	5.0 ~ 28.0
直接胆红素（DBIL）	3.2	μmol/L	< 8.8
丙氨酸转氨酶（ALT）	23	U/L	< 40
天冬氨酸转氨酶（AST）	45	U/L	< 35
总蛋白（TP）	71.0	g/L	65.0 ~ 85.0
白蛋白（ALB）	36.5	g/L	40.0 ~ 55.0
葡萄糖（GLU）	6.35	mmol/L	3.90 ~ 5.90
尿素（UREA）	31.70	mmol/L	2.95 ~ 7.70
肌酐（CREA）	1 115.0	μmol/L	37.0 ~ 110.0
估算肾小球滤过率（eGFR）	3	ml/(min·1.73m^2)	56. ~ 122
胱抑素 C 测定（CysC）	4.82	mg/L	0.51 ~ 1.09
尿酸（UA）	472.0	μmol/L	160.0 ~ 380.0
碱性磷酸酶（ALP）	128	U/L	35 ~ 100
谷氨酸转肽酶（GGT）	95	U/L	< 45
肌酸激酶（CK）	49	U/L	20 ~ 140
乳酸脱氢酶（LDH）	440	U/L	110 ~ 220
羟丁酸脱氢酶（HBDH）	325	U/L	72 ~ 182
钠（Na$^+$）	137.5	mmol/L	137.0 ~ 147.0

项目	结果	单位	参考范围
钾（K^+）	7.23	mmol/L	3.50 ~ 5.30
氯（Cl^-）	95.9	mmol/L	99.0 ~ 110.0
碳酸氢根（HCO_3^-）	26.9	mmol/L	18.0 ~ 28.0
钙（Ca）	1.58	mmol/L	2.10 ~ 2.70
镁（Mg）	0.80	mmol/L	0.67 ~ 1.04
磷（P）	1.85	mmol/L	0.81 ~ 1.45

从结果中看到血钾为 7.23mmol/L，明显超过正常参考范围。

【沟通体会】

作为尿毒症患者，高血钾是最常见的并发症，结合以上尿素和肌酐结果，提示肾脏严重受损，此报告看似合理。但同时发现报告中 AST、LDH、HBDH 三项结果偏高，立刻联想到标本是否存在溶血，溶血也引起 AST、LDH、HBDH、K^+ 结果偏高。于是立即找出标本，发现标本血清的确存在肉眼可见的溶血（++）。这就出现了问题，此高钾结果是溶血，还是尿毒症疾病引起？患者体内是否高血钾？我们要通知危急值，要求临床处理高血钾吗？我们立即电话通知透析中心，询问患者情况。通过与临床沟通，我们了解到该患者目前状态良好，没有任何身体不适，正在排队等待血液透析。为了保证结果的准确性，我们建议对该患者重新抽血送检。重采集血样后没有溶血，第二次抽血检查结果见表 117-2。

表 117-2 患者第二次抽血检测结果

项目	结果	单位	参考范围
钠（Na^+）	137.7	mmol/L	137.0 ~ 147.0
钾（K^+）	5.20	mmol/L	3.50 ~ 5.30
氯（Cl^-）	96.2	mmol/L	99.0 ~ 110.0
碳酸氢根（HCO_3^-）	25.9	mmol/L	18.0 ~ 28.0

通过重新抽血复查，血钾从 7.23mmol/L 下降到 5.20mmol/L，此次引起高血钾的原因是因为标本溶血所致。患者没有异常高血钾存在，不需要特殊处理。

人体钾主要来自于食物，钾主要在消化道以离子形式吸收，而体内钾的主要排除方式是经肾脏从尿中排出。实际工作中常用血清钾来反映机体的钾水平。正常情况下血清钾浓度为 3.50～5.50mmol/L。血清钾浓度高于 5.50mmol/L 时称为高钾血症。高钾血症是肾功能衰竭晚期的一个主要特征，尿毒症酸中毒时，血浆 H^+ 向细胞内转移，K^+ 进入血浆。同时远端小管中的 Na^+-H^+ 交换加强而抑制 Na^+-K^+ 交换，分泌 K^+ 减少，从而引起钾潴留。高钾血症时，临床上可出现一系列神经肌肉症状。尿毒症患者高钾血症可导致心律失常，若抢救不及时，可随时危及患者生命。

标本溶血即红细胞发生破坏，钾在红细胞内和红细胞外的比例为 20：1，当发生溶血时，钾在血清中的浓度显著增高，从而出现假性升高。

正确分析异常结果，找到引起结果异常的真凶更重要。

（杨舒羽　李贵星）

参考文献

罗祖军，邹德学，王强，等. 标本溶血对生化检验结果的干扰和影响及对策研究 [J]. 重庆医学，2014，43(22)：2879-2880.

118 高钠血症还是另有隐情？

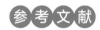

【案例经过】

四川大学华西医院肺癌中心患者，女，50 岁，因"肺部肿瘤"入院，于 2017-12-13 晨送生化电解质检查，检测结果见表 118-1。

表 118-1　患者电解质检测结果

项目	结果	单位	参考范围
钾（K^+）	5.33	mmol/L	3.50 ～ 5.30
钠（Na^+）	160.1	mmol/L	137.01 ～ 47.0
氯（Cl^-）	113.2	mmol/L	99.0 ～ 110.0

从检查结果看，血 Na^+ 为 160.1mmol/L，达到危急值（血钠危急值 < 120.0mmol/L 或 > 160.0mmol/L），血 K^+ 和血 Cl^- 也都高于正常参考范围，立即查看该患者历史检查结果，见表 118-2。

表 118-2　患者前 2 日的检测结果

项目	2017-12-11	2017-12-12	单位	参考范围
钾（K^+）	4.10	4.02	mmol/L	3.50 ～ 5.30
钠（Na^+）	139.0	138.5	mmol/L	137.0 ～ 147.0
氯（Cl^-）	105.3	105.7	mmol/L	99.0 ～ 110.0

对比三天的结果，发现当日 K^+、Na^+、Cl^- 三项同时升高，且 Na^+ 的结果升高最明显。

【沟通体会】

Na^+ 是细胞外液中的主要阳离子，在维持细胞外液容量、酸碱平衡、渗透压和细胞生理功能方面起着重要作用。成人血清 Na^+ 浓度大于 147.0mmol/L 称为高钠血症。高钠血症可因摄入钠增多或体液中水丢失增多引起，临床上主要见于水排出过多而无相应的钠丢失，如尿崩症、水样泻、换气过度、大汗，以及糖尿病患者。K^+ 主要在消化道以离子的形式吸收，高钾血症时，临床上出现一系列神经肌肉症状和苍白肢体湿冷等一系列类似缺血现象。Cl^- 是细胞外液的主要阴离子，具有调节机体渗透压和酸碱平衡的功能，血清 Cl^- 增高常见于高钠血症。到底是什么原因造成该患者出现 K^+、Na^+、Cl^- 同时升高呢？仪器的偶然误差，输液污染，药物引起，抽错标本，还是患者本身疾病引起。由于三项同时升高，首先怀疑是临床输液所致，遂拨通病房电话进行详细询问。通过与临床医生沟通得知，该患者并未使用任何影响 K^+、Na^+、Cl^- 的药物，也未输液，从而排除药物干扰引起的假性升高。患者也没有糖尿病，同时排除了抽错标本的情况。患者目前状态良好，没有出现任何不适，也没有任何高血钠、高血钾症状。临床医生在得知该患者出现 K^+、Na^+、Cl^- 三项同时升高时认为结果存在错误，很显然此结果与临床不符，为不可靠的结果，要求实验室重新检测。带着疑问将标本找出，发现血清外观呈浑浊状，疑似脂血标本。可若为标本脂血，血清内的高脂蛋白会引起单位体积内的水含量下降，从而引起血 Na^+ 降低，而该患者却是血 Na^+ 升高，同时 K^+ 和 Cl^- 也升高，解释不通。进一步仔细观察标本，在明亮处将试管慢慢倾斜，发现血清呈高度黏稠状态，取干净竹签轻轻挑动，果然挑出一小块胶冻状黏稠物。难道是因为黏稠物？遂将挑出黏稠物后的标本重新离心后上机进行测定，测定结果见表 118-3。

表 118-3　患者再次复测结果

项目	结果	单位	参考范围
钾（K^+）	4.01	mmol/L	3.50 ~ 5.30
钠（Na^+）	140.2	mmol/L	137.0 ~ 147.0
氯（Cl^-）	105.5	mmol/L	99.0 ~ 110.0

结果显示 K^+、Na^+、Cl^- 三项均恢复到正常水平，并与前两日结果一致。由此可见，引起该标本结果假性增高的原因是血清中的黏稠物。样本针在吸样时，血清黏稠物被吸附在样本针外壁，使标本吸样量增加，从而引起测定结果升高。

在实验室工作中，我们在处理标本时应格外小心，及时发现异常标本避免检测误差。合格的标本是实验室检测准确的前提条件，异常的标本状态如脂血、溶血及血液黏稠状态等，都可影响生化项目的检测，实验室应尽量避免。同时实验室也应向临床及时反馈沟通，如遇与临床不符的结果时，应积极查找原因，确保检验结果的可靠性。

分析前质量控制是实验室质量控制的重点，而标本前处理是分析前质量控制的核心。

（杨舒羽　李贵星）

119 "相爱相杀"的低钾血症与两性霉素 B

【案例经过】

连续几日的血钾危急值报告不断由检验科急诊向血液科发出，一位年仅 17 岁的急性髓系白血病患者已经连续 3 天血钾低于 3.00mmol/L（表 119-1）。白血病患者通常反复化疗，体质状况不佳，我们为这个患者感到担忧的同时，不禁产生了疑问：血液科患者发生连续低血钾，到底是什么原因呢？

表 119-1 连续 3 天的血钾检测结果

日期	11 月 12 日	11 月 13 日	11 月 14 日
血钾 /（mmol·L⁻¹）	2.18	2.56	2.84

查阅患者的电子病历，显示患者是急性髓系白血病合并侵袭性真菌感染，痰培养检出白假丝酵母菌，对两性霉素 B 和伏立康唑敏感，唑类耐药，卡泊芬净未做药敏试验。1,3-β-D 葡聚糖试验（G 试验）阳性、半乳甘露聚糖抗原试验（GM 试验）阴性。随后的电子病历中未交待病因，便直接记录患者出现低钾血症，且伴随呕吐，次数增加、精神状态极度欠佳。临床建议暂时停用两性霉素 B，积极补钾，密切观察血钾动态情况。此时，我们敏锐地捕捉到一个关键词"两性霉素 B"，对于药物，我们检验人员所知甚少，便联系临床，试图弄清两性霉素 B 与该患者持续的低钾血症是否存在一定的关系。

【沟通体会】

血液科临床医生听到我们的疑惑后，给予的回复是：该患者这种情况属于侵袭性真菌感染（invasive fungal infection，IFI），若是选用国产两性霉素 B 常常无法避免药物导致的顽固性低血钾，只能用药的同时进行补钾治疗。这样的回答已经基本解决了我们最大的疑惑。同时通过与床位医生进一步交流，我们也了解到患者的详细用药情况：在使用两性霉素 B 治疗期间，第 1d 注射用两性霉素 B 3mg，溶于 5% 葡萄糖注射液 500ml 中，静脉滴注时间大于 6h。第 2d 加量至 5mg，第 3 天 10mg，逐步加量，初期未见特殊不良反应，逐步加量至 18mg，患者呕吐次数明显增加，暂未增加两性霉素 B 剂量，持续使用 18mg 的两性霉素 B，第 9d 出现低钾血症（中间未增加使用新的药物）期，目前停用两性霉素 B 给予积极补钾措施，患者低钾水平逐步恢复，提示患者出现的严重低钾血症很可能与两性霉素 B 有关。接下来的几日中，我们依然关心着患者的病情发展状况，两性霉素 B 暂停使用同时予以积极补钾治疗，患者的低钾血症状况得以好转（表 119-2）。

表 119-2　暂停两性霉素 B 后连续 3 天的血钾检测结果

日期	11 月 15 日	11 月 16 日	11 月 17 日
血钾 /(mmol·L^{-1})	2.98	3.23	3.54

侵袭性真菌病（invasive fungal disease，IFD）系指真菌侵入人体，在组织、器官或血液中生长、繁殖，并导致炎症反应及组织损伤的疾病。恶性血液病患者因免疫力低下，反复化疗，应用免疫抑制剂、糖皮质激素及广谱抗生素，中性粒细胞缺乏，造血干细胞移植等成为侵袭性真菌感染 IFI 的高危人群。据文献报道，造成 IFI 的三大因素为：①患者既往有真菌感染，以及呼吸道、消化道黏膜、皮肤真菌定植；②患者存在肝肾功能损伤或肺功能异常；③患者存在免疫抑制状态。

感染性疾病及早根据药敏结果的正确用药至关重要。迄今，抗真菌药物主要分 3 类，分别是：三唑类（氟康唑、伏立康唑、伊曲康唑、泊沙康唑）、棘白菌素类（卡泊芬净、阿尼芬净）、多烯类（两性霉素 B 及其脂质体）。两性霉素 B（ampho-tericin B，AmB）疗效显著，价格低廉，是推荐的一线药物，各种严重真菌感染的首选；但不良反应多，常见毒副反应有寒战、高热、顽固性低血钾、肝肾功能损害，且主要与剂量限制性相关。因此应用两性霉素 B 时建议严密监测肾功能及电解质水平，及时调整剂量，给予保护肾脏的药物，防治肾功能不全，补充血钾，能够有效地控制不良反应的发生。与此同时，两性霉素 B 相对其他药物费用低，能够减轻患者治疗经济压力。

正如李洪春专家所说：药物所致检测结果异常在检验工作中常常会出

现，这些看似平常却又很容易因工作繁忙而被忽视，只要仔细研究，与临床医生多交流，便能了解更多的临床用药特点，为异常检测结果的原因查找提供帮助，小问题也会有大收获。

"一点工作中的留心，一次简简单单的通话"，却给我们检验人员带来了不少新的收获。工作中，处处留心皆学问，药学相关知识也一样值得我们关注。

（付沛文　郭　毅）

参考文献

[1] 杜香洲，钟巧玉，杨红，等. 急性白血病合并感染临床分析及防治对策 [J]. 中华医院感染学杂志，2001，21(7)：1337-1338.

[2] 中国侵袭性真菌感染工作组. 血液病 / 恶性肿瘤患者侵袭性真菌病的诊断标准与治疗原则（第四次修订版）[J]. 中华内科杂志，2013，52(8)：704-709.

120 高 K^+ 和低 K^+ 之间的时间长度

【案例经过】

这是一个临床医生投诉的案例，不是当日投诉，而是次日——血钾的变化幅度让临床医生无所适从。接下投诉，我立即借助 HIS 查阅到患者的相关临床信息。患者，男，67 岁，因"反复活动后胸闷憋喘半个月"住院，初步诊断为"冠心病、陈旧性心肌梗死，Killip 分级 3 级"。检查连续几次检验科签发的报告，具体数据见表 120-1 ～ 表 120-3。

表 120-1　某日上午 11 时签发的生化检测报告

项目名称	结果	参考区间	项目名称	结果	参考区间
AST/$(U \cdot L^{-1})$	48	15 ～ 400	K^+(mmol/L)	6.51	3.50 ～ 5.30
TP/$(g \cdot L^{-1})$	48.3	65.0 ～ 85.0	Na^+/(mmol·L^{-1})	125.4	137.0 ～ 147.0
ALB/$(g \cdot L^{-1})$	24.4	65.0 ～ 85.0	Cl^-/(mmol·L^{-1})	84.9	99.0 ～ 110.0

续表

项目名称	结果	参考区间	项目名称	结果	参考区间
UREA/(mmol·L^{-1})	9.82	1.70 ~ 8.30	Mg/(mmol·L^{-1})	0.95	0.62 ~ 1.20
CREA/(μmol·L^{-1})	110	40 ~ 97	Ca/(mmol·L^{-1})	1.95	2.10 ~ 2.70
UA/(μmol·L^{-1})	239	90 ~ 420	CK/(U·L^{-1})	50	20 ~ 200
GLU/(mmol·L^{-1})	7.78	3.80 ~ 6.20	CK-MB/(ng·ml^{-1})	5.30	0 ~ 4.87
LDH/(U·L^{-1})	310	110 ~ 240	cTnT/(ng·L^{-1})	54.44	< 50.00

标本状态正常，血K$^+$测定值6.51mmol/L（K$^+$ > 6.0mmol/L），危急值报告。

表 120-2　当日下午 18 时部分生化检测结果

项目名称	结果	参考区间	项目名称	结果	参考区间
K$^+$(mmol/L)	1.89	3.60 ~ 5.00	Ca/(mmol·L^{-1})	0.5	2.10 ~ 2.70
Na$^+$/(mmol·L^{-1})	127.6	137.0 ~ 147.0	UREA/(mmol·L^{-1})	4.04	3.20 ~ 7.10
Cl$^-$/(mmol·L^{-1})	112.1	99.0 ~ 110.0	CREA/(μmol·L^{-1})	50	44 ~ 133
Mg/(mmol·L^{-1})	0.4	0.62 ~ 1.20	UA/(μmol·L^{-1})	110	208 ~ 506

血 K$^+$ 检测值 1.89mmol/L，Ca 为 0.5mmol/L，都是危急值报告（K$^+$ < 2.8mmol/L，Ca < 1.6mmol/L）。

表 120-3　当日晚 20 时部分生化的检测结果

项目名称	结果	参考区间	项目名称	结果	参考区间
K$^+$(mmol/L)	3.85	3.60 ~ 5.00	Ca/(mmol·L^{-1})	1.52	2.10 ~ 2.70
Na$^+$/(mmol·L^{-1})	122.8	137.0 ~ 147.0	UREA/(mmol·L^{-1})	8.84	3.20 ~ 7.10
Cl$^-$/(mmol·L^{-1})	90.8	99.0 ~ 110.0	CREA/(μmol·L^{-1})	120	44 ~ 133
Mg/(mmol·L^{-1})	0.7	0.62 ~ 1.20	UA/(μmol·L^{-1})	247	208 ~ 506

【沟通体会】

从表 120-1 ~ 表 120-3 中的检测数据不难看出，短时间内血 K$^+$ 的变化确实有些出入，有高 K^+ 危急值，又有低 K^+ 危急值。那么，在这些检测数据中，除了血 K^+ 的变化之外，还伴有其他检测指标的波动，其中短时间比较稳定的指标，如肌酐、血钙等，18 时左右的检测结果几乎下降了一半。原因还是比较显而易见的。于是，再次和投诉医生沟通，询问患者接到高钾危急值报告后的处理流程及 18 时左右采血时患者的治疗状态。最终经确认，18 时左右采血时患者正在输液，虽然不是从输液管直接采血，但不排除被稀释的可能。通过沟通，抱怨得以解决，并告知临床医生，若患者正在输液治疗时，一定要远离输液端采血。表 120-4 为次日该患者再次检测部分结果，患者的高钾血症得以纠正。

表 120-4　次日部分生化检测结果

项目名称	结果	参考区间	项目名称	结果	参考区间
K^+（mmol/L）	3.92	3.60 ~ 5.00	Ca/（mmol·L^{-1}）	1.72	2.10 ~ 2.70
Na^+/（mmol·L^{-1}）	126.7	137.0 ~ 147.0	Mg/（mmol·L^{-1}）	0.81	0.62 ~ 1.20
Cl^-/（mmol·L^{-1}）	94.8	99.0 ~ 110.0			

临床医生对心衰患者，关注血 K^+ 并非不全面，那我们检验人员呢？不仅要关注标本的状态、异常结果的复查和危急值的报告，还应该综合分析患者检测数据的可能干扰因素。这个案例说明高 K^+ 和低 K^+ 之间能差多远，我想不仅仅是两个危急值，更是检验与临床的沟通；这种沟通是对标本负责，更是对患者负责。

（蒋曼莉　徐　娜）

121　"镁"到不能忽视

【案例经过】

患者，女，31 岁，以"子痫"为诊断收入院。首日生化结果示血清镁离子 1.81mmol/L，次日复查结果为 3.72mmol/L，第三天检查结果为

2.05mmol/L（参考区间：0.70 ~ 1.00mmol/L），如此之"镁"绝对不能忽视。那么以下问题有待探讨：导致患者 3d 内镁离子测定均为高值并且变化如此之大的原因，镁离子升高对该患者的影响，以及处理方法。

　　该患者病例显示以"妊娠 35 周伴腹痛，发现转氨酶升高 8h"为主诉收入院。患者二胎妊娠 35 周，自诉正常产检，无明显异常。于 13h 前无明显诱因出现上腹部间歇性隐痛，饮食及休息后不缓解，无腹泻及呕吐，至当地诊所就诊，考虑"急性胃炎"，给予输液等对症治疗（具体药物不详），效果欠佳。其间出现抽搐 1 次，伴双眼上翻、口吐白沫、呼之能应，无法配合指令性动作，约 3min 后自行缓解。因病情不明，遂至当地市人民医院就诊。8h 前于该院查肝功能提示转氨酶升高明显，乙型肝炎病毒未见明显异常，考虑病情危重，立即行剖宫产终止妊娠，病情改善不明显，送至徐州医科大学附属医院急诊。查：T 37.2℃，P 88 次 /min，R 25 次 /min，BP 125/66mmHg；腹隆，软，宫底约平脐下三横指，上腹压痛反跳痛明显，肠鸣音弱；四肢肌力正常，肌张力略低，双下肢轻度可凹性水肿；头胸腹 CT 平扫示：胆囊炎，胰腺肿大，广泛肠胀气，子宫积血。既往存在妊娠期高血压病史，最高血压 150/90mmHg，未系统治疗。第一胎顺产，过程顺利。其余无特殊。急诊血常规检查（表 121-1）和部分急诊生化检测结果（表 121-2）如下：

表 121-1　急诊血常规检测结果

项目	结果	单位	参考区间
白细胞计数（WBC）	19.8	$\times 10^9$/L	3.5 ~ 5.5
中性粒细胞百分比（NE%）	91.5	%	51.0 ~ 75.0
红细胞计数（RBC）	3.68	$\times 10^{12}$/L	3.80 ~ 5.10
血红蛋白（Hb）	124	g/L	115 ~ 150
血小板计数（PLT）	39	$\times 10^9$/L	125 ~ 350

表 121-2　急诊生化检测结果

项目	结果	单位	参考区间
葡萄糖（GLU）	10.72	mmol/L	3.60 ~ 6.10

续表

项目	结果	单位	参考区间
钠（Na^+）	125.2	mmol/L	137.0 ~ 145.0
钾（K^+）	4.30	mmol/L	3.60 ~ 5.00
氯（Cl^-）	97.4	mmol/L	98.0 ~ 107.0
碳酸氢根（HCO_3^-）	15.8	mmol/L	22.0 ~ 33.0
总钙（Ca）	1.94	mmol/L	2.10 ~ 2.55
镁（Mg）	1.81	mmol/L	0.70 ~ 1.00
天冬氨酸转氨酶（AST）	975	U/L	0 ~ 40
丙氨酸转氨酶（ALT）	466	U/L	0 ~ 40
谷氨酰转肽酶（GGT）	82	U/L	0 ~ 40
碱性磷酸酶（ALP）	166	U/L	42 ~ 128
总蛋白（TP）	49.5	g/L	63.0 ~ 82.0
Bc（结合胆红素）	1.6	μmol/L	0.0 ~ 5.0
Bu（未结合胆红素）	20.5	μmol/L	0.0 ~ 19.0
白蛋白（ALB）	29.4	g/L	35.0 ~ 50.0
胆碱酯酶（CHE）	4 193	U/L	4 650 ~ 10 440
乳酸脱氢酶（LDH）	6 073	U/L	313 ~ 618
肌酸激酶（CK）	996	U/L	30 ~ 170
肌酸激酶同工酶（CKMB）	23.12	ng/ml	0.00 ~ 3.61
cTnT（肌钙蛋白 T）	145.90	ng/ml	< 50.00

结合患者病情及实验室检查，临床考虑诊断为 HELLP 综合征。依据：①患者有腹痛、抽搐；②肝酶升高（AST 975U/L、ALT 466U/L、LDH 6 073U/L），血小板降低（$39×10^9$/L），WBC 升高；③既往存在妊高症病史。

【沟通体会】

回到本文最初提的问题。经过与患者主管医生沟通得知该患者持续泵入硫酸镁治疗。众所周知，硫酸镁是子痫治疗的一线解痉药物，也是预防重度子痫前期预防子痫发作的关键药物。子痫患者硫酸镁的用药指征：①控制子痫抽搐及防止再抽搐；②预防重度子痫前期发展为子痫；③重度子痫前期患者临产前用药，预防产时子痫或产后子痫。值得一提的是硫酸镁在临床上不作为降压药使用。

值得注意的是：患者的血镁连续几天明显高值，会不会对患者造成损害呢？血清镁离子有效治疗浓度为 1.8 ~ 3.0mmol/L，超过 3.5mmol/L（该患者最高值时达 3.72mmol/L）可能出现镁离子中毒症状 [《外科学》（第 9 版，人民卫生出版社）界定：血清镁浓度 > 1.25mmol/L 时称为高镁血症]。高镁可抑制神经肌兴奋性传递，出现乏力、腱反射减退等症状，严重者还可出现肌肉弛缓性麻痹、嗜睡或昏迷；对心血管的影响表现在抑制房室和心室内传导，降低心肌兴奋性，可表现为传导阻滞或心动过缓，严重时可出现血压下降甚至心脏骤停。所以，使用硫酸镁时的必备条件：①膝腱反射存在；②呼吸 ≥ 16 次 /min；③尿量 ≥ 17ml/h 或 ≥ 400ml/24h；④备有 10% 葡萄糖酸钙。

至此，我们有必要来认识一下 HELLP 综合征。HELLP 综合征（hemolysis, elevated liver enzymes and low platelet count syndrome）以溶血、肝酶升高、血小板减少为特点，是子痫前期的严重并发症，可发生于妊娠中期至产后数日的任何时间，常危及母儿生命，其发生可能与自身免疫机制有关。该病患者血中补体被激活，过敏毒素、C3a、C5a 及终末 C5b-9 补体复合物水平升高，可刺激巨噬细胞、白细胞及血小板合成血管活性物质，使血管痉挛性收缩，内皮细胞损伤引起血小板聚集、消耗，导致血小板减少、肝酶升高及溶血。

由于 HELLP 综合征缺乏特异性临床表现，其诊断主要依靠实验室检查，诊断指标：①血管内溶血，外周血涂片中见破碎红细胞、球形红细胞等异形细胞；②血清总胆红素 ≥ 20.5μmol/L，血清结合珠蛋白 < 250mg/L；③ ALT ≥ 40U/L，AST ≥ 70U/L，LDH 升高；④血小板减少，血小板计数 < 100×10⁹/L。其中 LDH 升高和血清结合珠蛋白降低是诊断 HELLP 综合征的灵敏指标，常在血清未结合胆红素升高和血红蛋白降低之前出现。

本例以发现镁离子测定高值且变化显著为着眼点，结合实例了解了 HELLP 综合征，并且讨论了镁离子的相关情况。在实际工作中我们要有一双善于发现问题的眼睛，不放过任何一个细节，关注实验室指标变化，不断在实践中提高自身的综合能力。

（史露宾　郭　毅）

122 波动的乳酸值

【案例经过】

2017 年 11 月 10 日早上快下班的时候，突然收到临床呼吸内科医生的一个电话：该科一位患者 11 月 9 日晚上测得乳酸（LAC）9.66mmol/L，与该患者 11 月 10 日 LAC 0.42mmol/L 相差太远，是否检验结果出错了。

收到临床的质疑电话后，首先回复了："让我们先核对下情况再予答复"。我们马上查看了 9 日与 10 日的仪器报警信息和质控，均正常，说明仪器运行良好。然后检验科工作人员找出原始标本进行复查，查看是否检验工作人员出现了人为差错，检验结果详见表 122-1。

表 122-1　患者 9 号和 10 号检测果

		11 月 9 日	9 日标本复查	11 月 10 日	10 日标本复查	参考区间
乳酸 /(mmol·L^{-1})	LAC	9.66	9.59	0.42	0.48	0.6 ~ 2.2
磷 /(mmol·L^{-1})	P	1.28		0.86		0.85 ~ 1.51
钙 /(mmol·L^{-1})	Ca	2.29		1.99		2.03 ~ 2.54
镁 /(mmol·L^{-1})	Mg	0.82		1.03		0.6 ~ 1.1
钾 /(mmol·L^{-1})	K$^+$	4.06		3.82		3.5 ~ 5.3
钠 /(mmol·L^{-1})	Na$^+$	127		137		137 ~ 147
氯 /(mmol·L^{-1})	Cl$^-$	90		105		99 ~ 110
碳酸氢根 /(mmol·L^{-1})	HCO$_3^-$	13.6		18.4		22 ~ 29

表 122-1 显示：9 日原始 LAC 9.66mmol/L，复查后 9.56mmol/L，基本一致；10 日原始 LAC 0.42mmol/L 与 0.48mmol/L，比较吻合。复查与原始结果的一致性说明不考虑检验结果有误。

那么问题来了，我们是马上告知临床说我们的结果没有问题呢，还是找到为什么不到 24h LAC 数值会出现如此大的波动的原因再告知临床呢？

我们选择了后者。

要查找原因，就现有的资源，查看了该患者的 9 日和 10 日的所有检验结果，发现 10 日血气结果 PO$_2$ 165mmHg，怀疑氧气吸入，并因输氧使结果出现如此大的差别。查看病历，该患者诊断为"外伤后癫痫"，分析原因并电话与主管医生联系，证实该患者 9 日抽血时正癫痫发作，而癫痫一般都伴随缺氧，可惜 9 日未查血气，且扎压脉带抽血，后输氧、镇静、控制癫痫同时以哌拉西林他唑巴坦抗炎治疗。因 LAC 是糖无氧酵解的产物，其升高主要由血氧缺乏和无氧代谢的增加引起的，反应了组织缺氧的程度，故与 PO$_2$ 值紧密相关，控制癫痫发作并吸氧抗感染治疗，从而使两天内 LAC 值出现如此大的差距。

作为检验人，当临床医生对检验结果有异议时，不妨不要第一时间就解释说我们质控在控的，我们检验质量很好之类的，这话一说，临床医生就可能会出现不满情绪了。不了解情况时，先以审慎的态度答应临床医生："我先了解下情况再答复您"。这样临床医生的接受度更大点。此外，我们还应该给临床医生普及标本的正确采集方法。比如本案例中，①乳酸受试者需禁食并完全静息至少 2h，以保证乳酸浓度稳定。②采集静脉血测定乳酸时，需要提醒护士避免扎压脉带及挤压手臂，必须使用压脉带时需在穿刺后立刻解开待血流恢复正常数分钟后才能采血，以免人为造成局部的血液循环受阻，导致采血部位乳酸浓度升高，而对于循环衰竭和周围循环受阻患者则不宜采集静脉血，而必须采集动脉血。③检验科工作人员收到乳酸检测项目后需立即检测，以免红细胞内葡萄糖无氧酵解而导致乳酸浓度升高。有文献报道：25℃全血标本 3min 之内 LAC 会增加 20%，30min 之内增加 70%。

（余　霞）

[1] 张秀明，黄宪章，曾方银，等.临床生化检验诊断学.北京：人民卫生出版社，2012.

[2] 尹一兵，倪培华.临床生物化学检验技术.北京：人民卫生出版社，2015.

[3] 谢义霞，杨肇亨.静脉血乳酸测定的意义及其与动脉血的关系.人民军医，2000（1）：51.

123 高钾血症背后的潜伏

【案例经过】

2017 年 12 月 11 日上夜班时发现一位患者血钾高达 7.46mmol/L，因为该数值为危急值，复查的同时，我认真查询下病历：因为是刚入院患者，病历还没有书写完善，其他相关检查也较少，但入院诊断明确写着：慢性粒细胞白血病（CML）。从已有的检验结果来看：白细胞 84.0×10⁹/L，外周血涂片查见中晚幼粒。这下我有点为难了：这个高钾血症是否就是该患者的真实水平呢？重庆医科大学附属一院的白垚老师曾经推荐我看过《假性高血钾与严重的血小板增多和白细胞增多症的关系》，且自己也曾多方查询过关于假性高钾血症的文献文章，那么这位 CML 患者是否就真是个假性高钾血症呢？是否应该报告临床医生呢？

【沟通体会】

涉及患者的生命安全，我立即电话询问主管医生，患者是否有高血钾的临床症状和心电图表现，医生回复没有高血钾的临床症状，心电图还没有做。这种情况对于是否是假性高钾血症就不好判断了，只好推荐医生赶紧先做个心电图再考虑是否为假性高血钾，同时告知主管医生，如心电图正常就暂不处理高血钾。

主管医生非常负责，立即给该患者做了心电图，心电图显示有改变。医生同时告知，该患者曾在重庆西南医院确诊为慢性粒细胞白血病，在重庆市丰都县人民医院也曾多次住院。那现在这种情况还是否为假性高血钾呢？

这次，与临床主管医生一起综合分析患者的病历后，认为该患者为真实的高血钾危急值，而非假性高钾血症。原因为：①患者心电图有改变，可见 T 波高尖；②患者因药物性腹泻入院；③患者有肾功能不全病史，补查的血气结果提示患者有酸中毒；④患者补查血气分析与电解质，K^+ 浓度与 7.46mmol/L 比较接近。

到此，我们需了解什么是假性高钾血症。

假性高血钾，1955 年由 Hartmann 和 Mel-linkoff 报道，指体内血钾实际水平不高，血清钾比血浆钾高 0.4mmol/L 以上，无高血钾的临床症状，心电图正常，血清钾可与血小板、白细胞等呈平行增高。早年认为：过高的红细胞、血小板或白细胞在体外血液凝固过程中被破坏，释放出钾。现有学者认为是 Na^+-K^+-ATP 酶泵的活性受损、ABCB6（ATP-binding cassette subfamily B member 6）中的突变导致家族性假性高钾血症、与肿瘤溶解综合征（TLS）相关或骨髓增殖性疾病患者的血小板或白细胞脆性增加等原因所致。但目前机制还未获得公认。假性高血钾临床医生最好不要按高血钾处理，否则可能会发生低钾血症。

另外，如果患者已知具有骨髓增殖性疾病：如红细胞增多症、急 / 慢性白血病的高白细胞和 / 或高血小板，护士采样标本时必须要清楚，这种情况不能用血清标本送检查血钾，需采用肝素锂的抗凝管做血钾检测，且最好使用双向针真空采集静脉血。检验科工作人员可以在讲解如何规范标本采集时单独提出，并有学者提出使用血气分析仪检测血钾以排除假性高钾血症。

是否为假性高钾血症，必须要结合临床症状和心电图等综合判断，实验室工作人员在不了解临床病史的情况下，不要武断地给临床医生指导意见。

（余　霞）

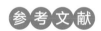

[1] 郭志荣 . 假性高血钾与严重的血小板增多和白细胞增多症的关系 [J]. 国际外科学杂志，1992，19(3)：166.

[2] 丁西满 . 在反应性血小板增多和血小板增多血症时血清性高血钾 [J]. 国外医学 . 临床生物化学与检验学分册，1987，8（5）：48.

[3] 毛玉文，邵力正 . 假性高血钾与慢性粒细胞白血病的白细胞过高症 [J]. 中华血液学杂志，1991，12(8)：439.

[4] 杜泽丽，胡正强，陈岚，等 . 不同采血针影响高白细胞值病人血钾浓度 1 例报道 [J]. 四川省卫生管理干部学院学报，2004，23(1)：3.

[5] 雷蕾，黄斌，杨锐 .2 型糖尿病合并原发性血小板增多症并假性高钾血症一例 [J]. 中华内科杂志，2017，56(1)：49-50.

[6] FLATT JF, BRUCE LJ. The molecular basis for altered cation permeability in hereditary stomatocytic human red blood cells[J]. Front Physiol, 2018, 9: 367.

[7] CAO J, KARGER AB. Critically Elevated Potassium in a 55-Year-Old Female With Chronic Lymphocytic Leukemia[J]. Laboratory Medicine, 2018,49（3）:280-283.

[8] 徐佳岱，朱华渊，伏媛，等．原发性血小板增多症合并假性高钾血症一例并文献复习 [J]. 中华临床医师杂志，2013，7(12)：5671-5673.

124 见"危"补钙还是见"痉"补钙？

【案例经过】

患者的生化检验结果：总蛋白 32.6g/L，白蛋白 17.5g/L，总钙 1.67mmol/L。结果异常，总钙到了危急值（总钙危急值定为小于 1.7mmol/L 或大于 3.5mmol/L），赶紧拿电话报危急值。医生听到总钙数值后，也说了一句："总钙咋这么低，患者没有严重低钙引起的抽搐、痉挛"。笔者也询问了一下患者的基本情况：患者，女，65 岁，因"全身多处火焰烧伤 1h 余伴疼痛"收治中国人民解放军联勤保障部队第九九一医院烧伤科。入院时四肢冰冷，稍烦躁，全身散在大小不等的水泡可见，肿胀明显，入院诊断为 65% 深Ⅱ度到Ⅲ度烧伤。

【沟通体会】

"你那钙离子测得准不？"即使是比较熟的关系，这话也问得有点直接了。

"总钙这个项目还是很好做，质量比较容易控制，没问题的。给你报危急值之前，我这边也是复查了。"我也是不客气的直接回复了。

"好，谢谢。"医生那边就把电话挂断了。

挂断电话之后，笔者突然想起来了该患者的白蛋白也特别低，依稀记得总钙结果是受到患者血清蛋白，尤其是白蛋白的影响。于是翻开第四版检验红宝书，上面赫然写着："在常规条件下，测量总钙比离子钙更简单易行，但其缺点是总钙浓度明显受到总蛋白，尤其是白蛋白的影响。白蛋白下降10g/L 将导致总钙减少大约 0.25mmol/L。"大概估算了一下，该患者的总钙浓度约为 2.23mmol/L[1.67+（40-17.5）×0.25]。该患者的钙离子就不低，更谈不上危急值了。笔者再把该患者的其他结果在 LIS 中都浏览了一下，发现还查了血气分析＋电解质，结果显示该患者离子钙为 1.14mmol/L（参考区间：1.01 ～ 1.29mmol/L），这更加验证了该患者的钙浓度不低的事实。于是笔者把这些信息又跟临床医生进行了反馈，医生对这些信息很开心，也就没有对所谓的低钙危象进行处理，积极地进行抗休克补液，以新鲜冷冻血浆为主。两天之后，该患者又查了生化系列，结果显示总蛋白 49.3g/L，白蛋白 27.6g/L，钙离子 1.81mmol/L，随着白蛋白浓度的逐步提升，钙离子的测量值也就"水涨船高"了。

众所周知，钙是人体内含量最多的阳离子。血清总钙由三部分组成：游离钙，占总钙的 50%；蛋白结合钙（尤其是与白蛋白结合）占 45%；复合结合钙，此部分钙与阴离子结合，占 5% 左右。由于游离钙是外周血钙离子中承担生物学功能的部分，严格来讲，我们临床上所谓的高钙血症和低钙血症应该是指离子钙增高或降低。在临床实验室，离子钙的检测已较为少做，通常检测总钙，久而久之，很多临床医师已经习惯性地将总钙等同于离子钙，把总钙视为判断患者是否发生高钙或低钙血症的依据。虽然在多数情况下，总钙水平能较好地反应离子钙的水平，但是对于部分特殊，比如肾病患者、烧伤患者、肿瘤恶病质患者等低蛋白血症患者来说，通过总钙来反映离子钙就不够精确了。

在临床补液有一句较为经典的口诀，"见尿补钾、见酸补碱、见痉补钙"。但不是所有的低钙都会导致患者痉挛抽搐，因此临床医生对钙离子的结果也是很在乎，尤其是看到钙离子的危急值，可能出于谨慎，预防性地进行 10% 葡萄糖酸钙 10ml 稀释后静脉注射。临床实验室在日常工作中报告的低钙血症危急值到底有多少是真正的"低钙"呢？这一点需要检验科工作人员综合考虑，把尽可能多的信息提供给临床医生，让临床医生避免部分不必要的"补钙"。

为了防止总钙被误读，人们发明了很多校正公式，其中较为常用的就是 Payne 公式，其表达式为：校正的总钙浓度（mmol/L）＝实测总钙浓度（mmol/L）＋0.02×[40- 白蛋白（g/L）]。或者：校正的总钙浓度（mg/dl）＝实测总钙浓度（mg/dl）＋0.8×[4- 白蛋白（g/dl）]。据一项回顾性研究表明对于白蛋白浓度低于 40g/L 的患者，使用 Payne 公式校正后的总钙浓度可以减少约 90% 的钙离子危急值报告。

（刘跃平　李　明　王　超）

参考文献

[1] Payne RB. Albumin-Adjusted Calcium and Ionized Calcium[J]. Clin Chem. 2019,65(5):705-706.

[2] CARROLL B, FLEISHER M, PESSIN MS, et al. Pseudohypocalcemia in Cancer Patients: A Recommendation for the Postanalytical Correction of Serum Calcium in Patients with Hypoalbuminemia[J]. Clin Chem, 2017, 63(7):1302-1304.

125 血钙减低是由于骨质疏松吗?

【案例经过】

门诊的刘医生来到检验科,对值班的医生说:"这份报告单是不是有问题,怎么和患者的情况对不上呀?"值班医生看了一下,血钙1.89mmol/L(参考区间:2.01~2.60mmol/L),血磷0.56mmol/L(参考区间:0.87~1.45mmol/L)。查询历史检测记录显示:该患者半个月前的血钙1.95mmol/L,血磷0.63mmol/L。服用维生素D和补钙治疗,血钙不仅没有纠正,反而越来越低,这到底是什么原因呢?

【沟通体会】

这是位老年女患者,一年半前开始两侧大腿痉挛疼痛,活动受限,一月前下楼时右踝扭伤。双髋关节CT描述为:骨小梁紊乱,软骨塌陷,密度接近软组织,提示骨质疏松。另外门诊骨密度仪初步筛查T值-2.5(正常-1~1)。临床初步诊断"骨质疏松症",口服维生素D和补钙治疗,效果不佳。进一步详细询问患者,该患者并没有糖尿病、高血压、肾脏疾病等病史,但8年前因发现有乙型肝炎病毒感染"大三阳",开始服用抗病毒药物阿德福韦酯10mg、每日1次。到底是什么原因导致骨质疏松呢?讨论以后,决定次日进一步复查血清肝炎病毒及肾功能,检测结果见表125-1。

表 125-1 患者部分实验室检测结果

项目	检测结果	参考区间	项目	检测结果	参考区间
HBsAg	+	阴性	尿蛋白	++	阴性
HBeAg	+	阴性	尿糖	+++	阴性
抗 -HBc	+	阴性	CREA/($\mu mol \cdot L^{-1}$)	57	35 ~ 97
HBV DNA/($IU \cdot ml^{-1}$)	410	< 500	UA/($\mu mol \cdot L^{-1}$)	77	142 ~ 416
25-OH-D/($\mu g \cdot L^{-1}$)	5.96	11.1 ~ 42.9	ALP/($U \cdot L^{-1}$)	589	42 ~ 128

从表 125-1 可以看出，患者不仅存在维生素 D 下降，而且存在肾功能损伤。结合患者用药史确定诊断为范科尼综合征、骨质疏松症。停用阿德福韦酯片改用恩替卡韦胶囊，结合钙磷调节治疗，症状缓解。

范科尼综合征是一种排除原发性肾小球受损后出现的近端肾小管功能障碍性疾病，近端肾小管功能主要是对磷酸盐、氨基酸、葡萄糖、碳酸氢根、钠、钾、水、尿酸、低分子蛋白等从肾小球滤过物质的重吸收。当肾小管功能出现障碍时，尿中大量排泄以上物质，可出现范科尼综合征，表现为低磷血症、低尿酸血症、肾性糖尿、肾小管相关蛋白尿、肾小管酸中毒等，并引起骨质疏松、骨痛、肌痛、骨软化甚至骨折等症状，晚期出现肾衰竭。

从此案例可以看出，对于长时间用阿德福韦酯的患者需要告知相关不良反应，让患者能够定期来医院随诊以便及时发现肾损害，早期肾损害在停药后肾功能尚可逆转，对于有相关用药史的患者，需要定期检测血磷、碱性磷酸酶、血气、尿常规及肾小管功能检查，询问患者是否有肌肉疼痛、肌肉无力、骨痛等症状。

（郭 云 张 巍）

126 孰是孰非，危急值到底危急吗？

【案例经过】

前段时间，我们轮值做血气分析，有一个患者血气中的钾离子

2.80mmol/L，属于危急值。按照流程进行了登记及网络报送"危急值"提示，最后给病房电话通知。没想到接电话的正好是护士长，她非常淡定地说："知道了，你们的钾离子做的不准的"。

【沟通体会】

我心里咯噔一下，难道我做错了？撂下电话赶紧把血气标本离心取上清，用生化分析仪重复做了一次，血钾 2.83mmol/L，前后结果一致。

再次电话与临床沟通，对方告知：检验科报告的血清钾危急值，而生化报告的钾离子浓度通常都是正常的。那问题出在哪里呢？

考虑到血气分析标本采用的是抗凝的动脉血，而生化检测采用的是未抗凝的静脉血血清，那是否是由于标本类型的不同造成的结果差异。我们立即对比了同一患者在同一时段采血的动脉血气和静脉血中的钾离子浓度，发现两者果然存在明显差异，动脉血气分析中的钾离子浓度比静脉血生化检测结果偏低 10%，导致这一结果的原因是什么呢？

其实，动/静脉血中钾离子浓度不符的现象早已引起了临床的关注，综合各研究资料，动脉血钾离子浓度较静脉低有以下几个原因：①抗凝剂肝素可和钾离子结合，使动脉血钾降低；②静脉血在凝固及标本离心过程中，红细胞破坏及血小板聚集可释放钾离子入血清中，引起静脉血钾离子浓度的升高；③标本处理的不同步，静脉血放置时间过久导致血清钾增高；④血液凝固过程可能存在细胞内外钾转移，也会造成动、静脉血中钾离子浓度不同。

再次与临床沟通，说明动静脉血中钾离子浓度具有较好的相关性，但动脉血中的钾离子浓度比静脉血生化检测结果偏低 10%，建议同时送检血气标本和生化标本评估血钾水平，或者在血气分析中出现钾离子"危急值"报告时，重新送检生化血清标本检测钾离子浓度。临床反馈说，在实际工作中同时送检血气和生化不太现实，而"危急值"报告时，重新送检生化血清标本又可能耽搁治疗。既然动静脉血钾相关性好，那么能否通过回归方程估算静脉血的钾离子浓度？这一方案似乎是可行的，但溶血会显著增加血钾水平，而血气分析标本采集的是抗凝全血无法观察其溶血程度。当患者存在严重低血钾而标本恰恰又溶血时，可能导致临床医生对患者病情的误判造成严重后果，因此临床上对血钾的判断还是以静脉血为准。

从理论上来说，动脉血更能反映体内的血钾真实情况。但目前尚无动脉血钾的参考范围，血气分析中钾离子参考区间 3.5～5.5mmol/L 仍是以血清为标准，而动、静脉血钾离子浓度差别有可能会影响临床医生对病情的判断，也给临床治疗上造成不便。未来有必要改进血气分析检测流程，设立动脉血的钾离子参考区间。

【李洪春专家点评】

动脉血和静脉血 K^+ 的差异，早已成为共性的话题，但误会一直存在。作为检验人员，在审核报告时，一定要注意标本类型，标明是血清还是血浆，在报告危急值时，不能只说检测指标和测得数值，必要时给予一定的解读。就像本案例中，若在报危急值时，多说一句是血浆 K^+ 浓度，在评估该患者的状态时，建议加 10% 再作衡量，试想临床医生一定会用另一种态度来对待此事。

（徐淑贞）

[1] ZHANG JB, LIN J, ZHAO XD. Analysis of bias in measurements of potassium, sodium and hemoglobin by an emergency department-based blood gas analyzer relative to hospital laboratory autoanalyzer results. Plos One, 2015, 10(4):e0122383.

[2] ACIKGOZ SB, GENC AB, SIPAHI S, et al. Agreement of serum potassium measured by blood gas and biochemistry analyzer in patients with moderate to severe hyperkalemia. The American Journal of Emergency Medicine, 2016, 34(5): 794-797.

[3] HARTLAND AJ, NEARY RH. Serum potassium is unreliable as an estimate of in vivo plasma potassium. Clin Chem, 1999, 45(7):1091-1092.

127 重度低钾血症的谜底

【案例经过】

2017 年 3 月 16 日 1 时 50 分，一位 23 岁的男性，因突发性瘫痪被送至浙江大学医学院附属第一医院急诊就诊。当时我在做夜班急诊生化，发现患者肾功能、心肌酶谱和肌钙蛋白均正常，但血钾只有 1.81mmol/L（具体结果见表 127-1）。

表 127-1　患者入院时急诊检测结果

检测指标	英文简称	检测结果	参考区间
天冬氨酸转氨酶 /(U·L^{-1})	AST	19	8 ~ 40
肌酐 /(μmol·L^{-1})	CREA	59	5 ~ 104
肌酸激酶 /(U·L-1)	CK	52	26 ~ 140
肌酸激酶同工酶 MB/(U·L^{-1})	CK-MB	6	2 ~ 25
乳酸脱氢酶 /(U·L^{-1})	LDH	235	109 ~ 245
α- 羟丁酸 /(U·L^{-1})	HBDH	178	72 ~ 182
血钾 /(mmol·L^{-1})	K$^+$	1.81	3.50 ~ 5.20
血钠 /(mmol·L^{-1})	Na$^+$	145	136 ~ 145
血氯 /(mmol·L^{-1})	Cl$^-$	106	96 ~ 108
总钙 /(mmol·L^{-1})	Ca	2.35	2.03 ~ 2.54
血磷 /(mmol·L^{-1})	P	0.88	0.87 ~ 1.45
肌钙蛋白 I/(ng·ml^{-1})	cTnI	0.004	0 ~ 0.04

【沟通体会】

查询病史：患者昨晚 23 时左右入睡，入睡前曾经参加环湖夜跑 30km，凌晨 1 时左右醒来后发现不能移动四肢，但是没有吞咽和呼吸困难，遂呼叫 120 急救入院。查体温 37.4℃，血压 185/80mmHg，身高 175cm，体重 80kg，心率 115 次 /min，呼吸 18 次 /min，肺部和腹部检查无异常，双下肢无水肿；心电图示：二度房室传导阻滞；神经系统检查发现四肢肌张力下降，无感觉异常。患者否认发热、寒战、胸痛、恶心、呕吐、腹泻和尿量减少等临床症状。患者既往偶有头晕乏力。否认药物史，不吸烟、不喝酒。家族史：母亲和哥哥均患有甲状腺功能亢进。采用生理盐水加入钾制剂进行补钾治疗同时给予口服普萘洛尔治疗。补钾 2h 后测血钾 2.65mmol/L，继续补钾治疗。次日早上 8 点，患者血钾已升至 3.06mmol/L，肌力、心电图均好转。

从主管医生处获知：该患者急诊入院，以低钾和急性肌肉无力为首发症状，因为患者有甲亢家族史，故怀疑为"甲状腺功能亢进性周期性瘫痪"（thyrotoxic periodic paralysis，TPP）。第 2 天查患者甲状腺功能：促甲状腺激素（thyroid stimulating hormone，TSH）为 0.03mIU/L（参考区间：0.38 ~ 4.34mIU/L），三碘甲状腺原氨酸（triiodothyronine，T_3）为 5.98nmol/L（参考区间：1.02 ~ 2.96nmol/L），甲状腺素（thyroxine，T_4）为 300.25nmol/L（参考区间：55.47 ~ 161.25nmol/L）。甲状腺 B 超检查提示符合甲亢改变，因此被确诊为"甲状腺功能亢进性周期性瘫痪"。

到此，我们不妨来了解一下 TPP。TPP 好发于春秋季节，发病原因尚未明确，常见于亚裔男性。有研究表明，TPP 诱因可见于剧烈运动、过度劳累、应激、进食大量碳水化合物，以及抗反转录病毒药物治疗等，发病时间多见于后半夜饱餐或短暂睡眠后。心电图检查可伴有心脏电生理异常反应。各类甲状腺功能亢进均可并发 TPP，包括药源性甲状腺功能亢进、亚急性甲状腺炎、毒性结节性甲状腺肿、促甲状腺激素型肿瘤，以及毒性弥漫性甲状腺肿（又称"格雷夫斯病"）等。

在临床表现上，TPP 除肌肉无力外，部分患者将伴发电解质紊乱，表现为血钾及血磷水平显著降低、血钙及血镁无显著变化或轻度降低；可出现低磷酸盐尿症及高钙尿症。发病时，肌体中甲状腺激素、高胰岛素血症、交感神经兴奋、高雄激素血症可直接兴奋 Na^+-K^+-ATP 酶活性，导致的 K^+ 内流增加及 K^+ 外流减少，导致肌肉细胞中钾离子发生快速大量流失，而机体中钾离子总量则未发生明显改变。临床治疗方面，补钾仅达到"治标"目的，需要积极治疗其原发疾病（例如甲状腺功能亢进）及避免诱发因素，从而获得更为满意的临床疗效，降低甲状腺毒性周期性瘫痪复发率。

TPP 在急性发作时，必须将 TPP 与获得性四肢瘫痪的其他原因区分开来，如家族性低钾血症性周期性瘫痪、吉兰 - 巴雷综合征、原发性醛固酮增多症、假性醛固酮增多症 [又称"利德尔综合征"（Liddle syndrome）]，以及 Andersen-Tawil 综合征等。可通过采集家族史、测量血压、甲状腺功能测定、尿钾钠氯钙磷、醛固酮浓度和肾素活性等进行鉴别诊断。

（赵　莹）

[1] LIN SH, HUANG CL.Mechanism of thyrotoxic periodic paralysis[J]. J Am Soc Nephrol, 2012, 23(6):985-988.

[2] VIJAYAKUMAR A, ASHWATH G, THIMMAPPA D. Thyrotoxic periodic paralysis: clinical challenges[J]. J Thyroid Res, 2014, 2014: 649502.

[3] AL MOTERI BL, ASLAM M. Thyrotoxic periodic paralysis: a case report[J]. Int J Health Sci (Qassim), 2017, 11(1): 1-2.

[4] 孙健，罗苏珊，乔凯，等. 甲状腺功能亢进性周期性麻痹的研究现状与进展 [J]. 中国临床神经科学，2017，25(1)：98-104.

[5] 袁捷. 甲状腺毒性周期性瘫痪研究新进展 [J]. 吉林医学，2014，35(20)：4535-4536.

128 血钾为何迟迟补不上去?

【案例经过】

患者，59 岁女性，因"头痛伴发热 19 天"在当地医院"头孢美唑钠针"抗感染治疗无效后收入中国科学院大学宁波华美医院神经内科，查血常规白细胞计数（WBC）3.01×10^9/L，C 反应蛋白（CRP）2.0mg/L。入院于 3 月 5 日脑脊液查出新型隐球菌（后 HIV 抗体确认为阳性），给予"甘露醇、甘油果糖"降颅压，"吡拉西坦针"改善脑代谢，"两性霉素 B 针"抗感染（逐日加大剂量，至 3 月 13 日剂量为 45mg），患者头痛缓解。3 月 16 日电解质结果显示血 K^+ 为 3.31mmol/L，遂以 10% 氯化钾 10ml 静脉补钾，并口服氯化钾缓释片（1.0g 每日 3 次），其间两性霉素 B 针剂量加大至 80mg（后一直稳定在此剂量）。其间未监测血钾，3 月 20 日电解质结果显示血 K^+ 为（低）危急值：2.47mmol/L。遂口服氯化钾缓释片 1.5g 每日 3 次，但接下来的 4 天血钾持续为（低）危急值（小于 2.50mmol/L），这期间，曾有医生电话打过来，抱怨我们检验科结果的可靠性，"我们一直在补钾，为什么钾还这么低？"但事实却是摆在那里：无论是复测还是抽血复查，钾离子就是这么低。后经过紧急处置，积极补钾，终于在 3 月 26 日血钾升至 3.20mmol/L。

那么问题来了，为什么该患者的血钾迟迟补不上去，是什么导致该患者低血钾的出现？

【沟通体会】

为寻找真相，我们先回到原点，对钾的代谢特别是低血钾的成因来一个深度了解。

正常人血清钾浓度在 3.5 ~ 5.5mmol/L。当血清钾 < 3.5mmol/L 称为低钾血症，其中血清钾浓度在 3.0 ~ 3.5mmol/L 时称轻度低钾血症，在 2.5 ~ 3.0mmol/L 时为中度低钾血症，< 2.5mmol/L 则为重度低钾血症。反之，当血清钾 > 5.5mmoL/L 时称为高钾血症。

其中低钾血症是临床常见的电解质紊乱之一，在随机住院患者中的发生率约为 3%，约 1/4 为中重度低钾血症。多种内分泌代谢性疾病、肾脏病变、胃肠道疾病乃至感染等均可通过减少钾摄入，促进钾离子由细胞外向细胞内转移或增加胃肠道、肾脏失钾导致低钾血症发生。患者对轻度低钾血症可良好耐受，但中重度低钾血症仍可危及生命。由于目前临床对低钾血症的病因认识不全面，存在低钾血症病因筛查不明而致漏诊、误诊的现象。

有报道显示肾脏疾病导致钾排出增多是非内分泌代谢性低钾血症的重要原因，无论远端或近端肾小管酸中毒均易导致低钾血症。通过查阅文献，发现使用两性霉素 B 抗真菌感染治疗的患者的确容易出现低血钾的副作用，而这极可能与肾小管功能受损密切相关。至此，本案例的谜底也呼之欲出：高剂量两性霉素 B 的使用导致顽固性低血钾。

本案例中的女性患者，由于 HIV 感染引起颅内真菌感染。虽然临床上氟康唑已被证明对治疗新型隐球菌脑膜脑炎有效，其不良反应较少，但国内外的资料显示其治愈率低，且复发率明显高于两性霉素 B。因此，对临床确诊的患者目前仍尽可能选用两性霉素 B。有文献报道两性霉素 B 发生率高的毒副作用中首当其冲的就是顽固性低钾血症。一般认为，两性霉素 B 引起的低钾血症与肾小管酸中毒息息相关，而肾小管酸中毒会促进血钾的排泄增多从而引起低钾血症。值得一提的是本案例患者的肾功能指标一直处于正常水平，所以并无实际证据支持肾小管酸中毒。实际上，两性霉素 B 产生肾损伤还可能通过其他机制，如因肾血管收缩、肾小球及肾小管损伤所致，但仍不能排除其他的可能原因。目前临床上相关报道较少，这值得我们后续关注和深入探讨。

关于两性霉素 B 致低钾血症的发生率，据国外报道为 75%～90%，因此在使用两性霉素 B 治疗过程中应注意监测血钾水平。有报道称低钾血症多发生于两性霉素 B 累积剂量 500mg 以上。针对两性霉素 B 引起的低钾血症可以通过口服氯化钾及静脉补钾等措施纠正低血钾。但由于人体内 98%的钾离子存在于红细胞内，缺钾首先表现为细胞内钾离子的丢失，早期细胞内的缺钾可能会被正常的血钾掩盖，因此对于长期应用两性霉素 B 的患者应在早期即开始预防性补钾，遗憾的是我们的临床医生明显忽视了这一点。早期补钾剂量为 4～6g/d，而一旦已经发生低血钾，补钾的剂量则应＞6g/d。同时可指导患者进食高钾食物，如香蕉、海带、木耳等。本案例中的患者补钾时机较晚，补钾的剂量明显不够，这或许是血钾浓度迟迟无法恢复至正常水平的原因所在。

（高国生　魏任雄）

[1] 景贤，欧阳冬生，陈淑敏．两性霉素 B 致严重低血钾 1 例 [J]. 医药导报，2018，37(1)：129-130.

[2] 邢万佳，顾欣，曲卫 .78 例住院低钾血症患者病因及临床特点分析 [J]. 山东医药，2015，6：71-73.

129　夏天里的低钾血症

【案例经过】

某年夏季，医院老院区（医院分为新、老两个院区，分别设有生化室）临床科室抱怨住院患者明明好好的，没有低血钾的症状，检验科测出来的血钾普遍偏低。有些手术科室，年轻小伙子做个诸如脂肪瘤切除的小手术，饮食也正常，结果血钾也偏低，安排好的手术只能推迟。还有医生反映，有些入院检查标本出现危急值后，临床进行处理前，重新采血送急诊查血钾，结果只是血钾稍低甚至正常。临床医生打电话给生化室怀疑生化室血钾检测不准。接到抱怨后，生化主管迅速检查最近一段时间的室内质控，一切正常；参加江苏省临检中心的室间质评成绩也是满意的。把老院区的标本送到新院检测，结果并无显著差异。于是，生化主管回复临床科室我们的质控没有问题，检测结果是准的。这样的解释临床并不满意，在持续数天以后，临床"忍无可忍"投诉到医务处，医务处要求检验科主任尽快查找原因。主任找到生化主管，主管也是一脸的憋屈：室内质控、室间质评都没问题，相同的标本和新区医院比对也没问题，新区医院也没人反应血钾低，我们的检测为什么会不准呢？

【沟通体会】

主任让生化主管按月统计一下今年以来新、老两个院区住院患者血钾的平均值，结果出来以后，还真有不同：新院区从 1 月份以来血钾平均值基本没有变化，而老院区前几个月血钾均值一直很稳定，上个月略低，到本月血钾明显偏低。因为新、老院区患者的组成、人数、病种比较稳定，一般来说一个项目的月均值变化很小。据此判断，老院区的血钾检测有问题。但问题出在哪儿呢？

医务处到检验科现场办公，参加检验科的问题讨论。检验科认为问题应该在上机检测前，并不是检测时出的问题，应该是标本本身，也就是检验前过程出了问题。通过分析，可能有以下几个原因：①标本采集时间。医院早晨血标本一般由夜班护士采集，为了在交班前能采集完所有的标本，患者多的病区，护士往往五点多点就开始采血了。②标本的运送。标本运送人员七点半上班，每个人要跑十个病区左右，到检验科差不多八点半左右。③标本预处理和暂存。老院区标本预处理室因囿于供电负荷，空调的制冷效果不佳，室温接近 30℃；离心机也不是低温冷冻离心机，导致标本离心、储存的环境温度较高。④试管。检验医学科使用的试管是不带分离胶的肝素抗凝管，血细胞接触不能和血浆充分隔离。⑤标本检测。老院区的生化仪速度比较慢，有些晨血标本要等到下午才能出报告，等待时间太长。

归结起来就是标本没有得到及时的检测，加之环境因素的影响，造成了血钾偏低。

参会的医务处领导提出疑问："我们都知道细胞内钾离子浓度远高于血浆，存在从细胞内流向细胞外的趋势，你们平常不是说，检测血钾的标本要及时送，不能久置，否则结果会偏高，现在怎么又说，时间长了，偏低了呢？"

面对疑问，经过精心准备的生化主管侃侃而谈：血液在体内的时候细胞内外血钾相差很大，差不多有 25 倍，之所以能维持这么高的浓度差，都是依赖于细胞膜上 Na^+-K^+-ATP 酶的辛勤工作；而血液离体后，通常情况下，血液凝固，温度下降，Na^+-K^+-ATP 酶活性降低或者停止工作，这个时候血钾顺着浓度梯度进入血浆，造成血浆血钾浓度升高，这就是为什么我们要求标本及时送检，否则血钾会偏高的原因；然而，在夏天限于检验科目前的条件，标本运送、保存的温度接近 30℃，红细胞的糖酵解等反应仍在继续，细胞膜上的 Na^+-K^+-ATP 酶仍在工作，把细胞外的钾离子转运到细胞内，造成血钾降低、血糖降低。看着医务处的同事将信将疑，生化主管拿出准备好的国内、国外参考文献，摆到他们面前。事实面前，医务处长发话了，"今天不参加这个会，还不清楚检验的影响因素真不少，我马上向院领导汇报，解决问题。"

很快，空调换了，标本运送时间也提前了，尽快购买低温离心机，考虑更换带分离胶的试管，生化仪纳入明年采购计划。检验科也积极配合，夏季生化室提前半小时上班，编号时尽量把对时间敏感的项目先做。经过努力，血钾的数值更加精准，医生也不再抱怨。

这是一例典型的检验前误差，随着检验仪器设备的更新换代、检验技术的不断进步、质控意识的增强，检验科内发生的误差，也就是检验中的误差发生频率逐渐降低，检验前、检验后的误差进一步显现，有报道称发生比例已经超过了检验中，因此受到越来越多的重视；检验科要适应这种变化，不管误差发生在哪个环节，都会影响检验结果，影响患者的诊疗，因此，检验科有全面质控的理念，从医嘱开列、患者准备开始一直到报告发出并被医生/患者准确获取，都要进行有效的监控，不能有"只要检验科不错，其他的就不关我事了"的心态。

本案例中，检验科主任通过每个月所有住院患者血钾数值的变化，判断出血钾的结果存在问题，这是一种行之有效的判断检验结果可靠性的办法，如果 LIS 可以计算每天的均值，也可以作为室内质控的一个很有价值的参考。

环境温度、标本保存等细节相对而言容易被大家忽视，日常工作中普遍有一种心态：环境温、湿度稍微差点、用普通冰箱放试剂等不会对检验结果有多大影响。确实有时候环境超出了仪器要求的范围，仪器也"一样"工作，那是因为仪器设置的温湿度等范围是一个比较理想的要求，并不是出了范围就不能工作了。从检验结果来看：只有少部分项目稍有变化对患者就有较大影响（如本例中的血钾），大部分项目可能没有影响或者影响的幅度较小，短时期内不易察觉。因此，医院有时考虑到成本等问题往往对这些"细枝末节"不够重视。但长此以往肯定会对仪器本身、对检测结果有不利的影响。正如周成林专家所说：检验科应加强这方面的监管、积累数据，拿出确实、过硬的证据，比如质控 CV、临床结果的周期性改变、仪器维修频率的增加等，督促医院进行改进。

（彭海林　周成林）

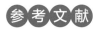

参 考 文 献

丁友法，晏峰，郑伟清，等 . 临床血钾检测结果呈季节性波动的原因分析 [J]. 检验医学，2010，25(8)：595-596.

130　高钾，远非想象的那么简单

【案例经过】

下午的生化室少了上午的喧嚣与忙碌，把样本上机后，我坐在老师身旁学习如何审核报告。当老师审核到这个样本结果（表 130-1）时，一旁的我惊讶地叫了起来"老师，钾离子那么高，是不是溶血啊，我去看看标本。"说着我就小跑过去找标本，看到标本血清呈透明黄色（图 130-1），属于正常标本，于是我准备去打电话报危急值。这时候老师不紧不慢地说："小鲍啊，这个病例我就交给你了，好好分析下标本的检测结果。这个标本的高钾究竟是什么原因呢？是真性血钾增高还是假性增高？这个标本结果是否符合患者临床表现？"一连串的问题让我感到事情没那么简单，于是我拿起小板凳坐在电脑前开始分析起来。

表 130-1　患者 2018 年 3 月 12 号的生化检测结果

检测指标		结果	参考区间	单位
AST	天冬氨酸转氨酶	7	15 ～ 40	U/L
ALT	丙氨酸转氨酶	2	9 ～ 50	U/L

续表

	检测指标	结果	参考区间	单位
GGT	谷氨酰转肽酶	10	10 ~ 60	U/L
ALP	碱性磷酸酶	90	42 ~ 128	U/L
PA	前白蛋白	0.150	0.200 ~ 0.400	g/L
TP	总蛋白	52.0	65.0 ~ 85.0	g/L
ALB	白蛋白	29.1	40.0 ~ 55.0	g/L
TBIL	总胆红素	9.1	0.0 ~ 20.0	μmol/L
DBIL	结合胆红素	2.8	0.0 ~ 6.0	μmol/L
TBA	总胆汁酸	0.2	0.0 ~ 12.0	μmol/L
CHE	胆碱酯酶	4 988	5 000 ~ 12 000	IU/L
K^+	钾	8.92	3.50 ~ 5.30	mmol/L
Na^+	钠	111.3	137.0 ~ 147.0	mmol/L
Cl^-	氯	81.6	99.0 ~ 110.0	mmol/L
Mg	镁	0.75	0.62 ~ 1.20	mmol/L
Ca	钙	1.72	2.10 ~ 2.70	mmol/L
P	磷	1.01	0.82 ~ 1.60	mmol/L
HCO_3^-	碳酸氢根	18.4	20.1 ~ 29.0	mmol/L

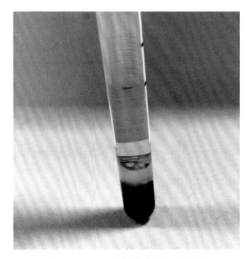

图 130-1 该患者生化管标本状态

【沟通体会】

病史资料显示：患者，男，62岁，因呕血黑便20余天以"消化道出血"收入徐州医科大学附属医院消化内科。初步诊断为：①食管癌；②消化道出血。查看历史实验室检测，血常规（表130-2）未示明显变化。入院时生化检测（表130-3）示：血钾在参考区间内。

表 130-2　患者的血常规检测结果的动态监测

检验指标		结果		参考区间	单位
		3月8日	3月12日		
WBC	白细胞计数	3.6	3.6	3.5 ~ 9.5	10^9/L
NE%	中性粒细胞百分比	64.6	66.1	51.0 ~ 75.0	%
LY%	淋巴细胞百分比	27.4	24.2	20.0 ~ 50.0	%
MO%	单核细胞百分比	6.3	8.5	3.0 ~ 10.0	%
EO%	嗜酸粒细胞百分比	1.5	0.6	0.4 ~ 8.0	%
BA%	嗜碱粒细胞百分比	0.2	0.3	0.0 ~ 1.0	%
NE#	中细粒细胞计数	2.36	2.40	2.04 ~ 7.50	10^9/L
LY#	淋巴细胞计数	1.0	0.9	1.1 ~ 3.2	10^9/L
MO#	单核细胞计数	0.23	0.31	0.10 ~ 0.60	10^9/L
EO#	嗜酸细胞计数	0.05	0.02	0.02 ~ 0.52	10^9/L
BA#	嗜碱粒细胞计数	0.01	0.01	0.00 ~ 0.06	10^9/L
RBC	红细胞计数	3.05	3.07	4.30 ~ 5.80	10^{12}/L
Hb	血红蛋白	76	76	130 ~ 175	g/L
HCT	血细胞比容	24.4	24.2	40.0 ~ 50.0	%
MCV	平均红细胞体积	80.0	78.8	82.0 ~ 100.0	fl
MCH	平均血红蛋白含量	24.8	24.8	27.0 ~ 34.0	pg
MCHC	平均血红蛋白浓度	310	314	316 ~ 354	g/L
RDW-S	红细胞分布宽度 S	45.4	45.1	37.0 ~ 54.0	fl
RDW	红细胞分布宽度	15.6	15.7	10.6 ~ 15.0	%

检验指标		结果		参考区间	单位
		3月8日	3月12日		
PDW	血小板分布宽度	15.7	10.6	9.0 ~ 17.0	%
PLT	血小板计数	231	238	125 ~ 350	10^9/L
PCT	血小板压积	0.18	0.23	0.07 ~ 0.33	%
MPV	平均血小板体积	7.9	9.8	6.0 ~ 14.0	fl
P-LCR	大型血小板比率	13.5	22.7	13.0 ~ 43.0	

表 130-3 患者 3 月 8 日的生化检测结果

检验指标		结果	参考区间	单位
AST	天冬氨酸转氨酶	15	15 ~ 40	U/L
ALT	丙氨酸转氨酶	18	9 ~ 50	U/L
GGT	谷氨酰转肽酶	14	10 ~ 60	U/L
ALP	碱性磷酸酶	78	42 ~ 128	U/L
TP	总蛋白	67.4	65.0 ~ 85.0	g/L
ALB	白蛋白	39.4	40.0 ~ 55.0	g/L
TBIL	总胆红素	8.9	0.0 ~ 20.0	μmol/L
DBIL	结合胆红素	8.4	0.0 ~ 6.0	μmol/L
CHE	胆碱酯酶	5 194	5 000 ~ 12 000	IU/L
K^+	钾	4.62	3.50 ~ 5.30	mmol/L
Na^+	钠	139.0	137.0 ~ 147.0	mmol/L
Cl^-	氯	101.5	99.0 ~ 110.0	mmol/L
Mg	镁	0.86	0.62 ~ 1.20	mmol/L
Ca	钙	2.04	2.10 ~ 2.70	mmol/L
HCO_3^-	碳酸氢根	26.4	20.1 ~ 29.0	mmol/L

纵观该患者入院后的两次检测，血常规未提示明显变化，生化检测中总蛋白、白蛋白、钙等多个指标均有所下降，但变化最为明显的还是钠血钾，分析原因：①EDTA 抗凝剂污染。由于采血过程在病区完成，检验科无法明确患者的状态是否容易采血，怀疑由于患者很难采血，采血人员觉得生化内管的血不够，而从 EDTA 抗凝管中倒了一点点血到生化管中（由于以前遇到过这样的案例，使我不得不考虑到这一点）；电话沟通采血人员，明确告知，没有此不规范行为。②输血导致的血钾增高。查看患者电子病历，因为患者有消化道出血，Hb 76g/L，临床对其进行了输血治疗；因库存血易出现红细胞破裂或者损伤，胞内钾释放，若大量输注，会导致机体高钾血症。③标本被稀释。采血人员也明确告知，在输液的对侧采集的血标本。对比血常规结果（尤其是 Hb）看不出标本被稀释，但从血生化的结果看，不排除标本被稀释；不过，即使被稀释，为何血钾如此之高；我立即查看该患者的用药情况，在医嘱上看到"氯化钾注射液 /10% 10ml"。这样看来，不能排除标本被稀释的可能性。

基于以上疑问，我再次和床位医生进行沟通，为保证检测结果的可靠性，让临床重新抽血送来检测，检测结果见表 130-4。

表 130-4　患者时隔 4h 重新抽血的检测结果

	检验指标	结果	参考范围	单位
AST	天冬氨酸转氨酶	13	15 ~ 40	U/L
ALT	丙氨酸转氨酶	23	9 ~ 50	U/L
GGT	谷氨酰转肽酶	12	10 ~ 60	U/L
ALP	碱性磷酸酶	78	42 ~ 128	U/L
TP	总蛋白	63.7	65.0 ~ 85.0	g/L
ALB	白蛋白	35.8	40.0 ~ 55.0	g/L
TBIL	总胆红素	9.7	0.0 ~ 20.0	μmol/L
DBIL	结合胆红素	9.3	0.0 ~ 6.0	μmol/L
CHE	胆碱酯酶	5 203	5 000 ~ 12 000	IU/L
K^+	钾	4.29	3.50 ~ 5.30	mmol/L

续表

检验指标		结果	参考范围	单位
Na^+	钠	136.6	137.0 ~ 147.0	mmol/L
Cl^-	氯	99.8	99.0 ~ 110.0	mmol/L
Mg	镁	0.83	0.62 ~ 1.20	mmol/L
Ca	钙	2.07	2.10 ~ 2.70	mmol/L
HCO_3^-	碳酸氢根	26.0	20.1 ~ 29.0	mmol/L

到此，疑惑已初步解开，由此我可以确定两点：①患者的第一个标本属于微稀释标本。虽然临床在输液端对侧采的血，但可能由于输液过多或患者机体尚未恢复电解质平衡状态（K^+平衡需要1h左右），导致所采的血微稀释，蛋白质等测定结果有所偏低。②临床对患者进行了补钾治疗。按理说标本被稀释应该导致血钾偏低，但此标本血钾达到了8.92mmol/L。再一想，患者住院期间血钾的检测结果未显示低钾，那为什么要输注氯化钾治疗呢？若血钾过高不是会有可能导致患者出现肾小管酸中毒、神经肌肉等一系列不良反应吗？于是我再次询问床位医生，医生反馈，患者状态很好，明天出院。

正如李洪春专家所说：生化检测结果对于临床对患者的治疗有非常重要的参考作用。实际检测过程中会有各种各样的因素对检测结果产生干扰，包括分析前干扰，分析中干扰及分析后干扰。只有将各种可能影响标本检测值的因素牢牢掌握，才能提高检测结果的可靠性。要注重检验结果和临床的相关性，主动和临床进行沟通，协助临床解决一些跟检验相关的问题和困惑。血钾高低原因有多重，本案例体现的是由于标本采集导致的分析前误差，且与临床治疗有关。

（鲍金凤　周　愿）

131 急性冠脉综合征还是甲型流感？

【案例经过】

生化室像平时一样忙碌着，我刚把样本上完机，就听到李老师召唤："哪位同学去把 1256 号标本稀释一下再上机测下 CK 啊？"我一边准备去稀释样本，一边问老师为什么要重测。这时李老师打开了反应曲线图，"你看看，这个标本 CK 值太高，典型的底物耗尽。"我将头探了过去，果然屏幕上显示 CK 反应曲线还未到读点区，就几乎成一平行线了。于是我将标本稀释后重测，结果如表 131-1。

表 131-1　患者的生化检测结果（1 月 28 日）

检测指标		结果	参考区间	单位
AST	天冬氨酸转氨酶	1 198	15 ~ 40	U/L
ALT	丙氨酸转氨酶	1 278	9 ~ 50	U/L
GGT	谷氨酰转肽酶	98	10 ~ 60	U/L
ALP	碱性磷酸酶	86	42 ~ 128	U/L
TP	总蛋白	69.7	65.0 ~ 85.0	g/L
ALB	白蛋白	43.2	40.0 ~ 55.0	g/L
TBIL	总胆红素	16.0	0.0 ~ 20.0	μmol/L
DBIL	结合胆红素	5.7	0.0 ~ 6.0	μmol/L
CHE	胆碱酯酶	9 226	5 000 ~ 12 000	IU/L
UREA	血尿素	5.00	1.70 ~ 8.30	mmol/L
CREA	肌酐	81	40 ~ 97	μmol/L
UA	尿酸	518	90 ~ 420	μmol/L
K^+	钾	3.18	3.50 ~ 5.30	mmol/L
Na^+	钠	137.0	137.0 ~ 147.0	mmol/L
Cl^-	氯	97.5	99.0 ~ 110.0	mmol/L

续表

	检测指标	结果	参考区间	单位
Mg	镁	0.90	0.62 ~ 1.20	mmol/L
Ca	钙	2.17	2.10 ~ 2.70	mmol/L
HCO₃⁻	碳酸氢根	27.8	20.1 ~ 29.0	mmol/L
LDH	乳酸脱氢酶	1 128	110 ~ 240	U/L
CK	肌酸激酶	23 670	20 ~ 180	U/L
CK-MB	肌酸激酶同工酶	20.48	0.00 ~ 4.87	ng/ml
TnT	肌钙蛋白 T	47.39	< 50.00	ng/L

【沟通体会】

这时候，李老师又让我去把这个患者前几天的生化标本都找出来测一下肌红蛋白。这下我就想不通了。"老师，这个患者已经做了心肌酶了，为什么还要测肌红蛋白啊？""平时教你们看报告单一定要仔细。你看这个结果，虽然 CK 这么高，但 CKMB 升高的不明显，而且肌钙蛋白也没有升高，你想想有可能是什么原因呢？"老师的提问让我开始认真思考起来。CK 有 CK-MM、CK-MB、CK-BB 三种同工酶，若有 AMI，血清中 CK-MB 会明显上升。但是这个患者 CK-MB 上升幅度远不及总 CK，考虑患者是肌肉损伤。患者加做的肌红蛋白检测结果如下（表 131-2）。

表 131-2　患者连续 3 天肌红蛋白检测结果

检测指标		1 月 25 日	1 月 26 日	1 月 27 日	1 月 28 日	参考区间	单位
MYO	肌红蛋白	> 3 000	> 3 000	2 744	1 433	0 ~ 50.00	mg/ml

"老师，这个患者肌红蛋白连续几天都很高，肯定有骨骼肌损伤""先别忙着下结论，看下患者的电子病历及其他检测项目，再和临床沟通一下。"

电子病历显示：患者，男，77 岁。以"胸闷、头晕 1 天，晕厥 2 小时"就诊。入院前患者的血常规结果见表 131-3，提示白细胞和中性粒细胞增高。

表 131-3　就诊时（1月25）该患者的血常规检测结果（部分）

	检验指标	结果	参考区间	单位
WBC	白细胞计数	9.9	3.5 ~ 9.5	10^9/L
NE%	中性粒细胞百分比	90.4	51.0 ~ 75.0	%
LY%	淋巴细胞百分比	3.9	20.0 ~ 50.0	%
MO%	单核细胞百分比	5.5	3.0 ~ 10.0	%
EO%	嗜酸粒细胞百分比	0.1	0.4 ~ 8.0	%
BA%	嗜碱粒细胞百分比	0.1	0 ~ 1.0	%
NE#	中细粒细胞计数	8.94	2.04 ~ 7.50	10^9/L
LY#	淋巴细胞计数	0.4	1.1 ~ 3.2	10^9/L
MO#	单核细胞计数	0.54	0.10 ~ 0.60	10^9/L
EO#	嗜酸细胞计数	0.01	0.02 ~ 0.52	10^9/L
BA#	嗜碱粒细胞计数	0.01	0 ~ 0.06	10^9/L
RBC	红细胞计数	4.62	4.30 ~ 5.80	10^{12}/L
Hb	血红蛋白	144	1 301 ~ 75	g/L
PLT	血小板计数	186	125 ~ 350	10^9/L

查看该患者入院前生化历史记录（表 131-4），显示心肌酶几个指标都动态上升。以①急性冠脉综合征（ACS）；②心律失常；③高血压（2 级，很高危）；④肺炎收入心电监护室（CCU）。

表 131-4　就诊时该患者的心肌酶动态检测结果

	检验指标	1月25日 21:04	1月26日 01:31	1月26日 09:19	参考区间	单位
AST	天冬氨酸转氨酶	96	179	1 218	15 ~ 40	U/L
LDH	乳酸脱氢酶	114	1 246	5 272	313 ~ 618	U/L
CK	肌酸激酶	610	> 1 600	16 020	30 ~ 170	U/L

续表

检验指标		1月25日 21:04	1月26日 01:31	1月26日 09:19	参考区间	单位
CK-MB	肌酸激酶同工酶	6.18	21.29	31.03	< 4.87	ng/ml
cTnT	肌钙蛋白 T	66.01	183.10	118.30	< 50.00	ng/L

入院心肌酶检测结果见表 131-5。

表 131-5 入院后该患者心肌酶检测结果（1月27日）

检测指标		结果	参考区间	单位
AST	天冬氨酸转氨酶	4 071	15 ~ 40	U/L
LDH	乳酸脱氢酶	2 956	110 ~ 240	U/L
CK	肌酸激酶	16 222	20 ~ 200	U/L
CK-MB	肌酸激酶同工酶	25.0	0 ~ 4.87	ng/ml
TnT	肌钙蛋白 T	75.65	< 50.00	ng/L

从患者入院前后心肌酶的动态变化，已经加测的 MYO 结果，考虑该患者应该有肌损伤，至于诱因，还有待于临床排查。于是，在李老师的指导下，我打电话向临床反馈加测的肌红蛋白结果及我们的判断，希望能给患者的诊治提供帮助。第二天，当我再次打开该患者的电子病历，想要跟踪其诊治情况时，病历中的一张检测单让我着实吃了一惊（表 131-6）。

表 131-6 该患者流感病毒检测结果（1月28日）

检测指标	结果	检测下限
甲型流感病毒核酸检测	阳性	阴性
乙型流感病毒核酸检测	阴性	阴性

患者甲型流感病毒核酸阳性。原来是"甲流"惹的祸。翻看"甲流"的临床症状和并发症，除了导致呼吸道症状外，还会导致心脏损伤及肌炎、横纹肌溶解等。

临床予抗病毒加抗感染治疗两天后，患者咳嗽咳痰胸闷等症状有所好转，心肌酶及肌红蛋白检测值也逐渐降低（表 131-7），痊愈出院。

表 131-7　经抗病毒治疗后该患者生化检测结果

	检测指标	1 月 29 日	1 月 30 日	参考区间	单位
AST	天冬氨酸转氨酶	579	328	15 ~ 40	U/L
CK	肌酸激酶	850	559	20 ~ 200	U/L
CK-MB	肌酸激酶同工酶	14.14	11.15	0 ~ 4.87	ng/ml
TnT	肌钙蛋白 T	38.31	26.43	< 50.00	ng/L
MYO	肌红蛋白	923.3	903.6	0 ~ 50.00	mg/ml

该患者入院诊断为"急性冠脉综合征"，出院诊断为"甲流"，整个过程离不开我们检验人员对检测结果的负责，也离不开检验与临床的沟通。正如李洪春专家所说：作为一名合格的检验人，不仅要有扎实的专业知识，更要有严谨的态度和对每一位患者负责的精神，才能为患者的诊断和治疗过程提供切实的帮助。

（鲍金凤　周　愿）

132　说好的共进退呢？

【案例经过】

忙碌的上午，总会被老师不经意间的"点名"而稍许"惊慌"。这不，随着李老师的鼠标停留，我们一起又将目光聚焦在这一张等待被审核的报告单上，具体检测数据见表 132-1。

表 132-1　患者的生化检测结果

	检验指标	结果	参考区间	单位
AST	天冬氨酸转氨酶	84	15 ~ 40	U/L
ALT	丙氨酸转氨酶	85	9 ~ 50	U/L
GGT	谷氨酰转肽酶	158	10 ~ 60	U/L
ALP	碱性磷酸酶	136	42 ~ 128	U/L
TP	总蛋白	52.1	65.0 ~ 85.0	g/L
ALB	白蛋白	29.3	40.0 ~ 55.0	g/L
TBIL	总胆红素	31.1	0.0 ~ 20.0	μmol/L
DBIL	结合胆红素	6.5	0.0 ~ 6.0	μmol/L
CHE	胆碱酯酶	3 100	5 000 ~ 12 000	IU/L
K^+	钾	2.33	3.50 ~ 5.30	mmol/L
Na^+	钠	129.5	137.0 ~ 147.0	mmol/L
Cl^-	氯	68.8	99.0 ~ 110.0	mmol/L
Mg	镁	0.82	0.62 ~ 1.20	mmol/L
Ca	钙	1.65	2.10 ~ 2.70	mmol/L
HCO_3^-	碳酸氢根	> 40.0	20.1 ~ 29.0	mmol/L
LDH	乳酸脱氢酶	1 831	313 ~ 618	U/L
CK	肌酸激酶	202	30 ~ 170	U/L
CK-MB	肌酸激酶同工酶	3.42	0.00 ~ 3.61	ng/ml
cTnT	肌钙蛋白 T	107.70	< 50.00	ng/L
NT-pro-BNP	脑钠肽前体（N 端）	13 254	< 226.0	pg/ml

"谁能解释一下这张报告单中钠和氯？"随着老师的提问，我们几个实习生面面相觑，这钠和氯除了有点降低外，没看出其他的端倪啊。

"看看她的病史资料吧。"我们几个学着以往老师的样子提出分析思路，可这位患者急诊就诊，留观急诊室。

【沟通体会】

"那就直接到急诊室找医生吧。"

"老师，我们去怎么问啊，这报告单中这么多箭头。"在去往急诊室的路上，老师给我们大致说了几个要问的问题，重点是该患者电解质检测中血钠下降得不多，而血氯显著下降，钠和氯呈现明显的不平行下降。说话间走到急诊室，从接诊医生处了解到，该患者，女，59 岁，近两个月来反复出现全身乏力，体重明显下降，纳差，伴胸闷，憋喘，遂至当地医院诊治，当地医院治疗期间突发昏厥一次，遂至徐州医科大学附属医院急诊。查心电图示 V6、AVF 导联 ST-T 段异常，还不支持心肌梗死的诊断。讨论期间建议急诊医生给该患者做个血气分析，不一会结果出来（表 132-2），血气分析结果提示代谢性碱中毒，pH 7.688、BB（B）91.1、AnGap-9、钠和氯同样呈现明显的不平行变化。急诊室予以相应的对症处理未见明显好转，经会诊后拟"心力衰竭"收入院。

表 132-2　患者的血气检测结果

检测项目	结果	参考区间	单位	检测项目	结果	参考区间	单位
pH	7.688	7.350 ~ 7.450		HCO_3^- std	75.4	22.0 ~ 27.0	mmol/L
PCO_2	60.6	35.0 ~ 45.0	mmHg	BE（ecf）	>	−3.0 ~ 3.0	mmol/L
PO_2	107	80 ~ 105	mmHg	BE（B）	>	−3.0 ~ 3.0	mmol/L
Na^+	130	138 ~ 146	mmol/L	BB（B）	91.1	45.0 ~ 55.0	mmol/L
K^+	2.4	3.5 ~ 4.9	mmol/L	$ctCO_2$	73	24 ~ 29	mmol/L
Cl^-	70	98 ~ 109	mmol/L	SO_2（est）	99	92 ~ 99	%
Ca^{2+}	0.88	1.12 ~ 1.32	mmol/L	PO_2（A-a）	0	0 ~ 25	mmHg
Lac	1.22	0.36 ~ 1.70	mmol/L	PO_2（a/A）	1		
Glu	6.4	3.9 ~ 6.1	mmol/L	RI	0		
tHb（est）	6.7	12.0 ~ 16.0	g/dl	AnGap	−9	10 ~ 20	mmol/L
H^+	20.5	35.0 ~ 45.0	nmol/L	渗透压	254.9	200.9 ~ 449.4	mOsm/L
HCO_3^- act	71.2	22.0 ~ 27.0	mmol/L	Hct	20	38 ~ 51	%

再回表 132-1 的检测结果，患者近期纳差，饮食减少，钾摄入减少，同时患者有甲状腺功能减退（表 132-3），血清中皮质醇浓度升高（肾上腺皮质激素有排钾保钠的作用），另外患者有严重的代谢性碱中毒，这些都可能是导致患者低钾血症的重要原因。

表 132-3　患者的甲状腺功能和皮质醇检测结果

	检测指标	结果	参考区间	单位
FT_3	游离三碘甲状腺原氨酸	1.54	2.8 ~ 7.1	pmol/L
FT_4	游离甲状腺素	8.94	12.0 ~ 22.0	pmol/L
TSH	促甲状腺激素受体抗体	1.57	0.27 ~ 4.20	mIU/L
TRAb	促甲状腺激素受体抗体	0.25	0 ~ 1.50	IU/L
rT_3	反三碘甲状腺原氨酸	< 0.05	0.31 ~ 0.95	ng/ml
cortisol	皮质醇	42.70(8AM)	8AM 5.00 ~ 25.00　4AM 2.50 ~ 125.50	μg/dl

那么，是什么原因导致患者低钠低氯且钠氯明显不平行的呢？患者 Na^+ 和 Cl^- 降低除了因摄入减少及各种综合因素外，代谢性碱中毒是导致血钠氯降低的主要原因。因为在近端小管后半段，有钠氢交换和氯离子碳酸氢根逆向转运体，其转运结果是钠离子和氯离子进入细胞内，HCO_3^- 以 CO_2 的形式重新进入细胞。由于患者代谢性碱中毒，H^+ 浓度减少，Na^+-H^+ 交换减弱，而细胞外液中 HCO_3^- 大量增加，肾近端小管 Cl^- 和 HCO_3^- 交换增加，导致大量的 Cl^- 进入细胞内，因此患者 Cl^- 降低幅度较大致患者血钠、血氯不平行。另查看患者电子病历，发现其肿瘤标志物浓度升高（表 132-4），临床完善胸部平扫＋增强，全腹盆腔平扫＋增强示：胰头区团块影。结合其他相关检查，患者胰腺癌晚期诊断明确（无手术指征），合并肝脏多发转移，引发心力衰竭，导致低蛋白血症、酸碱平衡及电解质紊乱。

表 132-4　该患者肿瘤标志物检测结果

检测指标	结果	参考区间	单位
甲胎蛋白（AFP）	2.00	0 ~ 9.00	ng/ml
癌胚抗原（CEA）	77.30	0 ~ 5.00	ng/ml
糖类抗原（CA125）	150.60	0 ~ 35.00	U/ml
糖类抗原（CA153）	34.89	0 ~ 25.00	U/ml
糖类抗原（CA199）	> 1 000	0 ~ 35.00	U/ml
糖类抗原（CA724）	32.19	0 ~ 6.90	U/ml
神经元烯醇化酶（NSE）	20.87	0 ~ 17.00	ng/ml
肺癌抗原（YFRA21-1）	32.25	0 ~ 3.30	ng/ml
糖类抗原（CA50）	> 500	0.21 ~ 25.00	IU/ml
糖类抗原（CA242）	> 200	0.05 ~ 20.00	IU/ml
鳞状细胞癌相关抗原（SCCA）	6.89	0.01 ~ 2.500	ng/ml
胃泌素释放肽前体（Pro-GRP）	71.12	0 ~ 69.20	pg/ml
铁蛋白（Ferritin）	1 310.00	13.00 ~ 150.00	ng/ml

　　至此，患者血钠 / 血氯不平衡的疑惑逐步解开，严重的代谢性碱中毒可能是导致患者钠氯不平行的主要原因。

（鲍金凤　周　愿）

133　反复低钾血症的幕后推手

【案例经过】

　　也许低血钾的病例屡见不鲜，您有没有见过低到 1.8mmol/L 的重度低钾患者？今天，我们娓娓道来这个"故事"，这个低钾血症的幕后推手到底是什么？我们拭目以待，也许您可以借鉴到日常工作中去。

这天，我在诊室上班，刚刚处理好手头的工作，终于短暂地空闲下来，一位中年男子走进诊室，不住地向我道谢，我一下子有些丈二摸不着头脑，通过翻阅其门急诊病历、简短交谈后才了解整个情况，思绪不禁回到了 1 年前。

原来这是我曾经接诊的患者，当时他以"双下肢乏力半天"就诊。患者半天前无诱因下出现肢体乏力，行走不能，无意识障碍，无头痛头晕，无腹痛、腹泻及呕吐，无咳嗽及发热。既往无甲状腺功能亢进等慢性疾病。1h 后血钾检测回示，结果让我大跌眼镜，竟然低至 1.8mmol/L，这可是重度低钾血症的节奏。低钾血症不仅引起肌力减弱，还可以导致呼吸肌麻痹、昏迷、尖端扭转性室性心动过速、心室颤动等表现，甚至引起呼吸心搏骤停而死亡。记得以前我曾经抢救过一位血钾仅有 2.0mmol/L 的患者，当时患者发作 2 次心室颤动，经过电除颤、积极补钾等抢救措施，最后终于转危为安。

这个病例让我记忆犹新，但至今心有余悸。

急诊室是瞬间可能风起云涌之地，任何的懈怠都要不得。眼前的这个患者病情看似平稳，其实危机重重，随时会出现恶性心律失常，说不定一场大抢救默默等着你。想到此，我立即予以心电监护、开通静脉通路，口服和静脉补钾"双管齐下"，在补钾的同时密切监测电解质。当患者的血钾升到 3.0mmol/L，我心中的石头终于落地。在和疾病抗争的过程中，这最多算个阶段性小战役的胜利，引起低钾血症的病因纷繁复杂，距离最终的胜利还有很多工作要做。

因为该患者低钾血症的病因至今未明，做为医者，我的心还紧绷着。在抢救之余，我查看了患者门急诊病历中以前的病史资料，发现患者曾有过 2 次低钾血症发作，这一细节引起了我的注意。

职业的第六感告诉我，这个中年男性患者的病情没那么简单，并且患者有高血压病史，原发还是继发；在低钾血症的背后隐藏着什么，甲状腺功能亢进症，抑或原发性醛固酮增多症，或其他？一个个疑问等着解答，如果临床上的一个个难题是钉子，那医者就是把锤子，随时准备着解决它们。

【沟通体会】

我立即和患者交流病情，患者 3 次发作低钾血症，且有高血压病史，平时口服 3 种降压药物的情况下血压仍控制不佳。因此，需要进一步住院诊治。患者前 2 次来院就诊，总是来去匆匆，低钾血症纠正后就离开医院，但基本的病因未找到，低钾血症背后隐藏的疾病如影随形，让人不寒而栗。经过动之以情、晓之以理的沟通，患者同意住院，遂收入内分泌科。

住院期间，患者的上腹部 CT 提示左侧肾上腺腺瘤，且存在高醛固酮、低肾素，需高度考虑"原发性醛固酮增多症"，经过卡托普利抑制试验明确诊断，紧接着遂将患者转入泌尿外科手术治疗。术后患者的血压恢复如常，摆脱了长期高血压和口服降压药物的困扰。

任何事物或现象的背后蕴含着本质问题，临床医生每天在医疗实践过程中，也许仅仅处理了表象，深层次的问题需要不懈地挖掘，本例中的低钾血症亦然。如果单纯纠正低钾血症至正常范围，患者也许如前两次离院，后果不堪设想。每个患者的就诊史都是一本书，将患者的就诊史做为一个整体来看，就会有不同的收获。

虽然原发性醛固酮增多症，并不是罕见病，但也需仔细揣摩或思考，此类病例在临床上屡见不鲜，关键是需要医者像"鹰"一样的双眼尖锐，去挖掘去鉴别。

试想，世间术业有几何，至精首善为医者。医者，看的是病，救的是心，开的是药，给的是情。这是"感动中国十大人物"之一的胡佩兰老人的真实写照，也是对医者精神的最佳诠释。因此，在每次抢救或诊治疾病的过程中，我们都要尽力做到自己的最好，力争不留任何遗憾，敬畏生命，前行志坚。

（刘建军　刘光辉）

134　谜影重重：匪夷所思的低钾血症

【案例经过】

这天，我在抢救室值班。大约 11：00，我听到大厅传来呼救声："医生，快救救我的孩子……"声音由远及近，我立即跑出诊室。原来这是一位 15 岁左右的小姑娘，面色很差，被其家属搀扶进入诊室。值班的护士们早已为患者准备好抢救床位。就这样，短短的几分钟内我立即进入了战斗状态。

【沟通体会】

经询问，患者从安徽来沪旅游，也许是饮食不当的缘故，半天前突发恶心、呕吐，伴有双下肢乏力感，家属遂立即送入急诊室。查体：T 37℃，BP 120/80mmHg，神志清，精神差，口唇无发绀，双肺呼吸音粗糙，未闻及干湿啰音。HR 90 次 /min，心律齐，各心脏瓣膜区未闻及病理性杂音。腹部平坦，柔软，无压痛及反跳痛，肝脾肋下未及，双下肢无水肿。双下肢肌力 3 级，巴氏征阴性，克氏征阴性。

患者有恶心、呕吐的病史，目前双下肢肌力减低，这很容易让人想到低钾血症。但引起低钾血症的病因繁多，病因到底什么是呢？图 134-1 是低钾血症的诊断流程。

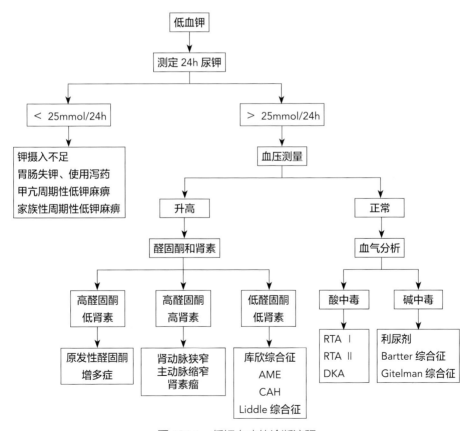

图 134-1　低钾血症的诊断流程

我们先完善血生化、心电图等相关检查，床旁的心电图很快显示窦性心律，HR 70 次 /min，U 波明显。看来低钾血症是无疑的了，血生化很快证实之前的判断，但看着眼前的检验单，血钾仅仅 1.5mmol/L，让我不禁有如履薄冰之感。目前当务之急肯定需要补钾治疗，但未明确诊断之前，临床医生的心总是悬着的，这种情绪夹杂着上班时的头脑风暴抑或茶余饭后的思索。

患者发病前有恶心、呕吐，但短期的病史不至于让患者的血钾如此之低，只有长期大量的呕吐才会造成重度低钾血症。通过补钾及对症处理，4h 后复查血钾仅仅升高至 1.8mmol/L。这不是一例简单的病例，低钾血症不纠正，病因找不到，患者随时会出现心律失常甚至猝死。于是，我立即为患者联系内分泌科床位进一步诊治。

在内分泌科治疗期间，通过充分补钾，同时密切监测电解质水平，患者的血钾升高仍然缓慢，肝功能却每况愈下，丙氨酸转氨酶（ALT）竟然高达 360U/L。血气提示代谢性酸中毒并呼吸性碱中毒。尿常规提示 pH 7.0，虽然在参考区间内，但患者在代谢性酸中毒的情况下，尿液 pH 明显提示酸化不足，怀疑患者存在肾小管酸中毒。

这一发现让我兴奋不已，但肾小管酸中毒的病因还未知晓。赵家胜主任这天查房，听完我们汇报病史，他从容地从患者的病史问起，竟然发现了我们之前忽略的很多细节。原来患者平时口干无比，每次吃块馒头都要喝很多水，查体时候发现舌苔干裂，当找到这些线索，我们好像一下子发现了新大陆。

难道是干燥综合征？以前仅仅在教科书上看过，我们便为患者完善自身免疫等风湿免疫指标，3 天后结果回示抗 -SSA、抗 -SSB 及抗核抗体阳性，请风湿免疫科会诊，患者肝功能异常、肾小管酸中毒，均可以用"一元论"即干燥综合征解释，故考虑干燥综合征合并肾小管酸中毒所致低钾血症。

后来，我们对患者进行了唾液腺活检和唾液腺 ECT 检查，证实之前的判断。谜底终于揭晓，我不禁感到如释重负，千斤的重担似乎落地，说不出的轻松感。但接下来的问题再次让我们感到困惑，对于干燥综合征并肾小管酸中毒导致的低钾血症，枸橼酸钾是最佳的补钾药物。

在治疗过程中，纠正急性低钾血症以静脉补钾为主，平稳后往往改为口服钾片。值得一提的是，中间有个难忘的小插曲。当考虑肾小管酸中毒的时候，枸橼酸钾虽然价格便宜，但平时"千金难求"，赵家胜主任连夜上网查询出售枸橼酸钾的药店，终于在线找到一家药店尚有 8 盒枸橼酸钾存货，当即打电话让药店把这些药留住。我们为赵主任急患者之所急的精神而感动！

该病例诊治过程一波三折，临床医生必须按图索骥，仔细探寻破案线索。由此及彼，方能最终侦破谜底。干燥综合征是一种以侵犯泪腺、唾液腺等外分泌腺体，具有高度淋巴细胞浸润为特征的弥漫性结缔组织病。通过氯化铵负荷试验可见到约 50% 的患者有亚临床型肾小管酸中毒，因此容易导致低钾血症。所以，低钾血症没那么简单，临床医生需要练就一双慧眼，才能把一切看得真真切切。

在教学查房时，赵家胜主任语重心长地说："临床医生需要具备扎实的基本功、开阔的临床思路，当诊断遇到困难时，不能忽略再次询问病史、体格检查的重要性，大胆假设小心求证。如果你能够每天把自己的难题解决，不断往返于课本、文献和患者的床边，并加以及时地自省整理，假以时日，你就会成为专家！"

在我们成长的路上，也许上级医生的一句话、一次刻骨铭心的抢救、一个令人彻夜难眠的临床问题足以让我们顿悟，不禁感到醍醐灌顶，如阳光温暖我们前行的路，如醇酒让我们有酣畅淋漓之感。

（刘建军　刘光辉　赵家胜）

135　顽固性低钠血症？警惕 SIADH

【病例经过】

男性患者，72 岁，以"咳嗽伴乏力 1 周"就诊。患者 1 周前无明显诱因出现咳嗽，进食后呛咳，痰液不易咳出，伴发热、乏力、进食量减少。病程中患者体温出现较大波动，最高可达 39.0℃。患者有高血压、脑梗死、糖尿病、冠心病等病史。无手术及外伤史。查体：BP 130/72mmHg，T 37.0℃，神志清，精神萎靡，口唇无发绀，双侧瞳孔等大圆，直径约 3mm，对光反射灵敏。双肺呼吸音粗糙，未闻及干湿啰音。心率 90 次 /min，心律齐，未闻及病理性杂音。腹部柔软，双下肢无水肿，神经系统查体阴性。

【沟通体会】

接诊 1 小时后，患者胸部 CT 回报，提示两下肺炎症；血常规检查提示血象明显升高，血生化示血钠低至 110mmol/L。立即予以经验抗感染、补钠及对症支持治疗。第 2 天复查血钠无明显改善，继续按照补钠公式进行规范治疗；第 3 天患者的血钠仍然无起色，遂将该患者收入内分泌科病房进一步诊治。在追问病史的时候，我们发现该患者既往有抑郁症，平素口服三环类抗抑郁药物。三环类抗抑郁药物很容易导致抗利尿激素分泌失调综合征（SIADH），引起低钠血症；此时，顽固性低钠血症的谜底已经揭晓。于是，在密切监测血钠水平的基础上，调整患者的抗抑郁药物剂量。3 天后，患者血钠水平恢复至正常范围。

1. 询问病史，找"真凶" 近年来，与药物相关的 SIADH 呈暴发性增长，尤其是抗精神病、抗焦虑或抗抑郁药物。这些药物可以通过刺激下丘脑分泌抗利尿激素（ADH）引起顽固性低钠血症，用药过程中应注意密切监测血钠，并且将药物剂量减少到能控制病情的最小剂量。如果仅对该患者予补钠治疗，没有找到诱发低钠血症的"真凶"，则患者仍会反复发作低钠血症。通过追问病史，最终让谜底水落石出，反映了问病史在临床诊断中无可替代的重要价值。

2. 明确病因，击要害 SIADH 是指内源性 ADH 分泌异常增多或其活性超常，从而导致水潴留、尿排钠增多以及稀释性低钠血症等临床表现的一组综合征。主要病因如下：① SIADH 可以作为寻找隐匿性肿瘤的线索，恶性肿瘤肿瘤中以小细胞肺癌为最常见，其他肿瘤如间皮瘤、胸腺瘤、十二指肠癌、胰腺癌、前列腺癌等，这些肿瘤可异位分泌 ADH 增多。②中枢神经系统炎症、肿瘤、出血、手术等疾病，可刺激下丘脑分泌 ADH 增多。③药物相关的 SIADH 逐年增加，尼古丁、吩噻嗪、三环类、前列腺素合成抑制剂、催产素、摇头丸等刺激 ADH 释放或增加 ADH 活性；垂体后叶素、去氨加压素（DDAVP）直接作用在肾小管上皮细胞上 V2 受体；ACEI 类药物、卡马西平、氯磺丙脲、奥美拉唑、选择性血清素再摄取抑制剂（SSRI）等刺激 ADH 释放。④肺部疾病如感染（结核、肺炎）、机械或通气原因（急性呼吸衰竭、正压通气等）异位产生 ADH 或 ADH 样肽生成增多。在临床工作中，只有对上述病因了然于胸，才能迅速通过现象看透本质，做到真正的对因治疗。

3. 快速识别，分首次 对于低钠血症，如何快速识别 SIADH 呢？①首先，要询问病史，是否有恶心、呕吐、腹泻等症状，有没有应用利尿剂、抗精神病药物等病史。②其次，查体时须注意有无脱水或容量增多的表现，如果没有容量不足或容量增多的表现，则应考虑正常容量性低钠血症，其中最常见的病因就是SIADH。③如果患者低钠血症的同时，血尿素氮、肌酐、尿酸正常或降低，要高度怀疑SIADH。

正如赵家胜专家所说：SIADH并非少见，只是临床医生对此认识不足。如果不明原因的低钠血症患者没有容量丢失的表现（如呕吐、腹泻和应用利尿剂等病史，皮肤弹性下降、心率增快、直立性低血压等症状和体征，血细胞比容升高、血尿素氮和肌酐升高等检查异常），也没有容量增高的表现（如水肿、胸腹水等），甲状腺功能和肾上腺皮质功能检查正常，就要高度考虑SIADH的可能。恶性肿瘤、神经系统疾病、某些药物和肺部疾病是引起SIADH的4大病因，均须一一排除。

低钠血症是常见的电解质紊乱，诊断的第一步是根据病史、体征和必要检查判断容量状态，分为低容量、正常容量和高容量性低钠血症。第二步是测定尿钠，根据尿钠区分肾性失钠还是肾外失钠：①低容量性低钠血症，如尿钠 < 20mmol/L，则为肾外丢失，如呕吐、腹泻；如尿钠 > 20mmol/L，则为肾性失钠，多见于利尿剂用药史、盐皮质激素缺乏（慢性肾上腺皮质功能减退症、选择性醛固酮减少症）、失盐性肾病、肾小管酸中毒、脑性盐耗综合征等患者；②正常容量性低钠血症最常见的病因为SIADH，其他如甲状腺功能减退症、垂体功能减退症等；③高容量性低钠血症患者往往有皮下水肿、浆膜腔积液的表现，如尿钠 > 20mmol/L，则为急慢性肾功能衰竭；如尿钠 < 20mmol/L，则为肾病综合征、肝硬化和充血性心力衰竭等。由于SIADH表现无特异性，易造成漏诊和误诊，治疗不及时或治疗过于积极均可引发严重后果，因此值得临床医生高度关注。

（刘建军　刘光辉　赵家胜）

136　剧烈活动，当心横纹肌溶解症

【案例经过】

男性患者，40岁，因"全身酸痛"由其家属搀扶来院就诊。患者在疼

痛科就诊，由于双下肢乏力行走不能，被转送来急诊室。

患者"奇怪"的症状引起了我的注意，我迅速到患者床旁开始问诊。患者诉 3 天前曾有过剧烈活动，随着问诊的深入，我了解到：患者是大卡车司机，3 天前在运输途中因货物散乱须重新整理，独自分多次搬运 2 吨铝材；全身出大汗，喝了大量的白开水，继而全身酸痛，双下肢乏力明显，遂来诊。患者既往有高血压病史 5 年，平素口服钙通道阻滞剂（CCB）降压，血压水平控制在 130/80mmHg 左右。无糖尿病、周期性瘫痪、甲状腺疾病病史。查体：血压、呼吸稳定，体温 37.5℃；我注意到患者皮温略高，皮肤有压痛，心肺腹部查体未见明显异常；双下肢肌力仅有 2 级。其他相关检查回示，血气分析：pH 7.56、二氧化碳分压 55mmHg、氧分压 62mmHg、氧饱和度 94%、标准剩余碱 27mmol/L；血生化：钾 1.6mmol/L、钠 145mmol/L、氯 87.6mmol/L，乳酸脱氢酶、肌酸激酶均显著升高，肾功能未见异常。患者的血钾结果（仅 1.6mmol/L）让我大吃一惊，高度考虑"横纹肌溶解症"，应该是重体力活动惹的"祸"。患者血钾已达到重度低钾血症标准，随时可能发展为急性肾功能衰竭、呼吸肌麻痹、呼吸衰竭、心搏骤停。于是，我立即为患者进行心电监护、吸氧，充分补液，纠正水电解质酸碱平衡紊乱；在患者病情平稳后向家属解释其危重的病情。经过积极补液，6 小时后患者血钾升至 2.8mmol/L，血气分析恢复正常，收入肾内科进一步治疗。

【沟通体会】

在反思患者诊治的整个过程时，我再次意识到重视健康的重要性。本例患者虽然平素身体比较健康，但经过这次极重体力活动后，相信他一定会注意体力活动的强度。在现实生活中，还有不少人在健身运动过程中因剧烈活动而引起横纹肌溶解症。另外，一些药物（如他汀类降脂药、β_2 受体激动剂、苯丙胺）以及恶性高热和神经镇静剂恶性综合征（NMS）均可导致横纹肌溶解症。

1. 一般情况下，横纹肌溶解症往往会伴有高钾血症，本例患者为什么会出现低钾血症？在问病史的过程中，我注意到患者重体力活动后大量出汗，且喝了大量不含电解质的纯水，继而排尿量增加，通过肾脏排泄失钾，所以会导致低钾血症。众所周知，人体内 98% 的血钾分布于细胞内，而其中 76% 的血钾存在于骨骼肌细胞中。严重的低钾血症可致细胞内血钾大量外流，肌细胞不能进行正常的新陈代谢，发生非炎性坏死，引起肌纤维溶解，即横纹肌溶解症。通过以上推理，本例患者应该是低钾血症首先发病，而进一步引起了横纹肌溶解症，环环相扣。另外须注意，本病须和周期性瘫痪等疾病相鉴别。

2. 横纹肌溶解症是指多种原因引起的广泛横纹肌细胞坏死，可出现剧烈肌痛、肌压痛、肌肿胀及肌无力，血清肌酸激酶增高，血液和尿中肌红蛋白增高，尿液可呈红褐色，肌肉症状易与多发性肌炎混淆。横纹肌溶解症的病因多种多样，常见的有过量运动、肌肉挤压、缺血、药物毒物和感染等。治疗上，首要稳定患者的生命体征，然后去除横纹肌溶解的诱因和病因，预防急性肾小管坏死；而最重要的治疗就是容量复苏，积极纠正水电解质紊乱。

3. 在医学分科越来越精细的趋势下，很多专科医生不能仅仅局限于自己的专业范围。广泛涉猎专业相关的知识内容，方能成完整的知识体系，具备一名优秀临床医生的知识储备。在诊治过程中，我多次询问、观察患者的病情，增强了患者及家属对治疗的信心。这是我第一次接诊的横纹肌溶解症，这一病例给我很多启示，患者是医生最好的老师。

（吴军录　刘光辉）

137　辅助检查莫忽略　酮症酸中毒查真相

【病例经过】

患者女性，18 岁，30 分钟前患者因和其家属争吵后出现四肢抽搐、双眼紧闭、呼吸急促，伴肢端麻木，遂由其家属送来急诊室。患者既往无高血压、糖尿病病史，无精神疾病史。无手术、外伤史，无药物过敏史。根据简要的病史，笔者首先考虑到了"癔症"可能，但这一诊断的确立须排除任何相关的其他器质性疾病。查体：血压 116/72mmHg，神志清，精神差，急性病容，口唇无发绀，双侧瞳孔等大圆，直径约 3mm，对光反射灵敏。颈静脉无怒张，双肺呼吸音清晰，未闻及干湿啰音。心率 82 次 /min，心律齐，未及病理性杂音。腹部柔软，无压痛及反跳痛，肝脾肋下未及，双下肢无水肿。双侧巴氏征（－），脑膜刺激征（－）。

【沟通体会】

在和患者家属沟通病情过程中获知，患者 1 个月前也曾因情绪问题出现过类似症状，当时在家自行缓解。患者父母诉此次较上次症状加重。莫非真的是"癔症"发作？于是立即联系心身科医师会诊，同时完善肝肾功能、电解质、血糖、血气分析，以及心电图等检查。心身科医生在问病史，查体后认为"癔症"不能除外，给予暗示治疗后患者气促症状稍缓解。此时检验系统结果回示：肝肾功能、电解质无明显异常；但患者血糖高达28.3mmol/L，血气分析提示代谢性酸中毒。再次追问患者病史，得知患者近 2 个月来体重减轻大约 4kg，有多饮、口干症状，因患者长期在校居住，其父母对其健康状况亦未引起重视。完善尿常规检查，结果回示：尿糖（＋＋＋＋），尿酮体（＋＋）。原来患者的症状不是"癔症"，而是糖尿病酮症酸中毒另外形式的表现。立即进行了充分补液，胰岛素静滴等治疗，当患者血糖降至 10.1mmol/L、血气分析正常时，胸闷气促的症状也消失了。

急诊室的临床医生常常须面对各类疾病或者同一种疾病的不同表现形式，切不可养成"先入为主"的思维习惯。该患者有体重减轻、多饮、口干病史，这些都是在补充问病史中获得的线索，而糖尿病的这些典型症状本应该在接诊时注意到。当然，急诊室重点问诊、快速处理的特点必然导致忽略部分信息，而这些信息在本病例中才是至关重要的。患者有明确的精神刺激史，且既往有类似发作史，"癔症"症状典型，这也导致了临床思维的局限。幸亏辅助检查血糖和血气分析的异常发出提醒，才避免了在误诊之路上越走越远。因此，临床医生不仅需要问病史和查体这一双"慧眼"，还需要必要的辅助检查作为左膀右臂。

当很多疾病突如其来时，对于临床医生来说，须具备全科医学的理念，即"大局"的观念，切勿让某些症状掩盖一切，从细枝末节中寻找疾病的线索是根本。进行抢救时，临床医生应该首先稳定生命体征，同时须不遗余力地确诊疾病。试想，假如本例患者一味地按照"癔症"来治疗，那么势必造成误诊误治，延误患者的治疗并影响其预后。

在临床实践过程中，不宜轻易下"癔症""神经官能症"之类的诊断，除非有确凿的证据排除了器质性疾病鉴别诊断。对于临床医师来说，"三基"（基础理论、基本知识、基本技能）、"三严"（严格、严肃、严谨）永远是为医之道的根本，须不停地温故而知新，明辨之，笃行之。

（吴军录 刘光辉）

138 来势凶猛的脓毒血症

【案例经过】

这是一位 56 岁的女性患者，以"发热 2 天"来诊。患者病程中出现尿频、尿急症状，完善尿常规提示尿路感染。予以静脉滴注左氧氟沙星，体温降而复升，夜间竟然高达 40℃，今天再来复诊。患者步入诊室的时候，精神萎靡，面色差，全身大汗，家人搀扶下缓慢行走。当患者进入诊室，急诊科医生的"接诊模式"便启动了。

除了评估患者的生命体征，其步态、面色均需关注，很多情况下这些信息起到关键作用。每当来急诊危重症患者的时候，急诊室的抢救气氛立即调动起来。

当患者平卧位的时候，心电监护提示血压仅仅 80/50mmHg，心率 120 次 /min，心里暗自思索，这简直就是脓毒性休克的节奏啊。我立即下口头医嘱："立即开通两路补液，血常规、急诊多项、降钙素原、血气，2 个部位抽取血培养"。

急诊室护士们开通两路补液，吸氧等措施均在第一时间到位。这时候，旁边的家属也觉察到气氛的严肃，不禁说："医生，我们不就是尿路感染嘛，至于这么大张旗鼓吗？"当患者血压升至 110/70mmHg 的时候，我略松了一口气，赶紧和家属沟通："患者的病情很重，目前初步考虑脓毒血症、脓毒性休克，应该是尿路感染比较严重的类型，医学上叫急性肾盂肾炎，如果目前的休克不及时纠正的话，患者很快就可以导致多器官功能障碍综合征甚至死亡。"

急诊科医生的作风就是雷厉风行，和家属谈话亦然，在很短时间内必须一语中的，让家属了解病情并引起重视。

眼前的患者家属似乎一下子明白了疾病的严重性，不禁也紧张起来："那现在她的病情是不是很重，有生命危险吗？"

"当然有，现在血压稍微稳定下来，但针对脓毒性休克的患者，前面 6h 的补液至关重要。现在我们要给她进行深静脉穿刺，这样保证补液的速度和数量，为后面的抢救赢得时机。"

【沟通体会】

经过与家属的有效沟通，此刻的家属也变得笃定起来，通过我们前期积极抢救，患者家属也感受到我们治疗的规范化。经家属签署同意书后，我们很快为患者进行了右侧颈内静脉穿刺，置管顺利。很快结果回示：降钙素原 30ng/ml，血钠 121mmol/L，血钾 3.2mmol/L，血氯 93mmol/L，肝肾功能均有轻度升高。

到底是什么原因导致电解质紊乱？对该患者进行低钠血症的病因诊断应用这三个步骤可以快速地找到答案：

第一步，计算血浆渗透压。以初诊时检验结果计算：$2 \times (Na^+ + K^+) + GLU + UREA = 2 \times (121+3.2) + 6.3 + 10.6 = 265.3mOsm/L$，为低渗性低钠血症。

第二步，评估血容量。从体征上可排除高血容量，但不容易区分容量减少还是容量正常。评估的最简便方法是生理盐水输注试验。该患者经静脉补液后，血钠稳步上升。

第三步，追问病史。原来患者既往有高血压多年，近半月来口服含有利尿剂的降压药。一般而言，容量减少的低钠血症见于经胃肠道丢失、Addison 病、失盐性肾病、脑性耗盐综合征和利尿剂应用，以及急性尿潴留解除后低钠血症。脑性耗盐综合征是颅内疾病导致肾脏钠转运异常，导致细胞外液量减少，引起低钠血症的机制是脑损伤引起脑利钠肽分泌增多，病因包括头颅创伤、颅内肿瘤、颅内手术、脑卒中、颅内出血、结核性脑膜炎、颅缝早闭修复。该患者目前无颅内病变，可排除"脑性耗盐综合征"。其病史不支持胃肠道丢失导致低钠血症。Addison 病出现临床症状时肾上腺已破坏 90% 以上，患者会有低血压，皮肤色素沉着等表现，血皮质醇下降，促肾上腺皮质激素升高，该患者临床特征和实验室检查均不支持。

明确低钠血症病因的同时，必须给予恰当地处理。低钠血症分为急性低钠血症（< 48h 起病）和慢性低钠血症（> 48h 起病），发病时间长短不同和有无症状，其处理也不同。诊断时明确细胞外液量最为重要。细胞外液量减少，补充生理盐水一般即可纠正血钠，细胞外液量增多或接近正常，常常需要限制入量，补充高渗钠。

与此同时，我们为患者进行液体复苏、抗凝、抗氧化等集束化综合治疗。当患者生命体征稳定下来的时候，我们护送患者进入了急诊 ICU，让患者接受后续的诊治。短短的一个多小时，我们和患者以及家属都经历了一次严峻的考验，让人欣慰的是，我们在这次"实践检阅"中交了一份满意的答卷。

记得一位麻醉科教授坦言："疾病无异于一场战争，即机体抵抗力和外来入侵的战争。前者胜利则在炎性反应阶段而终止逆转，后者胜利则进入重症阶段，预后不佳。治疗就是帮前者一把。"这句话形容脓毒血症的诊治再形象不过了。

以该病例为例，患者有尿路感染，随着细菌入血，中性粒细胞、T 细胞等相关细胞分泌炎症因子，进一步导致细胞凋亡，细胞内的炎症因子大量释放，级联反应形成，机体短时间内进入全身炎症反应状态。在此种情况下，机体的屏障作用非常脆弱，尤其呼吸道、胃肠道、泌尿道等器官容易造成细菌的定植，进一步导致脓毒血症。

美国梅奥诊所法默（Farmer）教授曾说到："脓毒症休克复苏的四大要点分别是及时诊断（首要步骤）、积极治疗（控制感染）、液体使用（改善灌注），以及综合治疗。"拯救脓毒症运动（surviving sepsis campaign，SSC）指南推荐，脓毒症休克复苏治疗初期，目标平均动脉压（MAP）应 ≥ 65mmHg。因此，在治疗的首要阶段，应高度重视液体复苏这一关键环节。根据 CVP 等指标调整补液，当条件具备时可以用 PICCO 进行指导治疗。当然，再好的指南和共识，抵不上临床医生勇于担当的职业素养和严密观察的责任心，人体是一个整体，在诊治过程中要注重整体观念和大局观念。

（吴军录　刘光辉）

139　低钠血症背后的元凶

【病例经过】

大约 18：00，急诊室来了一位中年妇女，面色较差，双手捂着肚子，不时传出呻吟声，伴有呃逆，值班的我不敢懈怠，护士们立即为患者准备好床位。经过快速询问得知，患者 1d 前无明显诱因下出现恶心、呕吐，伴上腹部疼痛，无腹泻，无发热，无胸闷胸痛，无咳嗽咳痰，未就诊。1 小时前上述症状加重，遂由家属送入急诊。

查体：血压 120/70mmHg，神志清，精神萎靡，口唇无发绀，颈静脉无怒张，双肺呼吸音粗糙，未闻及干湿啰音。HR 80 次 /min，心律齐，未闻及病理性杂音。腹部柔软，剑突下轻压痛，无反跳痛，肝脾肋下未及，双下肢无水肿。神经系统查体阴性。

【沟通体会】

患者 1 天以来已经没有很好地进食，查体时我注意到其有脱水表现，由于来诊较晚，已经有脱水表现，所幸没有进展为低血容量性休克。莫非是急性胃炎？护士们早已为患者开通静脉通路，我很快为患者开具血生化、心电图等检查单。从接诊到查体，我始终感觉患者面色较差，躺在病床上呈嗜睡状，反应淡漠，希望她是较常见的胃炎，但职业的第六感让我隐约不安，先等检查结果出来再说，当然在等待期间我还是询问患者对治疗的反应情况，希望她的症状逐渐改善。

大约 1 小时后检验科急来电话报危急值，原来患者血生化报告回示：血钠 119mmol/L，血钾 3.6mmol/L，血氯 89mmol/L。很显然，患者的血钠已经达到了重度低钠血症的标准。难道患者恶心、呕吐一天就导致了这么严重的低钠血症？的确，通过胃肠道丢失以及摄入不足均需考虑，是否还存在其他因素？在诊治过程中进行头脑风暴，低钠血症的病因在脑海中逐一浮现（表 139-1）。

表 139-1　低钠血症的原因

假性低钠血症	高脂血症（甘油三酯 > 17mmol/L） 高蛋白血症，如多发性骨髓瘤 静脉输注大剂量丙种球蛋白
移位性低钠血症	高血糖 甘露醇、山梨醇、甘油果糖
低渗性低钠血症	

低容量性低钠血症	经体表丢失:大量出汗,大面积烧伤 经胃肠道丢失:呕吐,腹泻,引流,瘘,梗阻 经肾丢失:利尿剂,渗透性利尿,醛固酮减少,失盐性肾病,梗阻解除后利尿,非少尿性急性肾小管坏死
正常容量性低钠血症	精神性多饮 低渗性液体摄入(如啤酒) 由于疼痛、恶心、药物等致 ADH 释放增多 抗利尿激素不适当分泌综合征(SIADH) 糖皮质激素缺乏 甲状腺功能减退 慢性肾功能不全
高容量性低钠血症	充血性心力衰竭 肝硬化 肾病综合征

此外,血钠的调节主要通过多种激素之间的博弈来实现。体内的"保钠"激素主要是醛固酮,它是体内主要的盐皮质激素,作用于肾脏远端小管和集合管促进钠重吸收和钾的排泄。抗利尿激素(ADH)通过对水的调节影响血钠浓度,ADH 由下丘脑室旁核和视上核分泌,贮存在神经垂体,血浆渗透压升高、血压和血容量下降、应激及皮质醇增加可作用于下丘脑的渗透压感受器,刺激垂体后叶分泌 ADH,ADH 作用于集合管,增加其对水的通透性,达到"保水"的目的,其结果是产生浓缩尿。体内同时还存在"利钠"激素。体内的利钠激素包括心房利钠肽、激肽、肾脏前列腺素和多巴胺,其中最为重要的是心房利钠肽(ANF)。

带着疑问,我再次来到患者旁边,这次我发现患者的眉毛稀疏,她才中年应该不至于这么快脱落。我再次查体发现,患者腋毛脱落明显,怀疑是"希恩综合征"。我立即询问家属:"她生过几个小孩?"

家属:"就一个啊。"

"那有没有产后大出血?"

家属思索片刻后答:"有的,当时已经休克了,还输过血,情况很危险的,后来抢救过来了,说起来都是 15 年以前的事情了。"

看来,"希恩综合征"是基本确定,通过询问我了解到患者产后还出现过乳汁较少,近几年相继出现畏寒、乏力,伴有性欲减低、腋毛及阴毛脱落，还有反应迟钝等症状。此刻，我早已为患者联系好内分泌科的床位。后来随访得知，患者的垂体激素水平完全符合垂体功能减退症的表现。经过泼尼松片、左甲状腺素片替代治疗后，患者好转出院。

在临床上，我们经常碰到貌似急性胃炎的患者，他们同样有恶心呕吐等表现，但一旦出现感染性疾病或应激情况，他们体内的"后勤部队"往往应激不力，"粮草"供应不足。不仅仅表现为低钠血症，还有反应迟钝、嗜睡等表现，通过查体还有眉毛、腋毛脱落等体征，更重要的需要询问病史，是否有产后大出血，以及是否有性腺功能减退症、甲状腺功能减退症以及肾上腺功能减退症的表现。

此外，在临床实践中，我们切勿被常见病、多发病先入为主。联系到该病例，通过血生化情况，我并没有满足于单纯补钠，还通过再次仔细查体发现破案线索。因此，临床上的很多疑难病例，最终还是要回归到认真问病史、查体才能确诊。

作为青年医生，我们应该反复强化自身基本功，持续拓展临床思路，多与检验医学科等兄弟科室沟通，不断强化薄弱知识点的认知，提高整合病例资料的能力，才能成为名副其实的临床"福尔摩斯"。

（刘光辉　顾　兵）